U0339721

第一推动丛书:生命系列
The Life Series

脑中魅影
Phantoms in the Brain

[美] V.S.拉马钱德兰 [美] S.布莱克斯利著 顾凡及 译
Vilayanur Subramanian Ramachandran
Sandra Blakeslee

湖南科学技术出版社

THE
FIRST
MOVER

总序

《第一推动丛书》编委会

　　科学，特别是自然科学，最重要的目标之一，就是追寻科学本身的原动力，或曰追寻其第一推动。同时，科学的这种追求精神本身，又成为社会发展和人类进步的一种最基本的推动。

　　科学总是寻求发现和了解客观世界的新现象，研究和掌握新规律，总是在不懈地追求真理。科学是认真的、严谨的、实事求是的，同时，科学又是创造的。科学的最基本态度之一就是疑问，科学的最基本精神之一就是批判。

　　的确，科学活动，特别是自然科学活动，比起其他的人类活动来，其最基本特征就是不断进步。哪怕在其他方面倒退的时候，科学却总是进步着，即使是缓慢而艰难的进步。这表明，自然科学活动中包含着人类的最进步因素。

　　正是在这个意义上，科学堪称为人类进步的"第一推动"。

　　科学教育，特别是自然科学的教育，是提高人们素质的重要因素，是现代教育的一个核心。科学教育不仅使人获得生活和工作所需的知识和技能，更重要的是使人获得科学思想、科学精神、科学态度以及科学方法的熏陶和培养，使人获得非生物本能的智慧，获得非与生俱来的灵魂。可以这样说，没有科学的"教育"，只是培养信仰，而不是教育。没有受过科学教育的人，只能称为受过训练，而非受过教育。

　　正是在这个意义上，科学堪称为使人进化为现代人的"第一推动"。

近百年来，无数仁人志士意识到，强国富民再造中国离不开科学技术，他们为摆脱愚昧与无知做了艰苦卓绝的奋斗。中国的科学先贤们代代相传，不遗余力地为中国的进步献身于科学启蒙运动，以图完成国人的强国梦。然而可以说，这个目标远未达到。今日的中国需要新的科学启蒙，需要现代科学教育。只有全社会的人具备较高的科学素质，以科学的精神和思想、科学的态度和方法作为探讨和解决各类问题的共同基础和出发点，社会才能更好地向前发展和进步。因此，中国的进步离不开科学，是毋庸置疑的。

正是在这个意义上，似乎可以说，科学已被公认是中国进步所必不可少的推动。

然而，这并不意味着，科学的精神也同样地被公认和接受。虽然，科学已渗透到社会的各个领域和层面，科学的价值和地位也更高了，但是，毋庸讳言，在一定的范围内或某些特定时候，人们只是承认"科学是有用的"，只停留在对科学所带来的结果的接受和承认，而不是对科学的原动力 —— 科学的精神的接受和承认。此种现象的存在也是不能忽视的。

科学的精神之一，是它自身就是自身的"第一推动"。也就是说，科学活动在原则上不隶属于服务于神学，不隶属于服务于儒学，科学活动在原则上也不隶属于服务于任何哲学。科学是超越宗教差别的，超越民族差别的，超越党派差别的，超越文化和地域差别的，科学是普适的、独立的，它自身就是自身的主宰。

　　湖南科学技术出版社精选了一批关于科学思想和科学精神的世界名著，请有关学者译成中文出版，其目的就是为了传播科学精神和科学思想，特别是自然科学的精神和思想，从而起到倡导科学精神，推动科技发展，对全民进行新的科学启蒙和科学教育的作用，为中国的进步做一点推动。丛书定名为"第一推动"，当然并非说其中每一册都是第一推动，但是可以肯定，蕴含在每一册中的科学的内容、观点、思想和精神，都会使你或多或少地更接近第一推动，或多或少地发现自身如何成为自身的主宰。

再版序
一个坠落苹果的两面：
极端智慧与极致想象

龚曙光
2017年9月8日凌晨于抱朴庐

连我们自己也很惊讶，《第一推动丛书》已经出了25年。

或许，因为全神贯注于每一本书的编辑和出版细节，反倒忽视了这套丛书的出版历程，忽视了自己头上的黑发渐染霜雪，忽视了团队编辑的老退新替，忽视好些早年的读者，已经成长为多个领域的栋梁。

对于一套丛书的出版而言，25年的确是一段不短的历程；对于科学研究的进程而言，四分之一个世纪更是一部跨越式的历史。古人"洞中方七日，世上已千秋"的时间感，用来形容人类科学探求的速律，倒也恰当和准确。回头看看我们逐年出版的这些科普著作，许多当年的假设已经被证实，也有一些结论被证伪；许多当年的理论已经被孵化，也有一些发明被淘汰……

无论这些著作阐释的学科和学说，属于以上所说的哪种状况，都本质地呈现了科学探索的旨趣与真相：科学永远是一个求真的过程，所谓的真理，都只是这一过程中的阶段性成果。论证被想象讪笑，结论被假设挑衅，人类以其最优越的物种秉赋 —— 智慧，让锐利无比的理性之刃，和绚烂无比的想象之花相克相生，相否相成。在形形色色的生活中，似乎没有哪一个领域如同科学探索一样，既是一次次伟大的理性历险，又是一次次极致的感性审美。科学家们穷其毕生所奉献的，不仅仅是我们无法发现的科学结论，还是我们无法展开的绚丽想象。在我们难以感知的极小与极大世界中，没有他们记历这些伟大历险和极致审美的科普著作，我们不但永远无法洞悉我们赖以生存世界的各种奥秘，无法领略我们难以抵达世界的各种美丽，更无法认知人类在找到真理和遭遇美景时的心路历程。在这个意义上，科普是人类极端智慧和极致审美的结晶，是物种独有的精神文本，是人类任何其他创造 —— 神学、哲学、文学和艺术无法替代的文明载体。

在神学家给出"我是谁"的结论后，整个人类，不仅仅是科学家，包括庸常生活中的我们，都企图突破宗教教义的铁窗，自由探求世界的本质。于是，时间、物质和本源，成为了人类共同的终极探寻之地，成为了人类突破慵懒、挣脱琐碎、拒绝因袭的历险之旅。这一旅程中，引领着我们艰难而快乐前行的，是那一代又一代最伟大的科学家。他们是极端的智者和极致的幻想家，是真理的先知和审美的天使。

我曾有幸采访《时间简史》的作者史蒂芬·霍金，他痛苦地斜躺在轮椅上，用特制的语音器和我交谈。聆听着由他按击出的极其单调的金属般的音符，我确信，那个只留下萎缩的躯干和游丝一般生命气息的智者就是先知，就是上帝遣派给人类的孤独使者。倘若不是亲眼所见，你根本无法相信，那些深奥到极致而又浅白到极致，简练到极致而又美丽到极致的天书，竟是他蜷缩在轮椅上，用唯一能够动弹的手指，一个语音一个语音按击出来的。如果不是为了引导人类，你想象不出他人生此行还能有其他的目的。

无怪《时间简史》如此畅销！自出版始，每年都在中文图书的畅销榜上。其实何止《时间简史》，霍金的其他著作，《第一推动丛书》所遴选的其他作者著作，25年来都在热销。据此我们相信，这些著作不仅属于某一代人，甚至不仅属于20世纪。只要人类仍在为时间、物质乃至本源的命题所困扰，只要人类仍在为求真与审美的本能所驱动，丛书中的著作，便是永不过时的启蒙读本，永不熄灭的引领之光。

虽然著作中的某些假说会被否定，某些理论会被超越，但科学家们探求真理的精神，思考宇宙的智慧，感悟时空的审美，必将与日月同辉，成为人类进化中永不腐朽的历史界碑。

因而在25年这一时间节点上，我们合集再版这套丛书，便不只是为了纪念出版行为本身，更多的则是为了彰显这些著作的不朽，为了向新的时代和新的读者告白：21世纪不仅需要科学的功利，而且需要科学的审美。

当然，我们深知，并非所有的发现都为人类带来福祉，并非所有的创造都为世界带来安宁。在科学仍在为政治集团和经济集团所利用，甚至垄断的时代，初衷与结果悖反、无辜与有罪并存的科学公案屡见不鲜。对于科学可能带来的负能量，只能由了解科技的公民用群体的意愿抑制和抵消：选择推进人类进化的科学方向，选择造福人类生存的科学发现，是每个现代公民对自己，也是对物种应当肩负的一份责任、应该表达的一种诉求！在这一理解上，我们将科普阅读不仅视为一种个人爱好，而且视为一种公共使命！

牛顿站在苹果树下，在苹果坠落的那一刹那，他的顿悟一定不只包含了对于地心引力的推断，而且包含了对于苹果与地球、地球与行星、行星与未知宇宙奇妙关系的想象。我相信，那不仅仅是一次枯燥之极的理性推演，而且是一次瑰丽之极的感性审美……

如果说，求真与审美，是这套丛书难以评估的价值，那么，极端的智慧与极致的想象，则是这套丛书无法穷尽的魅力！

对《脑中魅影》一书的赞美之词

"这是一本杰作。拉马钱德兰极为清楚地说明了我们有关自身之所知是多么贫乏。他介绍的病人都使人深感兴趣，而他对他们所做的实验则既简单又巧妙。他的风格既生动活泼又富有知识性，并且常常出人意料地以幽默的笔触使人读来轻松。全书充分反映了拉马钱德兰的明智、头脑清醒和悲天悯人。如果您确实对您的脑是如何工作的这一问题感兴趣的话，那么这是一本您非读不可的书。"

—— 克里克（Francis Crick）博士，索尔克研究所（The Salk Institute）杰出研究教授和诺贝尔奖得主。

"该书不仅以其对神经病学现象清楚而又雄辩的描述吸引读者……而且还在于它也是对拉马钱德兰博士这样一位孜孜不倦地追求探索人心智之谜的学者的写照。《脑中魅影》讲的既是有关脑的故事，也是有关 V. S. 拉马钱德兰的故事，而他本人确实也是一个极好的主题。"

——《纽约时报》书评

"既有趣又富有知识性；富有原创性又合情合理 …… 精巧的理论、巧妙的实验，而最后则是深刻的认识。"

——《经济学人》（评选该书为1998年最佳图书之一）

"这可能是你所读过的有关脑的图书中最饶有趣味的一本。"

——《美国科学家》

"《脑中魅影》从头到尾抓紧了读者的心 …… 应该向拉马钱德兰博士致以祝贺，祝贺他就我们最为宝贵也最为神秘的器官的深层构造写出了这样一本扣人心弦的书。"

——《卫报（伦敦）》

"棒极了 …… 探究神经病学的冰山之顶。"

——《出版商周刊》

"深刻的见解和引人入胜的猜测 …… 拉马钱德兰 …… 引领读者走上一条探根寻源之旅。"

——《基尔库斯评论》

"他用以检验（他自己的）假设的既简单又巧妙的实验是非凡的。奥利弗·萨克斯（Oliver Sacks）的爱好者会发现这本作为对科普文学最新贡献的书既引人入胜又大有教益。"

——《图书馆杂志》

谨把此书奉献给

我的母亲米纳克希

我的父亲苏布拉马尼亚姆

我的兄弟拉维

我的家人黛安娜，马尼和贾亚克利希娜

我以前在印度和英国的老师们

以及知识、音乐和智慧女神莎罗室伐昔

通过和种种缺陷的对比，我们才能识别出天才；通过种种例外，我们才能找出规律；通过研究病理现象，我们才能制定出健康的标准。而最重要的一点是，有了这种标准，我们才能看清并找到我们所需要的工具，以一些迄今我们还只能想象的方式影响我们自己的生活、掌握我们自己的命运、改变我们自己和我们的社会。

——L.米勒（Laurence Miller）[1]

世界并不会因为缺少种种奇迹而变得贫乏无趣，而会因为什么奇迹都没有而索然无味。

——霍尔丹（J. B. S. Haldane）[2]

1. Laurence Miller（劳伦斯·米勒），美国心理学家，其专长为临床心理学、神经心理学、法医心理学、公安心理学和商业心理学等。在这些问题上已发表作品300多部（篇）。——译注
2. John Burdon Sanderson Haldane（J. B. S. 霍尔丹，1892—1964），英国遗传学家和进化生物学家，群体遗传学的奠基人之一。后因反对英国在苏伊士运河危机中的政策而移居印度，并成为印度公民。——译注

译者的话

顾凡及于复旦大学
2015 年春

　　英国名将纳尔逊勋爵在一次海战中失去了右臂，但是此后他觉得那条手臂还在，这种现象不仅是他一个人的感受，很多失去了肢体的人都能感觉到这种"幻肢"，甚至还能感到失去了的手指掐入并不存在的手掌而产生剧痛；一个人由于脑损伤而丧失了部分视野，但是他常常会"看到"在这块区域里有稀奇古怪的各种东西；一个左半身偏瘫的病人会否认自己偏瘫了，还会编造种种理由说明为什么不"想"动；一个车祸幸存者否认自己的双亲是亲生父母，而说他们只是模样长得像极了的冒牌货；一位癫痫病人声称见到了上帝和无法用言语表达的圣迹；一位病人狂笑到死；一位并未有孕在身的女士几乎具有怀孕的一切体征，甚至感到胎儿的躁动；一个人就像斯蒂文森名著《化身博士》里的主角那样在不同的时刻判若两人；这些人中的绝大多数人除了上面所讲的症状之外，在其他方面都神志清醒，一切正常。这听上去都像是天方夜谭般的小说家言。但是本书作者正是通过对这些病人细致入微的观察，设计巧妙的实验和严密的分析推理，利用已有的神经生物学知识，简单而巧妙的实验手段和新技术，像福尔摩斯破案那样，一步步循迹追踪，直到找到答案；或者虽然还没有最后的答案，但是提出了可以进行检验的假设。他的工作不仅破除了这些初看起来似乎是超自然的迷信，从科学上给出了合理的解释，而且还由此为阐明"脑是怎样工作的"这一科学上最大的谜团作出贡献，并在某些情况下提出了简单易行的治疗手段。不仅如此，作者甚至对宗教信仰、笑和幽默的来源、多重人格，以至意识和自我等自然科学研究上原来的禁区提出了设想。正是这些问题曾经，而且在现在还在许多人的脑中造成迷信。一些所谓的"大师"和各种邪教才能得售其奸。拉马钱德兰博士正是通过科学方法，用一个个生动的故事告诉我们所有这些似乎难以理解的"超自然"的现象都可以用脑的病理得到解释或者有可能得到解释。这本书对于我们这个社会上还流行着许多迷信的发展中大国来说更有特别的意义。

读本书不仅有助于我们对人心智的本质有科学的认识，而且还像是在读一本科学上的福尔摩斯探案，也是智力上的极大享受。本书已经成为有关脑和心智的最受读者欢迎的经典著作和科普作品之一，即使在他自己的作品中，甚至和那些以后发表的佳作相比，它也依然是最受读者欢迎的作品，拥有大量的粉丝。

本书作者拉马钱德兰博士（Vilayanur Subramanian Ramachandran）是美国加利福尼亚大学圣迭戈分校脑和认知研究中心教授兼主任，世界著名的认知神经科学家和神经病学家。2000年诺贝尔奖得主坎德尔（Eric Kandel）称他为"当代的布罗卡"（Pierre Paul Broca，19世纪最伟大的神经病学家之一，以其发现脑的语言中枢所在部位，为脑功能定位学说奠定了坚实的基础，也是发现大脑两半球功能有所不同的先驱）。他也被誉为"神经科学的马可·波罗（Marco Polo）"。他被《新闻周刊》（Newsweek）提名为21世纪中最值得关注的100名重要人物之一，2011年《时代》（Time）杂志在其"时代100精英（Time

100）"中把他列为"世界上最有影响力的人物"之一。其在学术上的成就和对当代社会的影响可见一斑。

　　他对科学的热忱，万事爱追根究底地问个为什么，并提出种种问题。对其中的一些问题，他有根据地提出种种猜想和预言，用很简单的器材设计巧妙的实验对此进行检验，最后解开了费解的谜团。他的这种高超技能，步步追踪、丝丝入扣地揭开心智之谜的睿智心路历程，不禁令读者拍案叫绝。阅读本书不仅从中学到了知识，而且还有助于领悟作者的科学方法。作者不只是讲给您听他研究的结果，而且还提出了许多至今未解之谜，和他对此的种种疑问和猜测，希望激发起您的好奇心，也像他一样地去发现问题和提出猜想。因此读本书就像饮一壶酽茶，不只是当时解渴，而且在饮后余香满嘴，发人深思。英国生物学家贝弗里奇（W. I. B. Beveridge）说过："也许，对于研究人员来说，最基本的两条品格是对科学的热爱和难以满足的好奇心。"[1] 美籍诺贝尔奖得主李政道说："要开创新路子，最关键的是你会不会自己提出问题。能正确提出问题，就是创新的第一步。"拉马钱德兰博士的这本书正是以最生动的方式诠释了上面这两条对科学家最重要的要求，使读者读后也会产生"我为什么就不能这样做呢？"的感想和冲动。我想作者在这方面对读者的启迪，在某种意义上也许比纯粹的学到知识更重要。

　　拉马钱德兰博士不仅是一位科学大师，而且还是一位讲故事的高手，他写作的文风活泼生动，高潮迭起，令人读来欲罢不能。

---

1. W. I. B. Beveridge（1961）*The Art of Scientific Investigation*. William Heinemann Ltd. 译文引自陈捷译（1979）《科学研究的艺术》，科学出版社。

如果一定要说在今天读本书有什么白璧微瑕的话，那就是本书初版出版于1998年，在最近的十几年来，在意识和自我的问题上又有了许多新的研究进展，作者当时当然无法写到，书中也有个别"思想实验"设想了几种不同的可能结果，而这在现在已有了答案。虽然如此，本书在有关意识和自我问题上的思路，从总体上来说还是符合这十几年来的研究主流的，有许多地方直到今天读来还颇多启发之处。对于此书出版以后在意识和自我问题上的主要进展，译者用译注的方式加以简要的补充，并推荐一些本书出版之后发表的重要文献，有兴趣的读者可以通过阅读这些文献知道这方面的进展。当然译者不可能喧宾夺主去做过多的解释，如果有读者想简要地了解一下这方面进展的概况，可参阅拙作《意识之谜的自然科学探索》一文 [《科学》杂志，64（4）：43-46，2012]。当然，作者在本书中提出了许多猜想，这些猜想最后是否成立，只有进一步的大量实验研究才能决定。作者的某些观点也有值得商榷之处，例如对一些复杂的社会现象完全从生物进化的观点来加以解读，尽管进化因素也确实在其中起有作用。虽然从作者在书中表达出来的主要观点来看，他是否定神秘主义的，但是对于是否存在上帝的问题上，可能是由于某些社会原因吧，他不愿意作正面的回答，而只是说他既不能肯定说没有，也不能肯定说就有，但是他确实用颞叶癫痫等病理机制解释了宗教体验和人神灵交这样的神秘现象，说明它们都只不过是脑异常活动的产物罢了，并不能由此证明上帝的存在。其实和他志同道合的一位密友克里克就公开声称自己是一位无神论者。

对于拉马钱德兰的工作特别有兴趣的读者（笔者就是其中之一），特别是想知道在本书出版以后他的进一步工作的读者可以读一下他在2011年发表的新著《大脑探秘：对"人之所以为人"的科学探索》[1]。该书的主题主要是论述人在动物界中的独特性，也介绍了他在联觉、镜像神经元、自闭症等方面的研究，以及对语言的进化、美学和艺术、内省等人类所独有的现象的思考。和本书在内容上重复之处不多。不过此书在读者中的反响似乎还不及本书。不过无论如何，该书还是值得一读的。

本书思想深刻，内容涉及面广，里面又引用了许多国人不太熟悉的西方和印度的背景材料，为了帮助读者了解这些背景，从而加深对作者所讲意思的理解，笔者在这种地方都加了译注。要原汁原味地翻译这样一本杰作，对译者来说，既是十分愉快的享受，也是一种汗流浃背的挑战。

翻译似乎是一件刻板的工作，似乎就是机械地把一种文字转换成对应的另一种文字。现在的计算机都能这样做，大家熟悉的谷歌翻译就是例证。其实这是一种误解，正如美国加州理工学院科赫（Christof Koch）教授在为拙译其名著《意识探秘》中文版所写的序言中所说："翻译任何文字都是一件极耗心力的工作，它需要译者首先理解纸面上文字背后的含义，然后才能将其组织润色成另一种语言。在一份成功的译作里，你应该觉察不到有译者在进行翻译，就好像是原作者在与读者用其母语直接进行交流一样。"这也就是翻译界前辈所说

---

1. V. S. Ramachandran（2011）*The Tell-Tale Brain: A Neuroscientist's Quest for What Makes Us Human.* W. W. Norton & Company. 据说国内已有出版社引进了该书的中文版版权，此处的译名是笔者起的，也有人译成《泄密的大脑》，此书中文版出版后的书名尚不得而知。除此之外，他的著作还有：Ramachandran, V. S.（2004）*A Brief Tour of Human Consciousness: From Impostor Poodles to Purple Numbers.* New York: Pi Press; Ramachandran, V. S.（2003）*The Emerging Mind.* BBC/Profile Books, London. 不过影响没有本书那么大。

的"信、达、雅"三条标准。或者用笔者自己的话来说：翻译既不能漏掉作者文中原有的意思，甚至是文字背后隐含的意思，也不能曲解作者的原意，更不能添加译者自己的、原文中没有的见解。即使译者不同意作者的某个见解，甚至觉得作者错了，也只能用译注的方式表达，而不能在译文正文中有所体现。除此以外，怎样译都行。当然，理想的情况是在"信"的前提下，力求其"达"以至"雅"。

虽然上述原则估计不会有多少人反对，但是在实际翻译时，由于翻译理念不同，甚至在强调"信"和"达"这两个最基本的方面时，不同的译者就可能有相当大的差异，更不要说更上一层楼的"雅"了。连一些翻译大家之间也会有争论，甚至是激烈的争论，文学史上有名的鲁迅和梁实秋之间的争论是大家熟悉的。如果让他们两位互校译文，肯定非打破头不可。

笔者在开始时是鲁迅先生的忠实信徒，宁肯文字生涩一些，也要力求忠实于原著，后来通过翻译实践和合作者之间的争论，想法上有些改变，虽然"忠实于原著"这一初衷依旧不变，不过在译文的灵活性和流畅性上有了较大的改变。虽然"信"还是第一位的，但是"达"也非常重要（以前笔者在这方面注意得很不够），要千方百计地把译文译成读者容易看懂，尽量符合中文习惯的流畅译文，而不拘泥于译文中是否每个词都能找得到原文中的对应词，而原文中的每个词又是否在译文中找得到对应的中文词，或保持原文的语法结构。但是不管表达形式怎样变，意思决不能走样。当然要做到这一点，首先就要求译者必须真正搞懂作者想说什么，如果译者自己都不懂的话，那么怎么可能期望读者会"看得懂"？

　　当前国内有许多科技译作的一个严重问题是，违反了我国语法修辞的先驱吕叔湘教授多年以前就说过一句听似"废话"的至理名言："英语不是汉语"[1]。在英语和汉语之间不存在一一对应关系。许多错译就是因为译者不愿意多查查好的词典，不根据上下文的意思，就拿自己熟悉的一个最常用的释义填了进去，结果弄得错误百出。其实，不要说是两种不同的文字，就是同一种文字中的一个词也会根据上下文而有种种不同的意义，因此笔者尽量在翻译时多查词典，特别是好词典（例如陆谷孙教授主编的《英汉大词典》，上海译文出版社），有时甚至还需要查好几本词典使翻译的意思尽量确切，连一些常用的熟词，只要觉得把自己一直理解的意思放进去读起来似乎有点问题，也一定要再查词典，决不想当然"拉到篮里就是菜"。另外也还要查多种百科全书，以明白作者某些用词的出典。当然，各种专业术语词典或手册也是必须常查的，可惜的是有些专业术语并不容易查到，而最新版的科学名词审定工作尚未公布，碰到这种情形译者尽量采取国内同行通用的译名，并向这方面的专家请教。这样的翻译当然辛苦了许多，花的时间也要多得多，但是这对保证翻译的忠于原著，和国内读者阅读顺利却是必不可少的。上面这些话尽管听起来都像是老生常谈，可惜的是现在有不少译者却没有这样做。即便是笔者明知这个道理，有时也不免还要犯同样的错误。只是尽量注意少犯此类错误而已。读者如有发现请不吝指教。

　　笔者正式动手翻译以前，先对原作浏览一遍，以掌握作者要介绍的主要思想和整个背景大框框。第一遍译出以后，再通读译稿，碰到

---

1. 吕叔湘（1962），中国人学英语，商务印书馆。

自己觉得读上去意思不清楚或者有疑问的地方，非常可能也就是原来就没有真正看懂的地方，或者自己一时以为懂了而其实没有真懂的地方。这时一定要对照原句，原来的整个段落，甚或全书的思想和上下文，看看自己当初有没有理解错误的地方。在真的看懂了作者的意思后，再对中文进行润色，甚至把句子重新组织过，以求尽量符合绝大多数读者的阅读习惯。这样的通读甚至不止一次，以求对作者的意思有精确的把握，包括一些文字背后的微妙之处。最后自己觉得译文都能比较顺的读懂了，然后再逐句对照原文校阅一遍，检查是否还有漏译、误译或阅读起来疙里疙瘩的地方。在这样校改完后，还要再作最后的通读润色。尽管如此，限于笔者的专业、外语和中文水平，依然可能残存有不当之处，还有该查而未查词典，甚至有误译之处，期待读者的指正。

　　本书中的外国人名都按照新华社编的《世界人名翻译大辞典》按其祖籍或国籍翻译，但是也有些无从考证的，只能按英语翻译了。还有少数人名在我国的科学界中已有约定俗成而不同于《外国人名翻译手册》的则按约定俗成的翻译，以免读者误以为是另外一个人了。本书中也讲到了一些美国的影视片，其中的有些人名是编剧者杜撰出来而含有某种意思的，由于国内的译制片中已按此作了意译，例如把Skywalker译成"天行者"，为了避免看过这些片子的读者混淆，我们也就按此翻译了。也有少数人名是手册中查不到的，就只能由译者自行翻译了。为了阅读方便起见，绝大多数人名都只把姓译出，在第一次出现时则在后面加注了外语全名。如果书中有同姓者，那么为了不致混淆起见，在姓前面加了名字的英语首字母，只有书中后面有只用名字称呼人的时候，才在第一次出现时把全名都翻译出来。另外，外国地名也按新华社编《外国地名译名手册》翻译，以资规范化。

21世纪初江渊声教授（Nelson S. Kiang）送给了我一本原著，稍后郭爱克教授又推荐此书给我阅读，这才引起了我对拉马钱德兰的工作的兴趣，谨在此向他们表示感谢。在本书的翻译过程中，有某些神经科学术语的中译名等问题，请教了复旦大学寿天德、俞洪波教授等，译者也要向他们致以谢意。译者特别要感谢加利福尼亚大学伯克利分校的弗里曼（Walter J. Freeman）教授，他耐心而仔细地解答了译者在翻译过程中碰到的12处不知道其意思或是拿不准之处。如果没有他的指点，这些地方就可能翻译错误或不当而误导了读者。此外，译者还要感谢中国神经科学学会和中国生物物理学会领导和同事们对笔者一贯的支持、帮助和鼓励。另外译者也要感谢湖南科学技术出版社的吴炜编辑邀请我推荐好书翻译，并在我推荐此书后，以极大的热忱和效率购得此书简体中文版的版权，并邀请我翻译此书，同时也感谢她和唐北灿编辑一起对译稿做了精心的编辑，使本书能以现在这样的面貌出现在读者面前。

萨克斯为本书所作序　　　萨克斯（Oliver Sacks. M. D.）

19世纪和20世纪初的一些大神经病学家和精神病学家都是一些 ^vii 善于绘声绘色的高手，他们所写的一些病史详尽得就像小说。米切尔（Silas Weir Mitchell）[1] 既是一位小说作家，又是一位神经病学家，他对南北战争中伤兵幻肢（最初他把这称之为"感觉幽灵"）的描写令人难以忘怀。法国大神经病学家巴宾斯基（Joseph Babinski）[2] 则描述了一种更令人匪夷所思的综合征 —— 病觉缺失（anosognosia），病人意识不到自己的半侧身体偏瘫了，还常常离奇地把偏瘫了的半侧身体当成是别人的。（这种病人可能会把自己的左半身说成是："这是我兄弟的身体。"或是"这是您的身体。"）

V. S. 拉马钱德兰博士是当代最引人注目的神经科学家之一，他已经就幻肢的本质和治疗做出了开创性的工作。所谓幻肢指的是那些多年以前，甚至是几十年以前就已失去了的臂和腿，但却顽固而有时还非常折磨人地使人觉得它好像依然存在，脑对它们仍然不能忘怀。就其感受来说，幻肢在开始时可能就好像是一条正常的肢体，是

---

1. Silas Weir Mitchell（1829 — 1914），美国医生和作家，以其对灼痛（causalgia）的发现而知名。所谓灼痛是指由于创伤或末梢神经受伤所引起的灼痛感，并常伴之以营养性皮肤改变。—— 译注
2. Joseph Jules François Félix Babinski（1857 — 1932），波兰裔法国神经病学家，以发现刺激足底时趾收缩的反射而知名于世。—— 译注

正常身体在脑中影像的一部分；但是由于和正常的感觉和动作没有关系，它可能表现出某些病理特征，幻肢使人烦恼，它会"瘫痪"、姿势不当、锥心般地疼痛 —— 幻肢的手指可能以一种非言语所能形容的、势不可挡的力量掐入手掌。尽管事实上这种幻肢和疼痛都是"虚假"的，但这一点都不管用，反而可能使问题更难于治疗，因为您怎么能让好像动不了的幻肢松手呢？为了减轻这种幻肢带来的痛苦，医生及其病人被迫采取一些极端而孤注一掷的措施：把断肢的残存部分越切越短；切断脊髓中的痛觉或感觉神经束；甚至毁损脑本身中的痛觉中枢。但是在绝大部分情况下，所有这一切都无济于事，幻肢及其疼痛几乎总是去而复回。

对这些看上去似乎无从着手的难题，拉马钱德兰开创了一种不同的崭新方法，这种方法源自他追根溯底的研究：幻肢究竟是什么，以及它又是如何在神经系统的什么地方产生的？传统上人们认为，脑中的表征［包括身体影像（body image）和幻肢］都是固定不变的。但是拉马钱德兰表明身体影像会以很快的速度作出显著的重组（现在还有另一些人也这样想了），这种重组在失去肢体后的48小时之内就发生了，很可能这段时间还要更短些。在他看来，幻肢正是由感觉皮层中身体影像的这种重组产生的，很可能继之以他所称的"习得性（learned）"瘫痪而保存了下来。如果造成幻肢的变化可以发生得那么快，如果皮层有那样强的可塑性，那么这一过程是不是也能加以逆转呢？是不是可以用什么花招让脑不去理会幻肢呢？

拉马钱德兰采用了一种绝顶聪明的"虚拟现实"装置，也就是中间插有一面镜子的箱子，他发现只要让病人看到一只正常的肢体就可能得益，例如让病人看到在自己左半身幻肢所在位置处自己正常右臂的像。[1] 其结果很可能惊人地立竿见影：看到的正常臂的像和幻肢感受相互竞争。其效果首先是痉挛的幻肢可以舒展开来，瘫痪了的幻肢可以活动了；最后的结果可能是根本就不再有幻肢了。对此，拉马钱德兰以他特有的幽默感说道："对幻肢首次成功地做了截肢手术。"他还说如果连幻肢都没有了，那么幻肢痛也必将随之而去，因为"皮之不存，毛将焉附"。[《艰难时世》[2] 一书中的格拉德格林德（Gradgrind）夫人在有人问她痛不痛时，她回答说："房间某处有某种痛感，不过我说不准我是不是真的感到了。"不过这是她搞混了，或者是狄更斯在开玩笑，因为人不可能感到身外之痛。]

　　那么能不能用同样简单的"把戏"帮助病觉失认病人呢？这种病人认不出他们的半侧身体是自己的。对这种病人，拉马钱德兰发现用镜子也可以使其重新认出他们以前否认的半侧身体是自己的；虽然也有另一些病人根本就没有"左半边"，他们顽固地把自己的身体和外界都从中间分开而只剩下了右半边，以至于用镜子甚至反而可能引起某种甚至更难捉摸的照镜困惑（through-the-looking-glass confusion），这种病人会去探究镜"后"或镜"中"是否另有其人。[拉马钱德兰首先报道了这种"镜子失认症（mirror agnosia）"] 这不仅表明了拉马钱德兰的执著，而且也显示了他对病人的细心周到和呵护有加，这才使他能深入观察这些综合征。

---

1. 把健全的右手从箱子右边的洞里伸进去，然后从插在箱子中央的镜子中看右手的像，病人会以为看到了自己已失去了的左手。详情请看本书第3章。——译注
2. 英国经典作家狄更斯的一本名著。——译注

　　像镜子失认症和把自己的肢体错当成是别人的这类怪事，常常被医生当作荒诞不经之事而不予理会。但是拉马钱德兰对这些问题却小心研究，他并不把这些问题当成是毫无根据甚或是荒唐之事，相反地，他把这看作是一种下意识的应激性防卫措施，以处理突然发生的、有关自己身体和周围世界令人不知所措的混乱。他认为这些都是一些相当正常的防卫机制（否认、压抑、投射[1]、虚构等）。这就像弗洛伊德所声称的那样，当不得不适应无法忍受或不能理解之事时，下意识就采取这样的普适策略。这种认识使得不再把这种病人当作是疯了或者是怪物，而是有理可循了，尽管其原因是下意识的。

　　拉马钱德兰研究的另一种常常被人误解的综合征是卡普格拉（Capgras）[2]综合征，这种病人把家人和自己所爱的人当成了冒名顶替者。他对这种综合征也找到了清楚的神经病学基础——在识别亲人时缺少了平时所有的非常关键的亲密感，在没有了亲密感之后自然就得出另一种解释（"他不可能是我父亲，因为我对他没有感情，所以这个人一定是个假货"）。

　　拉马钱德兰博士还有许许多多其他兴趣：其中包括宗教体验的本质和非同寻常的"人神灵交（mystical）"综合征，这和颞叶皮层失常有关；狂笑和呵痒的神经病学；也包括暗示和安慰剂的神经病学，这是神经病学中的一大领域。正如知觉心理学家格雷戈里（Richard Gregory）[3]一样（他和格雷戈里就许多题材一起发表文章，从盲点补

---

1. 指个人意志、欲望等的外化。——译注
2. Jean Marie Joseph Capgras（1873—1950），法国精神病学家，他最知名的工作就是发现了以他名字命名的这种幻觉。——译注
3. Richard Langton Gregory（1923—2010），英国心理学家。——译注

插到视错觉和保护色），拉马钱德兰善于洞察哪些东西才具有根本的重要性，并随时准备以其独特而有创造性的方法去研究这些问题。在他手下，所有这些论题都成了认识我们的神经系统、我们的世界以及我们自己究竟是如何形成的窗口，所以他的工作如他所言就成了某种"实验认识论（experimental epistemology）"。从这一点上来讲，他是一位18世纪意义下的自然哲学家，虽然他是以20世纪末所拥有的全部知识和技能为后盾的。

拉马钱德兰在其前言中告诉我们他在童年时代特别喜爱的一些19世纪的科学书籍：法拉第（Michael Faraday）的《蜡烛的故事》（*Chemical History of a Candle*）[1]，达尔文（Charles Darwin）、戴维（Humphry Davy）[2]和赫胥黎（Thomas Huxley）[3]的作品。在那个时代，科学专著和科普作品并无多大差别，其中的概念可以既深邃严肃，然而又能立即领会。稍后拉马钱德兰又告诉我们他喜欢下列科学作家的书：盖莫夫（George Gamow）[4]，L. 托马斯（Lewis Thomas）[5]，梅达

---

1. 该书是法拉第在英国皇家学会专门为少年儿童作的六讲系列讲座的结集。他在讲演中从蜡烛的制造谈起，通过蜡烛燃烧的化学过程，阐明了化学反应、反应条件等科学问题，涉及化学、物理、生物学等学科的知识。他的演讲场场爆满，现场鸦雀无声，成为科普演讲的经典。——译注
2. 戴维爵士（1778—1829），英国化学家和发明家。他以发现若干种碱金属而闻名于世。他还发明了在煤矿中用的安全灯。——译注
3. Thomas Henry Huxley（1825—1895），英国比较解剖学家，达尔文主义的热烈宣传者和捍卫者，因此甚至得到了"达尔文的斗犬"的外号。——译注
4. George Gamow（1904—1968），苏联和美国理论物理学家和宇宙学家。大爆炸理论的早期鼓吹者和研究者。他写的科普作品经过半个多世纪以后至今不衰，其中最著名的有《从一到无穷大》《物理世界奇遇记》（这两本书都有中译本，科学出版社）等。——译注
5. Lewis Thomas（1913—1993），美国医生、诗人、词源学家、散文作家、教育家、政策顾问和研究工作者。定期为《新英格兰医学杂志》（*New England Journal of Medicine*）写小品。多次获美国图书年奖。——译注

沃（Peter Medawar）[1]，萨根（Carl Sagan）[2] 以及古尔德（Stephen Jay Gould）[3]。现在拉马钱德兰也以其观察精细、深邃严肃而又引人入胜的《脑中魅影》一书而置身于这些大科学作家之列。此书是我们这一代中，最富原创性而又好读的神经病学书籍之一。

—— 萨克斯（Oliver Sacks, M. D. ）[4]

---

1. Sir Peter Brian Medawar（1915—1987），英国生物学家，以其对异体排斥和获得性免疫耐受性的研究为器官移植奠定了基础，从而获得1960年生理学或医学诺贝尔奖。—— 译注
2. Carl Edward Sagan（1934—1996），美国天文学家、天体物理学家、宇宙学家和科普作家。—— 译注
3. Stephen Jay Gould（1941—2002），美国古生物学家、进化生物学家和科学史家。他还是一位著名科普作家。美国国会图书馆称他为"当代传奇"。—— 译注
4. Oliver Wolf Sacks（1933—2015），英裔美国神经病学家，作家和业余化学家。他还是一位畅销书作家，其作品多为有关神经病人的案例结集，例如《错把妻子当帽子》。—— 译注

前言

　　在任何领域，都应该找出最稀奇古怪之事，然后再对它们进行探索。

—— 惠勒（John Archibald Wheeler）

　　本书在我的头脑里已经孕育多年了，但是我一直没有动手去写。[xi]然而大约3年以前，在神经科学学会的年会上，面对4 000多位科学家，我作了一个"脑的十年讲座（Decade of the Brain lecture）"[2]，在那个讲座里，我介绍了许多我的发现，包括我对幻肢、身体影像以及自我的错觉本质的研究。在这次演讲后不久，听众的问题就像潮水般地向我涌来：心智如何影响健康的身体和病躯？如何刺激我的右脑使我更富创造性？您的心态是否真的有助于治疗哮喘和癌症？催眠实有其事吗？您的工作是否意味着有新方法可以治疗中风后的瘫痪？许多学生、同事，甚至还有一些出版商要求我写一本教科书。写作教科书并非我之所好，但是我想写一本主要是讲我在治疗神经病病人时

---

1. John Archibald Wheeler（1911 — 2008），美国理论物理学家，爱因斯坦晚年的合作者，提出了黑洞、虫洞等概念。他指导的年轻一代物理学家在量子力学和重力理论方面做出了重要的贡献。——译注
2. 1989年当时的美国总统老布什通过国会立法把20世纪的最后10年定为"脑的十年"，以推动脑研究及公众对脑研究的关注，特别是对脑疾患问题。——译注

自己经历的科普作品，这倒可能很有乐趣。在过去10年左右的时间里，通过研究这些病例，我对人脑是如何工作的这一问题，积累了许多新的想法，我强烈地想把这些思想与人交流。当您卷入像这样令人兴奋的事业中去时，人的本性就是想把您的思想与人共享。此外，我还感到我对纳税人有所亏欠，归根到底正是纳税人通过国立卫生研究院（the National Institute of Health）的基金资助了我的工作。

科普书绚丽多彩而古老的传统可以追溯到17世纪伽利略的作品。实际上这也是伽利略传播其思想的主要途径，在他的书中，他常常把矛头指向一位想象出来的主角辛普利西奥（Simplicio），实际上他是把以前教过他的许多教授综合在一起而塑造了这个人物。达尔文的几乎所有名著，包括《物种起源》《人类起源》（*The Descent of Man*）[1]《动物和人的情绪表情》（*The Expression of Emotions in Animals and Men*）[2]《食虫植物的习性》（*The Habits of Insectivorous Plants*）都是如此。应出版商默里（John Murray）的要求，这些书都是写给外行读者看的。不过，他的有关附着甲壳动物的两卷本专著不在其内。对于赫胥黎，法拉第，戴维和许多别的维多利亚女王时代的科学家的许多作品也都可以说同样的话。法拉第的《蜡烛的故事》是根据他为儿童所作的一系列圣诞节演讲写成的，至今仍是经典作品。

xii 我必须承认我未能读完所有这些书，不过科普读物确实让我在智力方面受益匪浅，我的许多同事都有同感。索尔克研究所（Salk

---

1. 达尔文在1871年出版的另一本有关进化论的著作，该书分成三部分，分别介绍了人类是否是某个早先存在的物种的后代，其进化途径和不同人种之间差异的价值。——译注
2. 达尔文在1872年出版的一本讨论动物和人表达其情绪的书，从自然选择理论的角度讨论了心理的起源。——译注

Institute）的克里克（Francis Crick）[1]博士告诉我薛定谔（Erwin Schrö-dinger）[2]的《生命是什么？》（*What is Life?*）[3]一书中有些关于遗传可能是基于某种化学物质的猜想，这一点对他在思想上有深刻的影响，最终导致他和沃森（James Watson）一起发现了遗传密码。许多获得诺贝尔奖的医生都是拜读了克吕夫（Paul de Kruif）[4]在1926年出版的《微生物猎手》（*The Microbe Hunters*）之后才决定以研究为生的。我对科学研究的兴趣可以追溯到十来岁时读了盖莫夫（George Gamow），托马斯（Lewis Thomas）和梅达沃（Peter Medawar）的书，而新一代作家萨克斯，古尔德，萨根，丹尼特（Dan Dennett）[5]，格雷戈里，道金斯（Richard Dawkins）[6]，戴维斯（Paul Davies）[7]，布莱克莫尔（ColinBlakemore）[8]和平克（Steven Pinker）[9]的书又使我的这种兴趣长盛不衰。

1. 英国分子生物学家和神经科学家，诺贝尔奖得主。他和沃森由于发现了DNA的双螺旋结构、破解了遗传密码，奠定了分子生物学的基础；他在解决了生命之谜之后，以花甲之年转入对意识之谜的研究，突破了科学上的这一禁区，为意识的自然科学研究开辟了道路。因此2000年诺贝尔奖得主坎德尔把他称为是20世纪最伟大的生物学家，可以和牛顿、伽利略、爱因斯坦比肩的科学巨匠。——译注
2. Erwin Schrödinger（1887－1961），奥地利物理学家，因建立量子力学的波动方程而与狄拉克（P. A. M. Dirac）一起荣获1933年诺贝尔物理学奖。他对生命科学也很感兴趣，他的《生命是什么？》一书对生命科学界也造成了深刻的影响。——译注
3. 中译本：罗来鸥、罗辽复译（2003），《生命是什么？》，湖南科学技术出版社。——译注
4. Paul Henry de Kruif（1890－1971），美国微生物学家，他的名著《微生物猎手》不但在出版以后的很长一段时间里都是畅销书，直到今天还是科普推荐读物，并对许多医生和科学家产生影响。——译注
5. Daniel Clement "Dan" Dennett III（1942－），美国哲学家、作家和认知科学家。主要研究方向为心智哲学、科学哲学和生物学哲学，特别是有关进化生物学和认知科学的哲学问题。——译注。
6. Clinton Richard Dawkins（1941－），英国行为学家和进化生物学家，他的名著包括《自私的基因》（*The Selfish Gene*）（1976）和《上帝迷思》（*The God Delusion*）（2006），后者光英文版就售出200万册，并译成31种文字。——译注
7. Paul Charles William Davies（1946－），英国物理学家和作家。他的研究兴趣主要集中在宇宙学、量子场论和天体生物学。——译注
8. Colin Blakemore（1944－），英国神经生物学家，特别从事视觉和脑的发育研究，也是动物权利的热情提倡者。——译注
9. Steven Arthur Pinker（1954－），在美国工作的加拿大实验心理学家、认知科学家、语言学家和科普作家，他以对进化心理学和心智的计算理论研究而闻名于世。——译注

　　大约6年前，我接到克里克打来的电话，他是脱氧核糖核酸（DNA）结构的共同发现者。他在电话中说道，他正在写一本有关脑的科普书，书名叫《惊人的假说》（*The Astonishing Hypotheses*）[1]。克里克以其纯正的英国口音说道他已经完成了初稿，并且给了他的编辑，编辑认为稿子写得极为出色，但是稿子中还是有许多术语，这些术语可能只有专家才看得懂。编辑建议他把稿子发送给一些外行传阅一下。克里克苦恼地说道："拉马，请听我说，问题在于我根本不认得任何外行。您认得任何我可以把书传给他看的外行吗？"一开始我以为他是在开玩笑，但是接着我就认识到他是认真的。我不能说我个人就不认得任何外行，我同情起克里克的窘境来了。科学家写科普书总像在走钢丝，一方面要使普通读者都能读得懂，而在另一方面又要避免过于简化而得罪了专家。我的解决办法是利用精心挑选的注解，这有三方面的作用：首先，当有必要对某个思想加以简化时，我的合作者布莱克斯利（Sandra Blakeslee）和我就借助注解来对这句话加以限定，指出有哪些例外，并清楚地说明在一些案例中这些结果只是初步的或是有争议的；其次，我们用注解来对某一论点加以阐发，说明正文中讲的只是一个概要，这样读者就可以更深入地去对这一命题进行探索。最后，注解还给读者指出原始文献，并介绍在类似课题上工作过的人。

xiii 我对那些其工作未能被引用到的人深表歉意，我唯一的借口是在像本书这样的书中这种疏漏是无可避免的（要不是这样的话，注解就要比正文更长了）。不过我还是尽可能把相关的文献囊括在书末的书目中，虽然其中有些文献可能并没有在正文中特别提到过。

---

1. 译本：克里克著，汪云九等译（1998），《惊人的假说》，湖南科学技术出版社。——译注

　　本书是根据许多神经病病人的真实经历写出来的。为了保护他们的隐私，按照惯例，我在全书各章中都改变了他们的姓名、境遇，另写了他们的一些特点。我写的有些"病例"实际上是把好几个病人，甚至包括医学文献中的经典例子糅合在一起的，这是因为我的目的是要阐明这种失常（例如忽略症和颞叶癫痫）的最显著的特征。当我写到一些经典病例（例如那位被称为 H. M. 的健忘症病人）时，我会给读者指出原始出处以究其详。另外的一些故事则基于所谓的个案研究，这种病人表现出某种罕见的或是非同寻常的症状。

　　在神经病学中下列两派人互不相容：一派人相信只有对大量病人进行统计分析才能得出最有价值的结论；而另一派人则相信只要对合适的病人，哪怕只有一个病人进行恰当的实验就可能得到许多有用的信息。这种争论其实很愚蠢，因为结论是明显的：聪明的办法是先对一个病例进行实验，然后再研究更多的病人来证实这些发现。打个比喻，请想象一下，如果我用辆车把一头猪推到您的起居室里，告诉您它会说话。您很可能会说："这是真的吗？让它讲给我听。"然后我魔杖一挥，这头猪就开始说起话来了。您的反应很可能是说："天啊！太不可思议了！"您大概不会那样说："啊！不过这只有一头猪而已，再去弄些猪来表演给我看，这样我才会相信您。"然而这正是我这个领域中许多人的态度。

　　我想下面的话是公允的：在神经病学中，绝大多数经受住时间考验的大发现都起始于单个病例研究和示范。对于一位称为 H. M.[1] 的病人几天的研究，由此所得的对记忆的认识，要比此前几十年研究许多受试者的平均数据之所得还要多得多。对半球特异化（脑组织分成左脑和右脑，它们都特异化而执行不同的功能）也可说同样的话，实验是对两位所谓的裂脑病人（通过切断联结左半球和右半球的神经纤维而让两者失去联系）做的。从这两位病人的研究中所得到的知识比以前50年对正常人研究所得还要多。

xiv 对于一门还处于襁褓之中的科学（就如神经科学和心理学）来说，示范式的实验起到特别重要的作用。伽利略用他的原始望远镜所做的观察就是一个经典例子。人们常常以为是伽利略发明了望远镜，其实这并不是他的发明。1607年左右，一位荷兰眼镜匠利伯希（Hans Lipperhey）把两片透镜放在一个硬纸筒中，发现这一装置可以使远处的物体看起来变近。这个装置成了大受欢迎的儿童玩具，并很快就在包括法国在内的欧洲各国展览会中展出。1609年当伽利略听说到这个小玩意儿时，他立刻就意识到它的潜在意义。他并不用它来窥探他人或是看其他地球上的目标，他举起管子直指苍天，这是前无古人之举。最初他瞄准月亮，发现其表面布满了环形山、峡谷和山脉，这告诉他所谓无比美好的天上圣物和传统的看法相反，其实并非如此完美：上面布满了瑕疵和缺陷，我们用凡胎肉眼仔细观察就会发现它也像是人世间的目标一样。然后他用望远镜观察银河，他立刻发现银河

---

1. 科学文献上，当提到在世的病人时，为了保护病人的隐私，一般都只用病人姓名的首字母来称呼，如这儿的 H. M.，H. M. 的真名是亨利·莫莱森（Henry Molaison），已于本书成书后（2008年）去世。他童年时由于车祸而得了癫痫，药石无效，27岁时不得不手术切除了双侧海马。手术虽然成功地控制了癫痫发作，但也带来了严重的后遗症：他再也不能把短时记忆转化成长时记忆了，然而他还能学会新的技巧。这说明记忆有不同的形式，海马对保存陈述性记忆至关重要，但与学习新技巧无关。——译注

远非如人们所相信的那样一团均匀，它是由几百万颗星星组成的。但是他最令人惊诧的发现是观察木星（当时知道这是一颗行星）所得到的结果。他看到在木星附近有三个小点（开始时他以为这是一些新发现的星星），而在一些天之后其中有一颗不见了，您可以想象当时他是多么的惊奇啊！又过了些天，他再次观察木星，这次他发现不仅那颗丢失了的星星重又出现了，而且还多出了一个点，总共有4个点，而非3个点。他一下子就认识到这4个点是木星的卫星绕着行星转，就像月亮之于地球一样。这一发现的含义非常深刻。伽利略一下子就证明了并非是所有的天体都绕着地球转，因为至少有4个天体绕着另一颗行星——木星转。他由此推翻了有关宇宙的地球中心说，而代之以哥白尼的观点：是太阳而不是地球才是已知宇宙的中心。当他把望远镜对准金星看时得到了决定性的证据，他发现金星就像月亮一样也有盈亏，这和我们的月亮很相像，不过这要历时一年而非一个月。伽利略再次由此推断出所有的行星都绕太阳转，而金星则介于地球和太阳之间。所有这些发现都是靠一个有两片透镜的简单硬纸筒得出的。这里既没有用到方程，没有图，也没有定量的测量，用到的"只不过"是示范论证而已。

当我向医科生介绍这个例子时，通常的反应是：尽管如此，在伽利略时代一切都很简单，不过现在到了20世纪，所有的主要发现肯定都已经被人发现完了，因此如果我们没有贵重的设备和详细的定量方法，我们就无法进行任何新的研究。真是胡说八道！即使到了今天，[xv]惊人的发现也随时就在您的眼皮底下有待您去发现。问题是在于您能否领悟到这一点。举例来说，就在近几十年里，所有的医科生都被教导说溃疡是由紧张引起的，紧张导致胃酸分泌过多，胃酸腐蚀胃的黏膜层，由此造成胃壁的火山口状溃疡性蚀损或是伤口，这就是我们所称的溃疡。几十年来，治疗的方法不是用抗酸药、组织胺受体阻断剂、迷走神经切断术（切断支配胃分泌胃酸的神经）就是用胃切除术（切除一部分胃）。但是当时还是一位澳大利亚的年轻住院医生比尔·马歇尔（Bill Marshall）[1] 博士用显微镜观察人类溃疡的一片染色切片，他注意到其中充满了一种在健康人某些部位也能见到的普通细菌［幽门螺杆菌（Helicobacter pylori）］。因为他老是在溃疡样本中看到这种细菌，他开始怀疑或许正是这种细菌引起溃疡。当他向他的教授讲到这一想法时，回答是："没有的事，你的想法完全不对，我们大家都知道溃疡是由紧张引起的。你看到的只是早已形成的溃疡所产生的次生感染。"

但是马歇尔博士并没有被说服，而继续向传统观念挑战。首先他进行了流行病学调查，发现在病人体内这种细菌的分布和十二指肠溃疡发病率之间呈很强的相关性。但是他的这一发现并未使他的同事们信服，比尔·马歇尔冒了很大的风险服用培养出来的这种细菌，在几星期之后用内窥镜进行检查，结果发现他的肠胃道中布满了溃疡！然后他做了一个正式的医学试验，结果表明：比起那些只服用抗酸药物的对照组来说，用抗生素、铋盐（bismuth）和灭滴灵（metronidazole）［一种杀菌剂"纳诺米星"（Flagyl）[2]］组合进行治疗，溃疡病人的康复率要高得多，复发率也要低得多。

我之所以要讲这件事是想强调，即使只是一位医科生或者住院医生，只要他在思想上不固步自封，就是没有复杂的设备也还是能在医

---

1. 比尔是威廉（William）的昵称，因为在本书中对比尔·马歇尔没有用威廉的正名，用B. 代表名字的首字母不太合理，而用W. 又会引起读者的困惑，另外后面还要讲到另一位J. 马歇尔，为了避免混淆起见，我们在这里破例地用了全名。——译注
2. 纳诺米星也就是甲硝唑，一种广谱的消炎药。——译注

学实践上作出革命性的变革。我们在做我们的一切工作时都应该有这种精神，因为谁也不知道大自然还有什么秘而不宣的东西。

关于猜想我还想说几句，某些科学家在说到这个术语时常带有贬义。当提到某个人的想法时，如果称之为"纯属猜想"往往被人认为是侮辱性的。这很不幸。正如英国生物学家梅达沃所言："可能为真的猜想是科学中所有重大发现的起点。"说来好像有点自相矛盾，有时候即使在这种猜想最后被证明错了的时候，这句话还是对的。请听听 xvi 达尔文是怎样说的："对科学进步来说，假象总是非常有害的，因为这些假象常常持续很长时间；但是错误的假设却没有什么危害，因为每个人在发现了自己的错误时，总会由于得益而高兴；而一旦做到了这一点，通向错误之路就给关闭了起来，而与此同时却打开了通向正确之路。"

每个科学家都知道最好的研究往往来自猜想和有根据的怀疑这两者的对立斗争之中。理想的情况是这两者都存在于同一个头脑中，但是也并非必须如此。因为走这两种极端的都大有人在，所有的想法都要经过彻底的检验。有的想法遭到否定（例如冷核聚变），而另一些想法则有可能把我们的观点整个颠覆了（就像认为溃疡是由细菌引起的那种观点）。

您就要读到的一些发现，开始时只是一些基于直觉的想法，而在以后为其他的研究组所证实（关于幻肢、忽略综合征、盲视和卡普格拉综合征的各章）。还有一些章的内容则还在早期阶段，坦白说，其中有很多只是猜测性的（有关否认症和颞叶癫痫的那一章）。说真的，我有时还会把您引领到科学探索的极端境界。

然而我坚决相信作者应该讲清楚哪些只是他的猜测，而哪些结论则受到其观察的强烈支持。在全书中我尽力通篇都讲清楚这种区别，我还常常在正文中，尤其是在注解中加上限定性条件、反对意见和为防止误解而做的解释。我竭力在事实和猜想之间寻求平衡，我希望激发起您的好奇心并开阔您的眼界，而不是对提出的问题只给您绝对的、不容置疑的答案。

对于我们这些研究脑和人类行为的人来说，现在名言"祝您生活在伟大的时代（interesting times）里"具有特别的意义。一方面，尽管经过了200多年的研究，关于人心智的许多最基本的问题，例如我们是怎样识别脸的？为什么我们会哭？为什么我们要笑？为什么我们要做梦？以及为什么我们会欣赏音乐和艺术？当然还有真正意义上的大问题：什么是意识？所有这些问题都还没有答案。但在另一方面，新实验手段和成像技术的出现，当然也使我们对人脑的认识大为改观。我们和我们的子女这两代享有难得的机会见证我相信是人类历史上最大的革命——认识我们自己。其前景既激动人心又令人忧虑不安。

xvii　　　一种无毛的新出现的（neotenous）灵长类动物确实有其突出的奇特之处，它进化成了一种能够追溯过去并寻求自己起源问题的物种。而更为奇特的是，脑不仅能发现别的脑是如何工作的，而且还会问到自己的存在问题：我究竟是谁？死后会怎样？我的心智就只是由我脑中的神经元产生的吗？如果真是这样的话，自由意志又有多大余地呢？这些问题正是由于它们所特有的那种互为因果的性质（recursive quality）（就像脑要竭力去认识它自己）使得神经病学变得如此迷人。

目录

第1章
内心幻影

> 上下左右，里里外外，
>
> 一无所有，唯有幻影，
>
> 箱中演出，烛光似日，
>
> 舞台之上，幻影幢幢。
>
> ——《奥马尔·海亚姆四行诗选集》（*The Rubáiyát of Omar*
> *Khayyám*）[1]

> 亲爱的华生，我知道，你和我一样，喜欢的不是日常生活中那些
> 普通平凡、单调无聊的老套，而是稀奇古怪的东西。
>
> ——福尔摩斯[2]

一位男子坐在我的办公室里，他带的金链上挂着一个镶宝石的大十字架，他和我大谈其与上帝的对话、宇宙的"真正意义"以及所有表面现象背后的深层次真理。他告诉我，只要您愿意注意的话，那么您就会发现宇宙中充满了神谕。我看了一眼他的病历卡，上面写明从

1.《奥马尔·海亚姆四行诗选集》（*The Rubáiyát of Omar Khayyám*）（波斯语：بامع عمر بامترباع）是菲茨杰拉德（Edward FitzGerald）给波斯诗人、数学家和天文学家奥马尔·海亚姆（Omar Khayyám）（1048—1131）的四行诗英译诗选所起的书名。——译注
2.译文引自陈羽纶译，《红发会》，载《福尔摩斯探案集（二）》，群众出版社，1980。——译注

他进入青春期开始就患有颞叶癫痫，这也正是他"开始和上帝交谈"之时。那么他的宗教体验是不是和他的颞叶癫痫之间有什么关系呢？

一位业余运动员在一次摩托车事故中失去了一条臂膀，但是他依然感到有一条"幽灵臂膀"，他栩栩如生地感觉到这条臂膀还在活动。他可以在半空中挥舞这条失去了的臂膀，"触摸"东西，甚至伸手出去"拿"一只咖啡杯。如果我突然从他那里把杯子攫走，他会痛得直叫。他皱着眉头说："哎呀！我可以感到杯子从我的手指里被抢走了。"

有一位护士在她的视野里有一个很大的盲点，这本来就够麻烦的了。但更使她惊恐的是，她常看到有卡通角色在她的视野里跳跃。当她坐在我对面看着我时，她在我的大腿上看到有灰兔邦尼（Bugs Bunny）[1]，或是富特（Elmer Fudd）[2]，或是黄嘴蓝羽鸟（the Road Runner）[3]。有时候她看到的是她熟悉的真人的卡通版形象。

有一位女教师因为中风而左半身偏瘫，但是她却坚持说她的左臂没有瘫痪。有一次，我问她在她床上身边的臂膀是谁的臂膀时，她说这是她兄弟的。

费拉德尔菲亚的一位图书馆管理员得了另一种中风，她不能自制地笑个不停。这样她笑了一整天，最后真的笑死了。

---

1. 20世纪40年代美国卡通片中最受欢迎的主角之一，这是一只灰背白肚的兔子，经常边啃胡萝卜边说话，以其能说会道和逍遥自在的性格而著名。——译注
2. 邦尼系列卡通片中的另一个角色，是一个想猎取邦尼的小个子，结果却常常伤了自己。——译注
3. 从1949年开始迄今的一个卡通片角色，这是一只蓝羽黄嘴棕腿的鸟。——译注

然后我们就要说到一位年轻人阿瑟（Arthur），他在一次车祸中头部严重受伤，不久之后他就声称他的父母给人调包了，虽然他们看上去非常像他的亲生父母。他认得出他们的脸，但是这些脸看上去总有点古怪和陌生感。对此阿瑟认为除了他的父母是一些冒名顶替者外别无解释。

这些人中没有一个是"疯"了，把他们送到精神病医生那儿去纯属浪费时间。相反，他们中的每一位都是因为损伤了脑的特定部位，由此引起行为上虽然古怪但是却有高度特征性的变化。他们会听到声音，感受到已经丧失了的肢体，看到别人都看不到的东西，否认明显的事实，对其他人，也对我们都居住于斯的世界作出荒诞的、匪夷所思的论断。但是在其他绝大部分事上他们都神志清醒、理智，和我们一样正常。

虽然在历史上诸如此类谜样的失常使许多医生感到好奇和迷惑不解，他们常常把此归之为奇闻逸事，在病案研究上标上"归档结案"，往抽屉里一塞了事。绝大多数诊治这种病人的神经病学家对如何解释这些古怪的行为并没有什么特别的兴趣。他们的目的就是缓解症状，使病人康复，而不一定要深入探索或是研究脑的工作机制。对于离奇古怪的症状，精神病学家常常想出一些专门的理论来进行解释，这似乎是说离奇古怪的状态需要同样离奇古怪的解释。古怪的症状往往归因于病人所受到的抚育（从童年起产生的糟糕的想法），甚或归咎于病人的母亲（不称职的养育者）。本书则持有相反的观点。您就要听到有关这些病人的详情，他们使我们得以一窥人脑（您的脑和我的脑）的内在工作机制。这些症状远非怪事，正是这些症状给我们以启发，说明正常人的心智和脑是如何工作的，阐明身体影像（body [3] image）、语言、欢笑、做梦、压抑的本质，也阐明人本性的一些其他特征。您是否想到过为什么有的笑话很好笑，而另一些笑话则一点也不好笑？为什么当您笑的时候会突然放声？为什么您会信仰上帝或是不信上帝？为什么当有人吮吸您的脚趾时您会有一种情欲感？出人意料的是，我们现在至少可以对上述问题中的某些问题给以科学的解答。说真的，通过研究这些病人，您甚至可以涉及有关自我的本质这样玄妙的"哲学"问题：为什么无论时空怎样变化，您都是同一个人？又是什么造就了主观体验的连续一致性？做出选择或是想做某个动作究竟是怎么回事？一个更为一般性的问题是：脑中些微原生质的活动怎么会引起有意识的体验？

哲学家们热衷于对诸如此类的问题进行辩论，但是只有到了现在，人们才清楚对此类问题也可以进行实验研究。通过从医院中把这些病人请进实验室，我们就可以进行一些实验，这有助于揭示脑的深层次构筑。确实，我们可以处理那些弗洛伊德解决不了的问题，开创也许可以称之为实验认识论（研究脑如何表征知识和信念的领域）和认知神经精神病学（有关脑的精神失常和器质失常之间的交叉领域）的新时代，并开始对信念系统（belief systems）、意识、心身交互作用和其他人的行为特征进行实验研究。

我相信身为一名医学科学家，无异于也是一名侦探。在本书中我试图和读者分享所有科学研究所固有的神秘感，这在我们试图理解我们自己的心智所作的初步尝试中尤为典型。本书中所讲的故事都始于描述某位病人所表现出来的一些似乎是无法解释的症状，或是关于人本质的某个一般性问题，例如为什么我们会笑？或是为什么我们常常会自我欺骗？然后按照我自己在试图处理这些问题时心中所想的各种想法的顺序一步步地讲下去。在某些场合下，例如关于幻肢（phantom limbs）问题，我得以宣称我已经真正解开了这一谜团。在另一些场合，例如在有关上帝的一章中，最后的答案究竟是什么依然很不清楚，尽管我们已经向前进了一步，然而还是可望而不可即。但是不管问题是否得到解决，我都希望能体现出伴随这一追求的智力探索精神，正是这一精神使神经病学得以成为所有学科中最吸引人的学科。诚如福尔摩斯对华生所言："事态还在发展中！"[1]

　　请看看有关阿瑟的病例，他把父母都当成了冒名顶替者。绝大多数医生都会情不自禁地认为他疯了，而在许多教科书中也确实大多对这类失常做了这样的解释。但是，只靠给他看不同人的照片，并测量他开始出汗的程度（用一台类似于测谎器的装置进行检测），我就得以确切地找出在他的脑中究竟是什么地方出了错（参见第9章）。这是在本书中一再出现的主题：一开始我们讲了许多离奇古怪和令人无法理解的症状，最后却通过病人脑中的神经回路给出了一种合理的、令人满意的解释，至少对某些病例是如此。而在这样做的同时，我们常常不仅对脑是如何工作的问题得出了一些新发现，而且还同时开启了一个全新研究方向的大门。

　　但是在我开始正文之前，我觉得有必要让读者理解我个人的科学

---

1. 原文为："The game is afoot！"李广成在《格兰其庄园》一文中的译文为"事情十分急迫！"[载《福尔摩斯探案集（四）》，群众出版社，1981] 在此处显然不太合适，按照上下文的意思，故作今译。——译注

研究方法，以及为什么我会被一些古怪的病例所吸引。当我在国内对外行的听众作巡回演讲时，听众一再提出下面这个问题："你们这些脑科学家什么时候才能提出有关心智是如何工作的统一理论？在物理学中我们有爱因斯坦的广义相对论和牛顿的万有引力定律。为什么就没有这样的一种脑理论呢？"

　　我的回答是：我们现在还没有到能提出有关心智和脑的宏大的统一理论的阶段。每门科学在达到能由深刻的理论推动发展的阶段以前，在开始时都要经历一个由"实验"或是现象推动的阶段，在这一阶段研究人员还在不断地发现各种基本定律。请想一下有关电和磁的观念的演化过程吧。虽然多少世纪以来人们对天然磁石和磁铁早就有了一些大致的概念，并且利用这两者来制造罗盘，但是直到维多利亚时代的物理学家法拉第才首先对磁体进行了系统的研究。他做了两个很简单的实验，却得出了惊人的结果。在第一个实验中（这个实验是任何一个小学生都能重复得出的），他只是把一根磁棒放在一张纸后面，他把一些铁屑撒在纸面上，结果发现这些铁屑自动按磁力线排列起来（在物理学中这是人们第一次得以演示场的存在）。在第二个实验中，法拉第使一根磁棒在导线线圈中心来回运动，奇怪的是这个运动在导线中产生电流。这些不正规的演示（本书中充满了这类例子）却有着深刻的内涵：它们第一次把电和磁联系了起来。法拉第自己对这些效应的解释只停留在定性阶段，但是他的实验为几十年后麦克斯韦（James Clerk Maxwell）的著名电磁波方程搭建好了舞台，这种数[5]学形式化主义（mathematical formalisms）成为所有现代物理学的基础。

我的论点就是今天的神经科学还处在法拉第阶段，还没有到麦克斯韦的阶段，没有根据可以试图超前跨越。当然但愿是我错了，尝试构建有关脑的形式理论自然没有什么坏处，即使有人失败了也还是如此（总是有人在作这种尝试）。但是对我来说，最好的研究策略或许可以用"修修补补（tinkering）"来表征。每当我用这个词时，许多人都显得相当震惊，就好像如果没有一个包罗万象的理论来指导直觉想法，只靠一些想法就不可能进行复杂的科学研究似的。但是我的意思正是如此（虽然这些想法并非胡思乱想，它们总是来自直觉）。

从我能记事起，我就一直对科学非常感兴趣。在我八九岁的时候，我就开始搜集化石和贝壳，对分类学和进化入迷。稍后我在我们家楼梯底下建立了一个小化学实验室，兴高采烈地看着铁屑在盐酸中冒出气泡和听到点火时氢气的砰然作响。（铁在盐酸中置换氢而生成氯化铁和氢。）从简单的实验中就可以学到许多东西，而宇宙万物都是基于这种相互作用，这些想法真是奇妙极了。我记得当老师讲给我听法拉第的简单实验时，我为从那么简单的一个实验中就能导出那么重要的发现的想法而痴迷。这些经历使我一直不喜欢用尖端设备，并且领悟到为了推动科学革命不一定非要复杂的仪器不可，你所需要的只是某些好的直觉而已。[ii]

我的另一个有悖常情的天性是我总是喜欢例外，而不是我学习过的每门科学中的那些规则。在高中时，我对于碘为什么是唯一的一个直接从固态转变为气态的元素感到好奇，为什么它不先熔化而经过液体阶段？为什么只有土星有光环，而其他行星没有？为什么只有水结成冰时会膨胀，而其他液体在变成固态时体积都要缩小？为什么有动物会没有性别？为什么蝌蚪能再生断肢，而成体青蛙则不能？这究竟是因为蝌蚪年轻一些呢，还是因为它是蝌蚪？如果你通过阻断甲状腺激素的作用（例如滴几滴硫脲嘧啶到水箱里）而延缓它的变态，这样您最后就得到了一只很老的蝌蚪，那会怎么样呢？一只年老的蝌蚪是否能再生断肢呢？（当我还是一名学童时，我曾经尝试回答这个问题，[6]但是没有得到任何结果。不过据我所知，甚至时至今日我们对此依然没有答案。）[iii]

当然，观察此类奇特的情形并非是科学研究的唯一途经，甚或不是最好的途径。这很有趣，但并非所有人都好此道。但是这是我从小就开始一直有的一种嗜好，幸而我把这变成了一个有利因素。在临床神经病学中尤其充满了这样的例子，这些例子为"定论"所忽略，因为它们不大符合公论。然而我惊喜地发现其中有许多是未琢之玉。

举例来说，那些对心身医学（mind-body medicine）的说法抱有怀疑的人应该想一下多重人格失常（multiple personality disorder）的问题。有些临床医生说当病人人格变换时，他们的眼睛也会真的发生"改变"：例如由近视眼变成远视，蓝眼睛变成了棕色眼睛；或者病人的血液化学成分也会随人格的改变而发生变化（由高血糖水平变成正常血糖水平）。也有下面这样的病例报道：一个人在经受严重的精神打击之后，头发一下子就变白了；虔诚的修女在和耶稣发生心醉神迷的交欢（union）时手掌上出现圣伤痕[1]。令我感到惊奇的是，尽管经过30多年的研究，至今我们甚至还不能确定这些现象是

---

1. 状如耶稣在十字架上钉死后身上所留下的伤痕。——译注

真是假。既然有众多的猜想认为其中有些有意思的地方，为什么不仔细地检查一下这些说法呢？他们是不是只是像外星人劫持和茶匙弯曲那样的假象[1]，还是确实是真正的反常现象，就像X射线和细菌转化（bacterial transformation）[iv]那样？也许有一天这些现象会推动范式转换（paradigm shifts）[2]和科学革命。

我个人特别喜好医学，这是一个充满了模糊不清之处的学科，正是这种福尔摩斯式的探究极大地吸引了我。诊断一位病人既是一门艺术，也是一门科学，它需要观察、推理和人的全部智慧。我记得有一位教授瑟罗凡伽达姆（K. V. Thiruvengadam）博士教过我们如何仅凭嗅一下病人就诊断病人：糖尿病并发的酮病（diabetic ketosis）[3]病人的呼气中有一种您决不会搞错的、甜甜的指甲油气味；伤寒病人有一股刚出炉的面包气味；淋巴腺结核病人有一种走气啤酒的臭味；风疹病人有一股新拔下来的鸡毛气味；肺部脓肿病人有一股恶臭；肝脏衰竭病人则有一种和氨水类似的"稳洁"牌（Windex）玻璃清洁剂的气味。[今天儿科医生可能会加上儿童假单胞菌（pseudomonas）感染病人有葡萄汁气味，和异戊酸血症（isovaleric acidemia）[4]病人有汗脚臭味]。瑟罗凡伽达姆博士还告诉我们，仔细检查一下指甲，可以在其他临床预兆发生之前，仅仅根据指甲底部和手指之间角度的微小变化就可以预见恶性肺癌。惊人的是，当外科医生在手术台上切除癌肿

7

---

1. 指不断有人诉说自己为外星人劫持，也不断有人说有仅仅用意念就能弯曲茶匙柄的"特异功能"，但最后都证明他们的这些说法都不能成立。——译注
2. 范式转换实际上就是科学革命，这一概念首先是由美国科学家库恩（Thomas Kuhn）在他的名著《科学革命的结构》[The Structure of Scientific Revolutions（1962）] 一书中提出来的，它指的是对科学中的某个占统治地位的理论的基本假设（范式）提出挑战，而所谓的范式就是指科学界某一领域中受到普遍承认的一些假设。——译注
3. 所谓酮病是指在病人的组织和体液中含有高水平的醋酸。——译注
4. 血液中pH值降低，而不论血液中重碳酸盐有无变化时所患之症。——译注

以后，这些征兆就立刻消失了，但是直到现在我们对为什么会发生这样的事都还毫无所知。我的另一位老师是位神经病学教授，他坚持要我们闭起眼睛通过倾听病人的脚步声来诊断帕金森病（这种病人有一种特征性的拖沓脚步）。在临床医学中，这种像侦探般的内容在高技术医学的当代成了一门正在消亡中的艺术，但是它在我的脑海中播下了种子。只要靠望、听、摸，是的，甚至靠闻（嗅）病人就可以合理地进行诊断[1]，而实验室检查其实只是为了证实早已知道了的东西。

最后，当您研究或治疗一位病人时，作为一名医生的职责是要不断地问自己："如果我是病人的话会有什么感觉？""如果我是他的话会怎么样？"在这样做时，我一直为许多病人的勇敢和坚强而惊叹，说来难以令人相信，有时悲剧本身反而丰富了病人的生活并赋予生活以新的意义，这也令我惊叹不已。由于这个原因，即使你将要听到的许多临床故事带有悲伤的色彩，但是它们也常常是人类精神力量战胜逆境的故事，其中隐含着深深的乐观主义。举例来说，我见到过的一位病人是纽约的一名神经病学家，他在60岁时突然得了源自右颞叶的癫痫发作。当然癫痫令人担心，但是令他惊喜的是，他发现自己有生以来第一次迷上了诗歌。事实上，他开始以诗思想，结果产生出滔滔不绝的大量韵文。他声称这种诗样的观点使他对生活有了新的认识，并且在他开始感觉有点厌倦了的时候重又振作起来。由这个例子是不是可以得出结论说我们所有人都是潜在的诗人，就像新时代教派（new age）[2]的领袖和一些神秘主义者所主张的那样？是不是我们每

---

1. 这儿touching没有译成"切"，因为译者不知道印度医学中是否也搭脉搏，还是摸身体上的其他地方，因此这样译了，令人感兴趣的是中、印两大古老民族在传统医学上竟如此相通！——译注
2. 新时代教派实际上并非一种宗教，而是许多宗教和哲学思想的混合体，它反对理性和科学，崇尚情绪。——译注

个人在右脑深处都隐藏有还没有开发出来的创造美丽诗句和韵文的潜能？如果真是这样的话，那么我们是否有办法把这种潜能释放出来，而又不产生癫痫？

在我们开始介绍这些病人、打破谜团和猜想脑组织之前，我想引领您到人脑中做一番短短的巡礼。我将尽可能简要地介绍脑的主要解剖结构，这将帮助您懂得我们新提出的有关神经病学病人为什么那样行动的解释。

8　　　近来，"人脑是宇宙中最为复杂的一种物质组织形式"几乎已经成为一种老生常谈，但是其中确实也有些真理在内。如果您切下一片脑组织，譬如说从卷曲的脑表层（新皮层）中切下这么一片来，然后放到显微镜底下进行观察，您会看到它是由神经元或者神经细胞构成的。神经元是神经系统的基本功能单元，信息就在那里进行交换。在出生时，一个典型的脑有100兆以上的神经元，其数量随年龄的增大而慢慢减少。[1]

每个神经元都有一个细胞体和几万根细小的分枝，这些分枝称为树突，它们从别的神经元那里接受信息。每个神经元还有一根主轴突（这是一种可以在脑中延伸很远的突起），它把细胞中的数据送出去，这种轴突的末梢和其他细胞进行通信。

---

[1]. 100兆就是10^{14}。虽然这段话是对的，但是千万不要误会成早年的一种说法，就是神经元只死不生。近年的研究表明，在哺乳动物的脑中，虽然从出生时起，有的神经细胞就在不断死亡，但是在极少数地方，例如海马和嗅觉系统也会不断产生新的神经细胞。不过如果它们不活动的话，就会很快凋亡。因此总的说来，脑中的神经元数随年龄增大而慢慢减少。——译注

如果您看一下图1.1，您就会注意到神经元和神经元之间是在称为突触的地方彼此接触的。每个神经元和其他神经元可以形成从1 000起到10 000个为止的突触。这些突触可以起作用，也可以不起作用；它们既可以是兴奋性的，也可以是抑制性的。这也就是说，有些突触释放分泌物使之活动起来，而有些则释放分泌物使之安静，这些作用不断地做非常复杂的变化。您脑中一小块沙粒大小的组织就包含了10万个神经元、200万根轴突和一兆个突触，它们都在彼此"交谈"。根据这些数字就可以算出可能的脑状态数，也就是从理论上来说可能的活动的排列、组合数要超过宇宙中的基本粒子数。事情既然如此复杂，那么我们又从何处着手去了解脑功能呢？显然，要想懂得脑功能，那么认识神经系统的结构就至关紧要ⅴ，因此我在一开始要 ⁹ 对脑的解剖做一个简要的介绍，而出于我们的需要，我们就从脊髓的顶部开始。这一区域称为延髓，它把脊髓和脑联结起来，其中有许多细胞团或者说核团，这些核团控制着像血压、心率和呼吸这样重要的功能。延髓连接到脑桥（一种膨起物），它发出神经纤维进入小脑，小

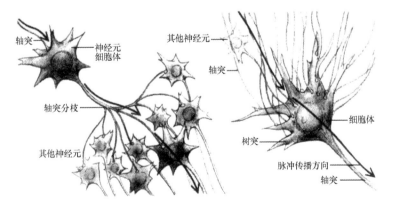

图1.1

脑是脑后方一个拳头大小的结构，它帮助您协调运动。在这些组织的上面则是两个很大的大脑半球，它们就是脑中著名的核桃形状的两半部分。每一半又分成四叶，也就是额叶、颞叶、顶叶和枕叶，您将在后面的各章中学到更多有关它们的知识（图1.2）。

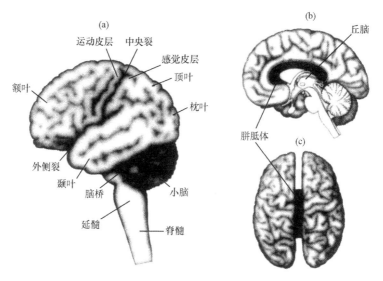

图1.2　人脑的大体解剖。(a)图中显示左半球的左侧。请注意四个脑叶：额叶、顶叶、颞叶和枕叶。中央沟［或称罗兰迪克沟（rolandic sulcus）］(或裂)[1]把额叶和顶叶分隔开来，而外侧裂［或称西尔维安裂（sylvian fissure）］则把颞叶和顶叶分隔开来。(b)图中显示左半球的内侧面。请注意位于中心部分的那两个显眼的胼胝体（黑色）和丘脑（白色）。胼胝体在两半球之间架起了桥梁。(c)图中显示从顶上看下来的脑两半球。图(a)引自Ramachandran；(b)和(c)引自Zeki, 1993

　　每个半球都控制对侧躯体的肌肉（例如您臂部或腿部的肌肉）运
10　动。您的右脑使您得以挥舞您的左臂，而您的左脑则使您的右腿得以

1.解剖学上把深沟称为裂。——译注

踢球。脑的左右两部分通过称为胼胝体的一大束纤维联系起来。如果把这束神经切断，那么两侧就不再能彼此通信，其结果所造成的症状使我们得以窥探每一侧对认知所起的作用。每个半球的表面都是由大脑皮层构成的：这是一层很薄的细胞层，它又分成6层，就像花椰菜那样褶皱出许多鼓起和凹陷，并紧紧地填塞在颅腔中。

两侧丘脑位于脑的正中心。人们认为丘脑在进化上比大脑皮层原始，人们还常常称它为某种"中继站"，这是因为除嗅觉以外的所有感觉信息在到达最外侧的大脑皮层之前都要先经过它。在丘脑和皮层之间有称为基底神经节的许多核团（它们的名称如壳核、尾核等）。最后，在丘脑的底部是下丘脑，它似乎是和调节代谢功能、激素生成，以及诸如攻击、恐惧和性活动相关的各种基本功能有关。

这些解剖结构虽然早已知道了，但是我们对脑是如何工作的依然很不清楚。[vi]以往的许多理论分成两大敌对阵营：模块化阵营和整体论阵营，在过去的300年中，这些理论就在这两种极端观点之间来回摇摆。其中的一个极端是模块化论[1]者，他们相信脑的不同部分对各种智力来说是高度特异化的。因此脑中有一个模块负责语言，一块负责记忆，一块负责数学能力，一块负责脸的识别，或许还有一块负责检测骗子。此外，他们还认为这些模块或者说区域是高度自治的。每个模块都自行其是，进行计算或是做其他什么事，然后它们就像一队排成一行传递水桶的救火队，把它们的输出依次传给下一个模块，而对其他区域则很少"交谈"。

---

1. 通常也被称为"功能定位论"。——译注

这些理论的另一个极端则是"整体论",这种理论和今天所称的"联结主义"有共通之处。这一学派认为脑是以其整体执行功能的,所有各个部分都同样起作用。我们知道脑的许多区域,特别是皮层区域可以参与多种功能,这支持了整体论观点。整体论者声称所有一切都是互相联结的,因此要想寻找不同的模块纯属浪费时间。

我自己对病人所做的工作表明这两种观点并非相互排斥的,脑是一种动态的结构,它以非常复杂的相互作用采用这两种不同的"模式"。只有当我们考虑到所有可能性,竭力不陷入极端阵营,或是追问某个特定功能究竟是否局域化时,我们才能看清人的潜力之大。[vii] 正如我们就要看到的那样,最好是在问题出现时就去进行处理,而不要去管别人怎样争论。

事实上这两种观点的极端形式都是很荒谬的。让我们来做一个类比,假定您正在看电视节目《海岸救生队》(*Baywatch*)[1]。那么海岸救生队究竟在什么地方呢?它是不是就是在电视屏幕上闪闪发光的荧光点上?还是在阴极射线管内的电子流上?它是在正通过空气传输的电磁波之中吗?还是它是在摄影棚的胶片或影视磁带上?(节目就是从这上面传输过来的。)或许它是在对准场景中的演员们的摄像机之中?

大多数人都会立刻承认这是一个没有意义的问题。您可能因此会禁不住认为《海岸救生队》并不局域于任一部位(不存在《海岸救生

---

1. 美国的救生员剧《海岸救生队》又名《生死海滩》,是世界上收视率最高的电视连续剧之一。故事情节围绕海滩护卫队营救故事展开,最大看点是海边的旖旎风景,讲述一大堆俊男美女的海岸救生员的故事。据估计在142个国家和地区内每周收看该剧的人数超过11亿。该剧从1989年播映到2001年共播出了11个季。国内曾引进过前两季。——译注

队》模块），它遍布整个宇宙，但是这同样是荒谬的。因为我们知道它并不位于月亮上或是在我的宠物猫咪身上，或是我正坐着的椅子上（虽然有些电磁波可能会到达这些地方）。荧光点、阴极射线管、电磁波和胶片或磁带和我们所称的《海岸救生队》这一电视剧的关系显然比月亮、椅子或我的猫要直接得多。

　　这一例子说明一旦您明白了电视节目究竟是什么之后，"它是局域于某个地方吗？还是并非如此？"的问题就退居幕后，代之而起的问题是："它是如何工作的？"但是下面这一点也很清楚：察看阴极射线管或电子枪最终会使您得以猜测电视机是如何工作的，以及它是如何检取播出中的《海岸救生队》节目的，反之如果您检查您所坐的椅子绝不会有助于此。因此定位在一开始并非没有好处，只要我们避免陷入认为这就是全部答案就行了。

　　现在正在争辩中的许多有关脑功能的问题都是如此。语言有定位吗？色觉呢？欢笑呢？一旦当我们对这些功能有了更多的认识之后，"在何处"的问题就不如"怎样"的问题重要了。正如现在所知，有大量经验证据支持下面的看法：对许多脑功能来说，脑中确实存在特异化的部分或是模块。但是要想认识脑的真正奥秘不仅在于揭示每一模块的结构和功能，而更在于发现它们是如何相互作用从而产生我们称之为人本性的全部功能的。

　　正是在这一问题上，有离奇古怪的神经病学症状的病人可以起到作用。就像在罪行发生时狗不叫这一反常行为给了福尔摩斯线索，使 [12]

他推测在那谋杀之夜是谁可能曾经进过这座房子[1]，这些病人的古怪行为可以帮助我们揭开脑的各个部分如何创造外部世界的有用表征之谜，以及如何创造出在时空上都能延续始终的"自我"这一幻象的谜团。

为了帮助您对这种科学研究的方法有所感悟，让我们从以前的神经病学文献中看看下列引人入胜的病例，并看看由此能得到什么教益。

50多年以前有一位中年妇女走进戈尔德施泰因（Kurt Goldstein）的诊室，后者是一位国际知名的神经病学家，有着出色的诊断技巧。这位妇女看起来很正常，说话流利。说真的，她并没有表现出什么明显的问题。但是她稀奇地抱怨说，她的左手不时地举到她的咽喉处要扼死她。她常常不得不用她的右手去制服她的左手，把它往下拉到她的身旁，这非常像饰演奇爱博士（Dr. Strangelove）[2]的塞勒斯（Peter Sellers）。她有时不得不坐在"凶手"上面，这只手正急于结束她的生命。

不足为奇，这位妇女的医生断定她有精神问题或是歇斯底里，并把她送到几位精神病医生那儿去进行治疗。当他们也束手无策时，就把她送到了戈尔德施泰因医生那儿去，后者在诊断疑难病症方面颇具

---

1. 故事源自福尔摩斯探案集《回忆录》中的《银色马》一文，故事讲的是赛马锦标赛前夕一匹名驹失踪和一位疑似驯马师的人惨死，尽管有种种假象，然而福尔摩斯通过马被盗走时，马厩内的狗没有吠叫这一反常现象推断出盗马贼肯定是狗熟悉的一个人，由此最后破案，驯马师本人就是那个盗马贼。——译注

2.《奇爱博士》又名《我如何不再发愁并爱上了炸弹》，是英美摄于1994年的一部黑色喜剧片。其中的主角奇爱博士是一位前纳粹和坐在轮椅上的核战争专家，他戴手套的右手常常不听命令，自行其是，由塞勒斯扮演，他还同时扮演了剧中的另外两个角色。——译注

名声。戈尔德施泰因在对她进行检查以后确信她并非精神错乱、精神不正常或是歇斯底里。她并没有明显的神经病学缺陷，例如瘫痪或反射过度。但是他很快就对她的行为作出了解释：正如你我一样，这位妇女也有两个大脑半球，其中每一侧都被特异化来执行不同的脑功能和控制对侧躯体的运动。这两个半球由一束称为胼胝体的神经纤维联结起来，胼胝体使两半球能进行通信并保持协调。但是和我们绝大多数人不同，这位妇女的右半球（它控制左手）看来有某种潜在的自杀倾向，真的有一种冲动想杀死自己。原先更为理性的左半球通过胼胝体传送来抑制性信息，就像某种"制动闸"那样抑制了这种冲动。但是如果像戈尔德施泰因所猜想的那样，假定她由于中风而损伤了胼胝体的话，那么就解除了抑制。这时她右半脑和行凶的左手就取得了自由而企图扼死自己。

　　这一解释并不像初看起来那样牵强附会，这是因为人们早就知道 [13]
右半球比左半球在情绪方面更不稳定。左脑中风病人常常忧虑、压抑或是担心他们将来能否康复。其原因可能是因为左脑损伤以后，他们的右脑把任务接管了过来，并对一切都发愁。与之相反，右半球损伤的病人却倾向于对他们自己的困境乐而忘忧和麻木不仁。左半球就是一点也不理会烦恼。（第7章中将进一步介绍这个问题。）

　　当戈尔德施泰因作出诊断时，这看上去一定很像是科幻小说。但是这位妇女在就诊后不久突然死去，很可能是由于第2次中风（是的，这并非是由于她扼死了自己）。对她所做的尸检证实了戈尔德施泰因的猜测：就在她表现出奇爱博士式的行为之前，在她的胼胝体中曾发生过一次大面积的中风，这使得她的左脑既不能和右脑进行交流，更不能对此实施正常控制。戈尔德施泰因揭示了脑功能的双重性，表明两半球确实特异化来处理不同的任务。

下面再来看一下微笑这样简单的动作，这是我们每天在社交场合都要做的。您看到一位好朋友时会露齿一笑。但是如果朋友把照相机对准了您的脸，并要求您笑一下，这时情况如何呢？这时您的表情会很不自然，而作窘笑。说来奇怪，一个您每天都毫不费力地要做几十次的动作，当有人要求您去做时却变得极为困难。您可能想这是因为窘困。但是原因绝非如此，因为如果您走到镜子前面试着微笑，我可以保证您还是做出同样的怪相。

这两种微笑之所以不同，是因为负责处理它们的脑区是不同的，而其中只有一个脑区才包含一种特异化了的"微笑回路"。自发的微笑是由基底神经节产生的，基底神经节是在脑的高级皮层（发生思维和计划之处）和进化上较为古老的丘脑之间的若干群神经细胞。当您看到一张友善的面孔时，有关脸的视觉信息最后到达脑的情绪中心或边缘系统，接着中继到达基底神经节，它协调一连串面肌活动从而产生一个自然的微笑。当这一回路受到激活时，您的微笑就是自然的。这整个一连串事件一旦发动，在几分之一秒内就完成了，无需您皮层中管思维的部分参与其中。

14　　但是当您在拍照时，有人要您微笑时情形又是如何呢？脑的高级思维中心（包括听觉皮层和语言中心）接收并懂得摄影师的口头指令。由此通过中继到达脑前部的运动皮层，这一皮层是特异化来产生随意的技巧性运动，如弹琴或梳头发。微笑尽管表面上看起来很简单，但是它需要牵涉几十块小肌肉以适当的顺序小心协调。至于说到运动皮层（它并非特异化来产生自然微笑的），微笑对它来说，其技巧的复杂程度就像要它未经任何练习就去演奏拉赫玛尼诺夫（Rachmaninoff）[1]的作品一样，因此最后归于失败。您的微笑是硬逼出来的、紧张而不自然。

由脑损伤病人身上可以证实有两种不同的"微笑回路"。当一个人的右运动皮层（特异化来协调左半边身体复杂运动的脑区）中风时，问题出在左半边。如果硬要病人微笑的话，病人被逼作一个不自然的怪笑，但是更为怪异的是只有脸的右半边有半个微笑。但是就是这同一个病人，当他看到一个好朋友或是亲戚走进门来，她的脸立刻布满了自然的微笑，脸和嘴的两边都是如此。其原因是中风并没有损伤她的基底神经节，因此专门负责对称微笑的回路依然是完整的。[viii]

偶然也会碰到一位确证得过一次小中风的病人，直到他想微笑之前，他自己和其他人都没有注意到这一点。突然他的亲人发现他只有一半脸在笑而惊愕不已。但是当神经病学家要求他微笑时，他的笑容尽管不自然，却是对称的，这正好和前面所讲的病人相反。原来这个人得了一次小中风，它只选择性地影响到脑一侧的基底神经节。

打哈欠提供了特异化回路的进一步证据。如前所述，许多中风患者只是左半身或右半身瘫痪，这要看脑是什么部位受到了损伤。病人

---

1. Sergei Vasilievich Rachmaninoff（俄文原名 Сергей Васильевич Рахманинов），出生于俄国的作曲家、钢琴演奏家和指挥家。人们普遍认为他是他那个时代最好的钢琴演奏家。作为一名作曲家，他也是俄国古典浪漫主义音乐的最后一批杰出代表之一。——译注

永远失去了对侧身体的随意运动。但是当这种病人打哈欠时，他自发地伸展双臂。他非常吃惊地发现他瘫痪了的那条手臂突然恢复了生机。这是因为在打哈欠时控制手臂运动的是另一条不同的脑通路，也就是紧密联系到脑干中呼吸中枢的那条通路。

有时候很小的一处脑损伤，也就是在成兆的细胞中只有极少一些细胞受到损伤，就可能产生很大的问题，其影响和损伤的大小完全不成比例。举例来说，您可能会以为记忆要涉及整个脑。当我说到"玫瑰"这个词时，会引发各种联想：或许是某个玫瑰园的种种景象、第一次有人给您献上一朵玫瑰、玫瑰的香味、花瓣的柔嫩、一位名叫玫瑰的人等。即使像"玫瑰"这样简单的概念都会引起许多丰富的联想，这似乎说明记录每个记忆痕迹都需要整个脑的参与。

但是一位人们称之为 H. M. 的病人的不幸故事却说明事情并非如此。[ix]由于 H. M. 得了一种特殊的、很难治疗的癫痫，他的医生决定从他的两侧脑中切除"有病的"组织，其中也包括两小块称为"海马"的海马状结构（脑的每一侧都有一个），这一结构控制着保存新记忆。我们知道这一点只是因为在手术后，H. M. 再也不能形成新记忆，但是他对手术之前所发生的一切都能记得起来。医生现在遇到海马问题时要小心得多，他们再也不会故意切除脑两侧的海马了（图1.3）。

虽然我从来也没有直接和 H. M. 打过交道，但是我常常见到由于慢性酒精中毒或是氧过少（hypoxia）（手术后脑缺氧）所引起的类似的健忘症。和他们谈话的经历显得很古怪。举例来说，当我招呼一位病人时，他看上去很聪明，谈吐自如，甚至还和我谈论哲学问题。如果我要求他做加减法，他也能毫无困难地进行计算。他在情绪和精神方面都没有什么问题，并且很从容地谈到他的家庭以及家人的种种活动。

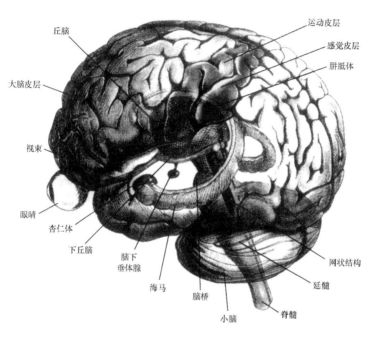

丘脑
运动皮层
感觉皮层
胼胝体
大脑皮层
视束
眼睛
杏仁体
下丘脑
脑下垂体腺
海马
脑桥
小脑
脊髓
网状结构
延髓

图1.3 艺术家笔下脑的透视图，他把表面有褶皱的皮层画得有些地方是透明的，因此可以看到其内部的结构。在中间部分可以看到丘脑（发暗的部分），在它和皮层之间有称为基底神经节的许多细胞团（没有画出来）。您可以看到发暗的杏仁状的杏仁体埋藏在颞叶前部，这是进入边缘系统的大门。在颞叶中您也可以看到海马（和记忆有关）。除了杏仁体之外，您还可以看到边缘系统中的其他部分，如下丘脑（丘脑之下）之类。边缘通路介导情绪的唤起。两半球都通过脑干（由延髓、脑桥和中脑组成）而和脊髓联系起来，在枕叶之下的是小脑，它主要和协调运动以及定时（timing）有关。引自 *Educational Broadcasting Corporation* 出版 的 Bloom 和 Laserson（1988）年所著《脑、心智和行为》（*Brain, Mind and Behavior*）一书，承蒙 W. H. Freeman and Company 允许使用

　　然后我向他致歉要去一次卫生间。当我回来时，他显得完全不认识我，没有一丝迹象表明他在以前曾看到过我。

　　"您还记得我是谁吗？"

　　"不记得。"

　　我给他看一支笔。"这是什么？"

　　"一支钢笔。"

　　"这支笔是什么颜色的？"

　　"它是红色的。"

　　我把笔放到旁边的一把椅子的垫子底下，然后问他："我刚才做了什么？"

　　他立刻回答说："您把笔放到了垫子底下。"

　　然后我们又聊了一会，大概是关于他的家庭。过了一分钟我又问他："我刚才给您看过一样东西。您还记得起是什么吗？"

　　他茫然地看着我。"记不得了。"

16　　"您还记得起我给您看过一件东西吗？您记得起我把它放到了哪儿了吗？"

"记不起来了。"他对我就在60秒之前把笔藏起来一事已一无所知了。

事实上，这种病人在时间上给冻结了起来，也就是说，他们只记得在受到神经病学损伤的事故之前所发生的事件。他们可能会细致地 [17] 回忆起他们的第一场篮球赛，第一次约会和大学毕业典礼，但是对损伤之后的一切看来都一无所忆了。举例来说，如果他们读过上星期报上有关哨所事故的报道，他们还会每天都读，每次都好像是在读一份新出的报纸。他们可以一再重复读一本侦探小说，每次都对其中的情节和出人意料的结局兴趣盎然。我可以讲给他们听同一个笑话五六次，而每当我讲到好笑之处，他们都由衷大笑（事实上，我的研究生也常常这样做）。

这些病人给了我们一些非常重要的信息，这就是脑中被称为海马的一块很小的结构对把新的记忆痕迹记录到脑中至关紧要（虽然这个记忆痕迹实际上并没有存储在海马中）。他们说明了模块理论的力量：如果您要想认识记忆，为了有助于缩小搜索探究的范围，研究海马吧。但是正如我们就要看到的那样，仅仅研究海马也还是解释不了记忆的所有方面。要想认识记忆是怎样一下子提取出来的、怎样对记忆进行加工、怎样把事物归类存储于记忆之中（有时甚或是除去某些记忆），我们就得考虑海马是如何和其他脑结构相互作用的，这些结构包括额叶皮层、边缘系统（和情绪有关）以及脑干中的某些结构（这些结构使您得以选择性地注意某些特定的记忆）。

现在已经清楚地知道了海马在记忆形成中所起的作用，但是不是还有些脑区特异化于更为微妙的功能，例如像"数字感"这种只有人才有的功能呢？不久以前我遇到一位名叫比尔·马歇尔的先生。在我遇到他的一个星期前，他刚得了一次中风。他正在逐渐康复并兴高采烈，他在谈论他的生活和健康情况时也太过于开心。当我要他告诉我有关他的家庭情况时，他叫出了每个孩子的名字，列举了他们的职业，还讲了他的孙辈的种种琐事。他说话流利、睿智、口才很好，并不是每个人在中风后都能那么快地恢复的。

我问比尔："您的职业是什么？"

比尔回答说："我以前是一名空军飞行员。"

"您驾驶的是什么样的飞机？"

他讲出了飞机的型号并说道："那时这种飞机是这个星球上飞行最快的人造物体。"然后他告诉我它飞得有多快，并说这还是在采用喷气发动机之前造的。

在谈论中间我插嘴说："好吧，比尔，您能从100中减去7吗？100减7是多少？"

他说道："喔，100减7吗？"

"对！"

"喔，100减7。"

"没错，100减7。"

比尔说道:"这就是说,100。您要我从100中减去7。100减7。"

"对。"

"96。"

"错了。"

他说道:"喔!"

"让我们做点别的吧!17减3是多少?"

"17减3吗?您要知道我对此类事不太擅长。"

我说道:"比尔,答案中的数应该是减小了一点呢还是增大了一点?"

他说道:"喔,数要小一些。"这说明他知道什么是减法。

"很好。那么17减3是多少?"

他最后回答说:"是不是12啊?"

我开始怀疑比尔在懂得什么是数或是有关数字的本质方面是不是有什么问题。事实上,有关数的问题既古老又深刻,一直可以追溯到毕达哥拉斯(Pythagoras)。

我问他:"无穷大是什么意思?"

"喔,这是所有数中最大的数。"

"101和97中哪个数大些?"

他立刻回答道："101大些。"

"为什么？"

"因为位数更多。"

这说明比尔还是懂得像位数这样比较复杂的数字概念，至少心里是明白的。同样地，尽管他不会算17减3，他的答案还不那么荒谬。他说的是"12"，而不是75或者200，他还是能做大致的估计。

然后我决定讲给他听一个小故事："有一天有个人走进纽约美国国立自然历史博物馆中新的恐龙展厅，并且看到正在展出的巨大骨骼。他要想知道它有多少年了，所以他就走向坐在展厅角落的管理员，并问道：'我说，老兄，这些恐龙骨骼有多少年了？'"

19　　"管理员看了看这个人，并说道：'喔，它们有6千万零3年了，先生。'"

"'6千万零3年？我不知道您怎么样能对一具古老的恐龙骨骼的年代精确到这样的程度。您说6千万零3年是什么意思啊？'"

"他说道：'喔，是这样的，3年前他们给了我这份工作，当时他们告诉我这具骨骼有6千万年了。'"

比尔在听到包袱之处放声大笑。很明显他对数的理解要远比人们猜想他所能理解的深刻得多。要理解这一笑话需要复杂的心智，因为这牵涉哲学家所称的"错用正确性谬误（fallacy of misplaced correctness）"。

我转向比尔并问他："为什么您觉得这很好笑？"

他说道："您要知道，是这样，精确度很不适当。"

比尔能听懂笑话和懂得无穷大的概念，但是他不能从17中减去3。这是不是意味着我们每个人脑的左角状回区域（比尔中风损伤的部位正在此）都有一个数字中枢来进行加减乘除？我并不如此认为。但是很明显这一区域（也就是角状回）对数值计算任务多少是必需的，但是对诸如短时记忆、语言或幽默来讲却并不需要。看上去有些自相矛盾的是，这个区域对作为进行此类计算基础的数字概念也不是必需的。我们到现在还不知道角状回中这类"算术"回路是如何工作的，但是至少我们现在知道了应该到何处去寻找。[x]

类似比尔这样的许多计算不能（dyscalculia）病人也表现出称为手指失认症（finger agnosia）的一种相关脑失常：他们讲不出神经病学家正指点着或摸着哪个手指。这是不是因为做算术运算和认手指的脑区恰巧比邻而居，还是因为我们在童年早期都是用手指学数数，这两者之间有没有什么关系呢？也曾观察到过有些这类病人还保留有一种功能（叫出指头），而丧失了另一种功能（做加法或减法），这并不能否定这两种功能可能有紧密的联系，并且从解剖上来说位于脑的同一小环境中的论点。例如很可能这两种功能的所在部位很靠近，在学习阶段它们彼此依存，但是到成年以后每一种功能都可以不靠另一种功能地起作用。换句话说，一个小孩在数数时可能会下意识地动自己的手指，而您和我则无需这样做。

　　从我的笔记中搜集来的这些历史上的例子和病案都支持确实存在着有特异化的回路或者模块的观点，在本书中我们还会遇到另一些例子。但是我们还没有讲到另一些同样有意思的问题，我们也要对此进行探索。这些模块究竟在实际上是如何工作的？它们又是如何彼此
20　"交谈"从而产生有意识体验的？脑中所有这些错综复杂的布线究竟在多大程度上是由您的基因先天就特异化了的？又在多大程度上是由于您在婴儿期通过和外部世界相互作用取得早期经验而逐渐获得的？（这也就是古代的"先天还是后天"之争，这已经争论了几百年之久，但是真要给出答案，我们还仅仅只触及表面。）即使某些回路从出生起就有硬件布线（hard-wired），但是这是不是就可以说它们不再会改变呢？成人的脑中有多少是可以改变的呢？要想知道答案，就见见汤姆吧，他是最先帮助我探索这些大问题的人之一。

第 2 章
"我知道该搔哪里了"

愚意想讲，

身体变样，

形式多样。

天堂万物，

地球生物，

一切皆变，

我等生物，

不得不变。

—— 奥维德（Ovid）[1]

　　汤姆·索伦森（Tom Sorenson）回忆起使他失去臂膀吓人的一幕。[21]他在足球训练之后正驱车回家，这场练习使他疲惫不堪又饥肠辘辘，反方向车道上的一辆汽车突然转向到了他前面。刹车发出嘎吱声，汤姆的车失去了控制，他从驾驶座位上被抛到了公路边上结满冰的植物

---

1. Publius Ovidius Naso，罗马诗人，在英语世界中被称为 Ovid，他最著名的作品是《变化》（*Metamorphoses*），古代和中世纪有许多人模仿他的诗歌，对西方的文学艺术有很深的影响，《变化》至今还是古典神话最重要的来源之一。——译注

上。当他被抛在空中时，汤姆向后看到他的手从身体上撕了下来还留在车内"紧抓"着坐垫，就像是克鲁格（Freddy Krueger）[1]系列恐怖电影中的一件道具。

由于这一可怕的不幸事故，汤姆失去了直到肘上方的左手臂。当时他是17岁，再过3个月就要高中毕业了。

在以后的几个星期里，尽管他知道失去了手臂，汤姆依然感觉到肘下还有着它的"幽灵"。他可以动每根"手指"，"伸手"去"拿"一臂之遥的物体。说真的，他的幻臂似乎可以做真手臂自动能做的任何事，例如挡开打击、防止跌倒，或是拍拍小弟弟的背。由于汤姆是一位左撇子，所以当电话铃响时，他的幻肢会去拿话筒。

汤姆并没有疯。在他的印象里他的断肢还在，这只是幻肢现象的一个典型例子，所谓幻肢就是当病人的臂或腿在事故中失去或被外科医生切除之后很久，在他心中依旧还一直在那里的一种错觉。有些病人从麻醉中清醒过来以后，还真切地感到已切除的肢体还在。[xi]只有当他们看到被子底下时，才震惊地发现肢体确实已经被切除了。更有甚者，其中有些病人会感到这些幻臂、手或手指上钻心刺骨的疼痛，由于疼痛难忍以致他们甚至打算自杀。这种疼痛不仅持续难忍，而且还无法治疗。没有人知道这种疼痛是怎样引起的，又该如何处理。

作为一名医生，我认识到幻肢痛提出了一个棘手的临床问题。像

1. Frederick Charles "Freddy" Krueger是克雷文（Wes Craven）创作的恐怖电影系列《新猛鬼街》（A Nightmare on Elm Street）中的一个角色，这是一个经易容后变得很丑的连环杀手。——译注

关节炎病人的关节痛或是下背痛这类真实身体部分的慢性痛已经很难治疗了，但是您怎么去治疗一个根本就不存在的肢体上的疼痛呢？作为一名科学家，我也对为什么会产生这种现象的根本原因感到好奇：为什么一条手臂在切除很久之后在病人心中却依然还在呢？为什么心智不接受手臂已失去的事实而重新塑造自己的身体影像呢？这确实发生在一些病人身上，通常这还延续若干年甚至几十年之久。为什么是几十年，而不只是一星期或一天？我认识到研究这种现象不仅可能有助于我们懂得脑如何处理突发的巨大损失的问题，而且还有助于研究有关先天后天这一更基本的争论，也就是说，我们的身体影像和心智的其他方面在多大程度上是由基因决定的，而在多大程度上又受到经历的修饰？

　　远在16世纪，法国外科医生帕雷（Ambroise Paré）早就注意到肢体在被切除之后很久还一直有感觉，因此关于这种现象有头头是道的民间传说也就不足为怪了。纳尔逊勋爵（Lord Nelson）[1] 在对圣克鲁斯－德特内里费（Santa Cruz de Tenerife）[2] 的一次不成功的进攻中失去了右臂，他感受到不可克制的幻肢痛，包括手指掐进幻掌中的明确无误的感觉。由于他那已经失去了的肢体依然还有虚幻的感觉，这就使这位海军爵士声称他的幻肢是"存在灵魂的直接证据"。因为如果手臂在断掉以后还依然存在的话，那么为什么肉体在物质上毁灭之后 [23]

1. Horatio Nelson（1758—1805）是英国海军名将，他在和拿破仑战争中为英国屡立奇功。在战争中他也多次受伤，失去了一条手臂和一只眼睛的视力，最后在1805年的特拉法加海战中大破法国海军，确立了以后很长一段时间的英国海上霸主地位，但是他也在这次海战中死去。现在伦敦的中心广场就以特拉法命名，广场中央是他的纪念柱。——译注
2. 非洲西北方向大西洋中西属加那利（Canary）群岛的首府，离非洲大陆210千米。1797年纳尔逊指挥登陆夺取该地，他的右臂为滑膛枪子弹击中，多处骨折，不得不送回战舰，他拒绝别人帮他上舰，并说："别管我，我的腿和一条臂膀还在。"上舰之后他要医生把右臂"越快锯掉越好。"半小时后，他又在向副官发布命令了。——译注

整个人就不能存活呢？纳尔逊勋爵声称这就是证据，说明灵魂在离开其躯壳之后很久依然存在。

·

杰出的费拉德尔菲亚医生米切尔（Silas Weir Mitchell）[xii]在南北战争之后首先创造了"幻肢"这个术语。在以前还没有抗生素的时候，受伤的结果往往是坏疽，外科医生锯掉了成千上万伤兵受到感染的肢体。他们带着幻肢回到家里，从而引发新一轮的猜测：这究竟是怎么引起的。米切尔本人对这种现象也大惑不解，因此他的第一篇有关这个问题的文章是用笔名发表在名叫《利平科特杂志》（Lippincott's Journal）的流行杂志上，而不是发表在专业医学杂志上以免受到同事的嘲笑。幽灵肢（幻肢，phantom），当您想到它的时候总觉得鬼气森森。

自从米切尔的时代以来关于幻肢有各种各样的猜测，从严肃的到荒唐无稽的不一而足。近在 15 年之前，《加拿大精神病学杂志》（Canadian Journal of Psychiatry）中的一篇文章还宣称幻肢只是主观想象的结果。这篇文章的作者们认为病人渴望断臂失而复得，因此就体验到有幻肢，这正像一个人可能会一再梦见新近过世的父母，甚或看到他们的"鬼魂"。这些论断正如我们就要看到的那样纯属胡说八道。

有关幻肢的第二种更为流行的解释是，残肢断面上原来通到手上去的卷曲的神经末梢 [神经瘤（neuroma）] 易于发炎和受刺激，脑的高级中枢因而受到愚弄，以为已经不在了的肢体还在那儿。虽然这一神经刺激理论还存在大量问题，但是因为这种解释既简单又方便，因此大多数医生依然相信它。

可以毫不夸张地说，在旧的医学杂志上总找得出几百篇非常有意思的病例研究报告。其中描述的有些现象被一再证实，但是依旧需要给出解释，而另一些则像是作者想象出来的牵强附会之说。有一个我喜欢的例子讲的是一位病人，他在截臂以后很快就生动地体验到了幻臂，到此为止还没有什么奇怪之处，但是几个星期之后他的幻肢却产生一种特殊的剧痛感。当然他对这种突然发生的新感觉迷惑不解，当他问医生为什么会产生这种感觉时，医生也一无所知而无能为力。最后，这个人出于好奇而问道："在您切除我的臂膀之后，它变得怎么样了？"医生回答说："问得好，您该去问外科医生。"于是这个人就去拜访外科医生，并问道："您把我切下来的断臂怎么处理了？"他们回答说："我们不是把它们送到焚化炉，就是送到病理室。我们通常是烧了它们。" [24]

"好吧，那么你们对这条臂膀，也就是我的臂膀怎样处理了？"他们看了下记录说道："您瞧，好笑的是我们没有烧了它，而是送到了病理室。"

这个人又造访了病理实验室。他再一次问道："我的臂膀在哪里？"他们说道："是这样的，我们这儿臂膀太多了，因此我们刚刚把它埋在了医院后面的花园里。"

他们把他带到花园里，还指给他看手臂埋在哪里。当他把手臂挖掘出来后，他发现手臂长蛆并皱缩了起来，于是他说道："呃，没准这就是我手臂有这种古怪感觉的原因。"因此他拿走手臂并烧了它。而从此以后，他的幻肢痛也随之而去。

讲这种故事很有趣,尤其是在夜间的篝火旁,但是它们对驱散有关幻肢的迷雾极少帮助。虽然自从19世纪和20世纪之交以来已经广泛地研究了有这种症状的许多病人,但是在医生中间有一种倾向,就是把它当成是谜样的临床奇闻,对此几乎没有做过任何实验研究。原因之一是从历史上来看,临床神经病学一直是一种描述性科学,而不是一种实验科学。19世纪和20世纪初的神经病学家是一些敏锐的临床观察家,阅读他们的病例报告可以得到许多有价值的教益。但是非常奇怪的是,他们从不采取很明显应该走的下一步,即做实验来揭示这些病人的脑中究竟发生了些什么。他们的科学是亚里士多德式的,而非伽利略式的。[xiii]既然在几乎每一门其他科学中实验方法都取得了极大的成功,现在是不是正是把实验方法引进到神经病学的时候了呢?

正如绝大多数医生一样,当我第一次遇到幻肢的时候就对此很感兴趣,而在这以后一直为此感到迷惑不解。除了幻臂和幻腿(这在手术切除病人中是最常遇到的)之外,我还遇见过在彻底切除乳房以后有幻乳房的妇女,甚至还碰到过一位有幻阑尾的病人:在手术切除阑尾之后,阑尾炎典型的痉挛性疼痛并无减轻,因此病人不相信外科医生已经切除了阑尾!当我还是一名医科生的时候,我就像病人本人一样对此大惑不解,而查阅教科书的结果只是更加加深了迷惑。我读到有一位病人在被切除了阴茎之后还体验到勃起的幻觉,而有一位妇女则在做完子宫切除术之后还有痛经的幻觉。有位先生在一次事故中损伤了他支配脸部的三叉神经之后依然有鼻子和脸部的幻觉。

所有这些临床经历都深藏在我的脑中,处于蛰伏状态,直到大约

6年前，美国国立卫生研究院（NIH）的庞斯（Tim Pons）在1991年发表的一篇论文重新激起了我的兴趣，正是这篇论文驱使我转向一个全新的研究方向，并最终使汤姆进入我的实验室。但是在我继续把这个故事讲下去之前，我们需要更仔细地看一下脑的解剖，特别是像四肢这样的躯体的各个部分是如何映射到大脑皮层的，大脑皮层是脑表面很大的一层褶皱层。这将帮助您理解庞斯博士的发现，随之也会帮助您理解幻肢是怎样发生的。

在我还记得起的、医学院读书时读到过的许多稀奇古怪的图形中，也许没有哪一张比所谓的彭菲尔德（Penfield）侏儒更生动的了，这就是图2.1所示大脑皮层表面边上所画的那个畸形小人。这个侏儒是艺术家对身体表面的各个不同的点映射到脑表面方式的一种异想天开的描述，其畸形特点则是表明某些身体部分（例如嘴唇和舌头）被大大地过度表征了。

这一映射图是根据从真人脑上所搜集到的信息画出来的。在20世纪40年代和50年代，杰出的加拿大神经外科医生彭菲尔德（Wilder Penfield）对局部麻醉病人做了大量的脑外科手术（脑虽然是一团神经组织，但是其上并没有痛觉感受器）。在做手术时，脑的许多部分常常暴露在外，彭菲尔德就抓住这个机会进行实验，这是以前从来也没有尝试过的。他用一根电极刺激病人脑的特定区域，并问他们有什么感觉。电极引起各种各样的感觉、图像甚至记忆，而引起这些反应的脑区也能被定位出来。

除去其他发现之外，彭菲尔德发现在脑的两半边都有从顶到底的

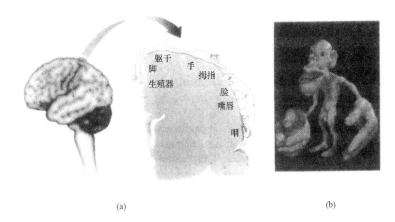

(a)   (b)

图2.1 （a）体表在人脑中央沟后表面的表征（一如彭菲尔德所发现的那样）。有许多这类图，但是为了清楚起见，这里只画出了其中的一张。侏儒（也就是"小人"）绝大部分都是倒立的，他的脚缩在靠近顶部的顶叶内侧面，而脸则在外侧面的靠近底部处。脸和手不成比例地占据了映射图的很大部分。请注意，脸区也不在它该在的部位（靠近颈部），而在手区之下。生殖器表征在脚之下。这是否可以给出有关足恋古怪（foot fetishes）[1]某种解剖学上的解释呢？（b）有关彭菲尔德侏儒（脑中小人）的一个离奇古怪的三维模型，它表明身体各部分在脑中的表征。请注意嘴和双手巨大的过度表征。按伦敦大英博物馆重印，并得到允许

狭条，他的电极会在这些部位引起局限于身体各个不同部位的感觉。在脑顶部把脑分成两半球的沟裂处，电刺激会引起生殖器处的感觉。

26 附近的刺激则引起足部的感觉。当彭菲尔德从脑的顶部沿着这一条状区域一路往下，他发现了接收到来自腿和躯干，来自手（有一大块区域显著地表征拇指）、脸、嘴唇、最后还有咽喉的感觉。这种现在所称的"感觉侏儒"形成了身体在脑表面的一个有很大畸变的表征，那些特别重要的部分占据了不成比例的庞大区域。举例来说，和嘴唇或者手指有关的区域所占据的空间和整个躯干有关的区域所占的空间差不多一样大。这大概是因为您的嘴唇和手指对触摸非常敏感，并有非常细

1.所谓"恋物（fetish）"是指引起变态性感的物体。——译注

致的辨别力，而您的躯干就远没有那么敏感，因此需要的皮层空间也要少些。就其大部分来说，这一映射图是有序的，虽然是上下颠倒的：脚表征在顶部而伸开的双臂则在底部。然而，如果仔细看一下，您就会 27 发现这张图并非是完全连续的。脸并不就在颈部附近，它理应如此，但是却在手之下。生殖器并不在两条大腿之间，却位于脚的下面。ⁱˣ

在其他动物特别是猴子中，可以以更大的精度画出这些区域。研究人员把细长的钢针或钨针插入猴子的体感皮层（也就是我们前面讲过的那条脑组织）。如果针尖正好就在神经元的细胞体旁，而这个神经元又在活动，它就会产生微小的电流而为针电极所拾取并加以放大。这一信号可以显示在示波器上，由此得以监视神经元的活动。

举例来说，如果您把电极插进猴体感皮层，并触摸它身体的某个特定部位，细胞就会有发放。每个细胞都在体表有其领地，也就是对每个细胞来说，都有一小块能引起它反应的皮肤。我们就称这小块皮肤为这个细胞的感受野。脑中有整个体表的映射图，每半侧身体都映射到其对侧的脑中。

虽然动物是合乎逻辑的实验对象，对它们可以研究脑感觉区的详细结构和功能，但是它们也有一个明显的问题：猴子不会说话。因此它们不像彭菲尔德的病人那样能告诉实验者它们感觉到了些什么。因此在用动物进行此类实验时，我们就失去了这一重要的大方面。

但是尽管有这种明显的局限性，只要实验得当，还是可以从中学到很多东西。例如正如我们曾经指出过的那样，有关先天和后天之争是一个重要的问题：在脑表的这些身体映射图是固定不变的呢？还是当我们从新生儿到婴儿，经过青春期直到老年，它们也会随经历而改变？即使这种映射图在出生时就早已存在，它们又在多大程度上能在成年期发生变化呢？ xv

正是这些问题促使庞斯及其同事进行了他们的研究。他们的策略是记录进行过脊神经背根切断术（dorsal rhizotomy）的猴脑信号，这种手术把载有来自猴一条手臂并传向脊髓的感觉信息的所有神经纤维完全加以破坏。xvi在手术11年后他们又麻醉了这些动物，开颅再记录体感映射图。由于猴子瘫痪了的手臂不再发送消息到脑去，当您触摸猴子没有用了的手并从脑的"手区"中进行记录时，您不大可能期望会记录到什么信号。对应于受到影响的手，应该有很大一块静默的皮层。

当研究人员敲打那只没有用的手时，这个区域也确实没有什么活动。但是令他们惊愕不已的是，他们发现当他们摸到猴子的脸时，脑中对应于"死"手区域中的细胞开始猛烈发放。（对应于脸的区域中的细胞也是这样，不过这本来就在情理之中。）看来，从猴脸来的感觉信息不仅像正常动物一样要传向皮层的脸区，此外它还侵入到了瘫痪了的手的领土！

这一发现的含义是惊人的：这意味着您能改变映射图；您能改变成年动物脑内的线路，甚至距离超过1厘米的联结也能有所改变。

当我读到庞斯的论文时，我想到："天哪！这是否可能就是对幻肢的一种解释呢？"当敲到猴子脸上时，猴子的实际感觉是什么？因为猴的"手"皮层也兴奋，猴子是否感觉到有来自脸的刺激之余，也有来自没有用了的手的感觉呢？还是它会通过高级脑中枢正确地重新解释为只来自脸？当然猴子对此沉默不语。

要想训练一只猴子哪怕执行一个很简单的任务都要花费好多年的时间，更不用说要它发出信号告诉训练者它身体上的什么部位正在受到触摸。我突然想到不一定非用猴子不可。为什么不通过触摸失去了一条手臂的病人的脸来回答同一个问题呢？我打了个电话给我在矫形外科手术室工作的同事约翰逊（Mark Johnson）博士和芬克尔斯坦（Rita Finkelstein）博士，问他们："你们那儿有没有新近失去了一条手臂的病人？"

这就是我遇到汤姆的缘故。我立即给汤姆打电话，并问他是否愿意参加一项研究。虽然他性格沉默寡言并最初有些羞怯，但是汤姆很快就参加我们的实验了。我很小心注意不告诉他我们希望找到什么，因而不致影响到他的反应而产生偏差。尽管他由于他的幻手指"发痒"和疼痛的感觉而苦恼，但他还是愉快的，显然为能在事故中活下来而感到高兴。

当汤姆在我位于地下室的实验室中舒舒服服地坐下来以后，我用眼罩把他的双眼蒙上，因为我不想让他看见我在摸他的什么地方。然²⁹后我拿了一根普通的棉签开始碰他身体表面各处，并要他告诉我感到碰到了哪里。（在旁观看的我的研究生还以为我疯了呢。）

我抹了一下他的脸颊。"您感觉如何？"

"您触及了我的脸颊。"

"还有其他感觉吗？"

汤姆说道："嗨，您瞧还真逗，您正碰到我失去了的拇指，我的幻拇指。"

我把棉签移到他上唇。"这里怎么样？"

"您正在触摸我的食指。还有我的上唇。"

"真的吗？您敢肯定吗？"

"没错，我可以感觉到这两个地方。"

我用棉球签触及他的下颌。"这里如何？"

"这是我失去了的小指。"

我很快就在他的脸上发现了汤姆幻肢的一幅完整的映射图。我领会到我所看到的或许就是庞斯在他的猴子身上看到的映射重组在知觉上的一种直接相关现象。因为没有别的办法可以解释为什么触摸远离残端的某个区域（比如说，脸）会产生幻手上的感觉。秘密就在于身体各部分在脑中的独特映射方式，脸就正好在手的旁边。[xvii]

我继续这一步骤直到我对汤姆的整个体表都试过一遍。当我触摸他的胸部、右肩、右腿或是下背部，他都只有在这些部位的感觉，并没有来自幻肢的感觉。但是我也发现了他的断手的第二个非常清晰的

"映射图"，这就在他左上臂断面上方几英寸（1英寸＝2.54厘米）处（图2.2）。当碰到他第二个映射图的皮肤表面时，也会引起定位非常精确的、来自各个手指的感觉：碰一下此处他就叫道："喔，这是我的拇指。"如此等等。

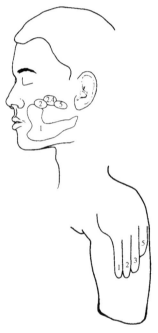

图2.2 产生所讲到的幻手感觉的体表上的那些点（在我们对这位病人进行测试的10年以前，他的左臂就给切除了）。请注意在脸部有所有指头（标以数字1到5）的完整的映射图，而在上臂则有第二个映射图。从这两块皮肤上来的感觉输入现在很明显激活了脑中的手区（包括丘脑和皮层）。因此当触摸到这些点时，也感到有来自断手的感觉

为什么有两个映射图而不是只有一个呢？如果您再看一下彭菲尔德的映射图，您就会看到脑中的手区在脸区之下，而在上臂和肩区之上。汤姆的手在断掉之后，从其手区来的输入没有了，结果源自汤

姆脸的感觉纤维（它在正常时只激活他皮层中的脸区）就侵入到以前代表手的无主领土上去了，并开始使那里的细胞活动起来。因此，当我触摸汤姆的脸时，他也感到有幻手的感觉。但是如果正常时只支配手皮层之上脑区的感觉纤维（也就是源自上臂和肩部的纤维）也侵入到手皮层，那么触摸上臂也应该引起幻手的感觉。我也确实得以在汤姆断面之上的臂部画出这些点来。因此，人们本来就应该预料到会有这样的结果：在脸上有一群点能引起幻肢的感觉，而上臂的第二群点也正是如此。这正对应于脑中手的代表区两侧（上侧和下侧）所代表的身体部分。xviii

这在科学上（特别是神经病学）是不常有的事，仅用一根棉签在几分钟之内就能做出像这样简单的预言并加以证实。存在有两串点这一事实强烈表明在庞斯的猴子身上所看到的那类映射重组在人脑中也会发生。但是也还有一些苛刻的怀疑：我们怎么就能确定这种变化确实发生了呢？怎么确定这种映射图在类似汤姆的人的脑中那样真的在改变呢？为了获得更为直接的证据，我们利用称为脑磁图（MEG）的现代神经成像技术，其原理是如果您触摸了身体上的不同部位，可以通过测量头皮表面的磁场变化来测量由此在彭菲尔德映射图中所诱发出来的局部电活动。这一技术的主要优点是它是无创伤的，不需要切开病人的头皮去一窥脑的内部。

对于任何一位愿意坐在磁体下面的人来说，要用脑磁图定出其整个身体表面在脑表面的映射图是比较容易的，这只要两个小时就行了。这样得出的映射图和彭菲尔德的侏儒原图非常相似就不足为奇了，而且对于不同的人来说，这种映射图在大方面也很少有差异。然而当我们对四个做过臂切除的病人做脑磁图时，我们发现映射图有了很大的变化，这也正是我们所预见到的。例如，只要看一眼图2.3就可以发现手区（画斜线部分）在右半球[1]消失不见了，而为从脸（白色）和上臂（灰色[2]）来的感觉输入所侵入。我和一位医科生杨（Tony Yang），以及神经病学家高伦（Chris Gallen）和布鲁姆（Floyd Bloom）合作得出的这些观察，事实上最先直接证明了脑组织的这种大范围改变可以在成人脑中发生。

其含义是惊人的。首先这表明脑的映射图是可以改变的，有时候甚至变化惊人地快。这一发现和神经病学中普遍接受的教条之一是完全矛盾的，按照老的教条，成人脑中的联结是固定不变的。以前人们总是以为脑中的回路，包括彭菲尔德的映射图一旦在胚胎或婴儿的早期形成以后，在成年以后就很难再去改变它。确实，人们也常常用成人脑没有可塑性的假定来解释为什么脑损伤之后很难恢复功能，以及为什么神经病很难治疗。但是从汤姆这一病例中得到的证据说明，和教科书中所讲的截然相反，在受伤后4周，成人脑中就能产生新的、高度精确的而在功能上有效的通路。当然，这并不是说由此立刻就可以产生对神经病综合征的革命性新疗法，但是它确实使我们有了某些乐观的理由。

其次，这一发现可能有助于解释为什么会有幻肢现象。如前所述，在医学上最流行的解释是曾经传向手的神经开始支配断端。此外，这些卷曲起来的神经末端形成小团的疤组织，称为神经瘤，它是很痛的。[32]

---

1. 原文如此，疑为"左半球"之误。——译注
2. 原文如此，疑为"黑色"之误。——译注

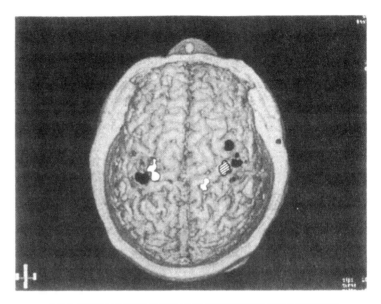

图2.3 对已截去了右臂肘以下部分的病人所做的脑磁图（MEG）叠加在脑的磁共振（MR）成像上。脑是从顶上往下看的。右半球皮层上有对手的正常激活区（斜线区），脸区（黑色）和上臂区（白色），这正好对应于彭菲尔德映射图。左半球不存在对应于已丢右手的激活区，但是脸和上臂的活动扩布到了这一区域

这一理论还认为当神经瘤受到刺激时，它们发放脉冲送回脑中原来的手区，从而"愚弄"了脑，使脑以为手还在那儿：因此幻肢和随之产生的疼痛都是因为神经瘤是痛的。

根据这一不大站得住脚的推理，外科医生想出许多治疗幻肢痛的方法，他们切除了神经瘤。有些病人暂时得到了缓解，但是令人惊奇的是，通常幻肢和伴随而来的疼痛去而复来。为了解决这个问题，有时外科医生做了第二次、甚至第三次切除（这使得残肢越来越短），

33 但是如果您仔细想一想，这在逻辑上是荒谬的。第二次切除怎么会有帮助呢？您完全可以预期会有下一个幻肢，而这也确实是常常发生的

情况。这成了一个无穷尽回归的问题。

外科医生甚至进行了脊神经背根切断术以治疗幻肢痛，他们切断了通向脊髓的感觉神经，这有时管用，有时不管用。有人甚至采取更极端的手段切除了脊髓背侧本身［脊髓索切开术（cordotomy）］，不让脉冲进脑，但是这也常常无效。或者他们还会沿感觉通路一直毁损到丘脑，这是脑的一个中继站，在信号进入皮层之前先在此进行处理，不过即使这样做了还是发现对病人没有什么帮助。他们对幻肢的追踪越来越深入到脑中去，但是当然他们一无所获。

这是为什么呢？当然，原因之一是在这些区域中都不存在幻肢，幻肢是在脑中更中枢的部分，也就是发生映射重组的地方。说得简单一点，幻肢并非是从残肢上产生的，而是从脸和下巴处产生的，因为每当汤姆微笑或是脸部和嘴唇有活动时，脉冲就激活了他的皮层中的"手"区，从而产生一种他的手还在那里似的错觉。当汤姆的脑受到这些虚假信号的刺激时，它就真的误以为是他的手臂了，而这可能就是幻肢的实质所在。如果是这样的话，那么要消除幻肢就得切除他的下巴。（但是如果您仔细想一想，这也不会有帮助。结果他大概又会有一个幻下巴。这又成了无穷无尽的回归问题。）

但是映射图重组并不能解释一切。其中之一是它并没有回答下列问题：为什么汤姆和其他病人会有可以随意地动他们的幻肢的感觉？或是为什么幻肢会改变其姿势？这些运动感觉源自何处？其次，映射图重组也没有解释医生和病人都最为关心的一件事，即幻肢痛是怎样产生的？我们就要在下一章中探讨这两个问题。

当我们想到皮肤感觉时，通常我们只想到触觉。但是，事实上介导温觉、冷觉和痛觉的不同神经通路也源自皮肤表面。这些感觉在脑中也有它们自己的靶区或映射区，但是他们所用的通路很可能以复杂的方式相互交织在一起。如果真是这样的话，那么这些在进化上比较古老的通路是不是也能独立于触觉映射区重组而进行它们自己的映射区重组呢？换句话说，从汤姆和庞斯的猴子中所见到的映射区重组是不是仅限于触觉呢？还是由此可以得出一条普遍的原理？对于像温觉、冷觉、痛觉或振动觉这样的感觉来说是否也是如此？如果这种映射区重组真的发生的话，那么是否也会偶然发生"交叉布线（cross-wiring）"的情形，使得触觉也会引起温觉或痛觉呢？还是它们依然保持各管各？脑中几百万条联线在发育过程中是怎样精确地连接起来的？当它们在受伤以后重组时，这种精确性又能在多大程度上得以保存下来？这些问题都是那些试图认识脑通路发育问题的科学家极感兴趣的。

为了研究这一点，我放了一滴温水在汤姆的脸上。他立刻在脸上感到了，但是他又说他的幻手感到很暖和。有一次水偶然从脸上慢慢流了下来，他满怀惊奇地声称他真的感到有热水沿着他的幻臂在流下来。他用正常手指着水流过他幻臂的路径表演给我看。从我到神经病学诊所以来，我还从来没见到过这样稀奇的事：一位病人系统地把像有水在脸上流下来这样复杂的感觉误认为是在他的幻手上流下来。

这些实验意味着只要几天时间，在成人脑中就可以形成高度精确而有组织的新联结。但是这些实验并没有告诉我们这些新通路实际上是怎样产生的，产生这种现象的细胞层次上的机制又是什么？

我能想到的可能性有两种：首先，这种重组可能牵涉到生长，也就是说从正常情况下支配脸区的神经纤维上真的长出一些新分枝伸向皮层手区中的细胞。如果这个假设得以成立的话，这会是很了不起的，因为很难明白在这样短的时间里怎样能跨越相当长的距离［脑中的几毫米可能相当于平时的一英里（1英里≈1.609千米）］发生有高度组织性的生长过程。更有甚者，即使真有生长，新纤维又怎么"知道"应该长到哪儿去？人们容易想象乱七八糟的像丛林一样的联结，而不是有精确组织的通路。

第二种可能性是在正常的成人脑中本来就有大量冗余的联结，但是其中大多数没有功能或者没有明显的功能。他们就像是后备役军人，只有当有需要的时候才征召他们参加行动。因此即使在健康的正常成人脑中也可能有从脸来的感觉输入，它既传到脸区，也传到手区去。如果事情真是这样的话，我们必须假定这些隐性输入通常要受到来自真手的感觉纤维的抑制。但是当手不在了，从脸部皮肤来的原来不起作用的输入不再受到掩蔽，而使它得以有所表现，因此触摸脸就会激活手区，从而产生幻手的感觉。因此每当汤姆吹口哨时，他就可能感觉到幻臂上有震颤发生。

我们现在还没有办法可以轻而易举地证明这两种理论孰是孰非，虽然我的直觉想法是这两种机制都起作用。不管怎么说，汤姆伤后不到4星期，我们就在他身上看到了这种效应，这段时间似乎太短了还不足以发生生长过程。我在麻省总医院的同事博苏克（David Borsook）博士[xix]看到有一位截肢病人在24小时以后就有了类似的效应，毫无疑问，不可能在这样短的一段时间里就发生生长过程。要想最后解答这个问题,需要在几天时间里同时追踪他的知觉变化和脑变化(用成像技术)。如果博苏克和我是正确的话,那么您从教科书中所读到的有关这些映射图的完全静止的图景是高度误导性的,我们需要重新思考脑映射图的意义。映射图中的每个神经元绝不只是定出皮肤上的哪个特定部位,而是和其相邻的别的神经元处于动态平衡状态。它的含义和其周围的别的神经元正在做些什么(或不做什么)息息相关。

这些发现提出了一个明显的问题:如果除了手以外,失去的是身体的其他部分,那又会怎么样呢?是否也会发生同一类型的映射图重组呢?当我最初发表有关汤姆的研究时,我从许多截肢病人那里收到大量的来信和电话,他们想知道得更多一点。其中有些人以前听说过幻肢感觉只是想象出来的,在知道这是真的以后如释重负。(如果病人能对以前无法解释的症状得到一种合乎逻辑的解释,他们总会感到舒服得多,如果告诉病人他感到痛只是他自己心里这样想而已,病人就会感到受到了莫大的侮辱。)

有一天我接到一位年轻妇女从波士顿打来的电话。她说道:"拉马钱德兰医生,我是贝丝·伊斯雷尔(Beth Israel)医院的一名研究生,几年来我都在研究帕金森病。但是最近我决心转而研究幻肢。"

我答道:"太好了,这一问题被忽略得太久了,告诉我您正在研究些什么。"

"去年我在叔叔的农场里出了一次严重的事故。我失去了从膝盖以下的左腿，此后我就有了一只幻肢。但是我打电话是来谢谢您，因为您的文章使我知道了这是怎么一回事。"她清了清嗓子。"在截肢以后我身上发生了一些奇怪的变化，这完全不合理。每当做爱时我总是在我的幻脚上体验到这些奇怪的感觉。我不敢告诉任何人，因为它太奇怪了。但是当我看了您的图以后，在脑中脚就在生殖器边上，我立刻就明白这是怎么回事了。"

她就像我们中的一些人那样，体验到并认识到了映射图重组现象。请回想一下，在彭菲尔德的映射图中脚就在生殖器旁边。因此，如果 [36] 一个人失去了一条腿，然后生殖器受到了刺激，她就会体验到在幻腿上的感觉。如果从生殖器区域来的输入侵入到了现在空无所有的脚区的话，你就应该预料到会有这样的现象。

第二天又响起了电话铃声。这次是一位工程师从阿肯色州（Arkansas）打来的。

"请问拉马钱德兰医生吗？"

"对。"

"您要知道，我读了您在报纸上的文章，写得真是激动人心。大约两个月之前我失去了膝盖以下的腿，但是有些事我依旧不明白。我想听听您的意见。"

"什么事啊？"

"嗯，讲给您听这个，我有点不好意思。"

我知道他想要讲什么，但是和那位研究生不一样，他对彭菲尔德映射图一无所知。

"医生，每当我做爱的时候，我体验到我幻脚上的感觉。您如何来解释这一点呢？我的医生说这没有道理。"

我说："要知道，一种可能性是身体在脑的映射图中生殖器正好就在脚的旁边。对此不必烦恼。"

他神经质地笑了。"很好，医生。不过您还是不了解。您要明白，我真的体验到我的性高潮是在我的脚上。因此它比以前要大得多，因为现在这再也不局限于我的生殖器一隅了。"

病人并不是在编造这类故事。他们讲的99％都是真的，如果有什么难于理解之处，这通常都是因为我们还不够聪明，不能发现在他们的脑中究竟发生了些什么。这位先生告诉我在他截肢以后，他在做爱时有时快感更强了。这里奇怪的是它隐含着告诉我们，不仅是触觉转移到了他的幻肢上，而且性欢愉的情欲感也是如此。[有位同事建议我把这本书的题目定为《错把脚当屌》(The Man Who Mistook His Foot for a Penis)¹]

---

1. 这位同事显然是受了美国著名神经病学家、科普作家萨克斯1985年出版的畅销书《错把妻子当帽子》(The Man Who Mistook His Wife for a Hat) 的启发。不过拾人牙慧并不是一个好主意。——译注

这使我也想到了正常人足恋物的原因，这个问题虽然在我们的精神生活中并不十分重要，但是每个人都对此感到好奇。[在麦当娜（Madonna）的《性》（Sex）一书中就有整个一章是专门写脚的。] 不足为奇，有关足恋物的传统解释是来自弗洛伊德的学说。他认为因为脚和阴茎长得像，所以就有了足恋物。如果事情真是这样的话，那么为什么身体上别的长条部分并非如此？为什么并没有手恋物或鼻恋物？我认为原因就在于在脑中脚区就在外生殖器的旁边。也许我们这些所谓的正常人中间也有许多人有交叉布线，这就是为什么我们喜欢 ³⁷ 别人吮吸我们的脚趾。科学的历程常常要遭遇许多意料不到的艰难曲折，但是我从不怀疑我从寻找对幻肢的解释出发，最终也能对足恋物找到解释。

从这些假设出发还可以得出许多别的预测。ˣˣ 那么如果阴茎被切除了会发生什么情形呢？为了治疗阴茎癌有时就得切除它，许多这种病人有幻阴茎的体验，有时甚至有勃起的幻觉！在这种情形下，您可以预期刺激脚会有刺激幻阴茎的感觉。这样的病人会不会在跳踢踏舞时感到特别欢乐呢？

那么乳房切除术又怎么样呢？意大利神经病学家阿廖蒂（Salvatore Aglioti）博士最近发现有相当比例的做了乳房全切除的妇女还会体验到栩栩如生的幻乳房。因此他就向自己提出了下面的问题：身体的哪一部分映射到乳房区边上呢？通过刺激胸部邻近区域，他发现当触摸部分胸骨和锁骨就有幻乳头的感觉。此外，在手术后仅仅两天时间就有了这种映射区重组。

阿廖蒂还惊奇地发现，在受试的做过乳房全切除的妇女中有三分之一，当她们的耳垂受到刺激时报告说在她们的幻乳头上有一种激动的情欲感。但是这只发生在她们的幻乳房上，而在另一侧的真乳房上并没有这种感觉。他猜想在某一身体映射图中（除了彭菲尔德的映射图之外还有别种映射图）乳头和耳朵是彼此邻接的。这使您感到好奇为什么许多妇女报告说在性前戏中当耳朵被轻轻咬时会有情欲感。这究竟是纯属巧合呢？还是和脑解剖有关的呢？（即使在原始的彭菲尔德映射图中，妇女的生殖器区也是在乳头区旁边的。）

神经病学家卡卡斯（A. T. Caccace）博士有一个也和耳朵有关，但没那么吸引人的映射区重组的例子，他告诉我一种称为凝视性耳鸣（gaze tinnitus）的离奇现象。

患有这种现象的人有一种很稀奇的问题。当他们朝左看（或朝右看）时，他们会听到铃声。当他们朝前看时，什么事也没有。医生早就知道这种综合征了，但是不知道怎样解释。为什么眼睛往边上看时会发生这种现象？究竟为什么会发生呢？

卡卡斯博士在读了有关汤姆的报道后，想到幻肢和凝视性耳鸣之间的相似性，因为他知道他的病人的听神经受到过损伤，而听神经是从内耳联结到脑干的主要渠道。听神经在脑干中连接到听觉核团，而听觉核团则在另一个称为动眼神经核（Oculomotor nerve nucleus）的38 结构的边上。这相邻的第二个结构发送命令到眼睛使之运动。我发现了！[1] 谜团解开了。[xxi] 由于病人所受到的损伤，听觉核团不再接收到来自一只耳朵的输入。来自皮层眼动中枢的轴突侵入到了听觉核团，因此每当病人的脑发送命令让眼睛运动时，这一命令也不经意地送到了听神经核团并被译成铃声。

对幻肢的研究给了我们极好的机会以一窥脑的构筑，其生长和重建的惊人能力[xxii]，甚至可能解释为什么以脚碰脚调情（footsie）会如此欢愉。但是也大约有一半幻肢病人会经历这种现象的最令人不快的表现 —— 幻肢痛。真实的疼痛，例如癌症疼痛就已经很难治疗了，治疗一个根本就不存在的肢体的疼痛，其困难程度也就可想而知了！现在还没有多少办法可以缓解这种疼痛，但是我们在汤姆身上所看到的那种映射图重组可能有助于解释它是怎么发生的。我们知道，比如说，这种无法可治的幻肢痛在截肢几个星期或几个月之后就可能产生了。或许是因为在脑进行调整或细胞在慢慢形成新联结时，在映射区重组时发生了错误，从触觉感受器来的感觉输入偶然连接到了脑的痛觉区。要是真的发生了这种事，那么每当病人微笑或不经意地摸他的脸颊时，触觉就被体验成了剧痛。这当然还没有完全解释幻肢痛（我们在下一章中要谈到这一点），但是这是一个良好的出发点。

有一天当汤姆离开我的办公室时，我禁不住要问他一个明显的问题。在过去4周中，当他触摸到他的脸时，例如当他每天早上剃须时，他是否注意到过有上面提到过的特殊感觉？

---

1. 原文为 Eureka，相传是阿基米德在根据比重原理测出金子纯度时所说的话，后引申为作出重大发现时的感叹语。——译注

他回答道："不，我没有这种感觉，但是您要明白，我的幻手有时痒得要命，我一直不知道该怎么办，但是现在么，"他轻轻地拍了拍自己的脸颊，并且朝我眨了眨眼说下去，"现在我知道该搔哪里了。"

第 3 章
追踪幻影

　　您永远也不可能从您身体投出的影子中认清您自己，或者从其影像，或您在梦中所看到的身体，或从您的想象中认清自己。因此您也不能从这个活着的身体中认清您自己。

—— 尚卡拉（Shankara）[1]（788 — 820 年），《吠陀经》

（*Viveka Chudamani*）

　　当有一位记者问著名的生物学家霍尔丹一个问题：他的生物学研究对他认识上帝有什么帮助时，霍尔丹答道："*如果确有造物主的话，那么他一定特别喜欢甲虫。*"这是因为甲虫的种数比任何其他生物群的种数都要多。按照同样的理由，神经病学家也可以断言上帝是制图员。他必定特别喜欢图，因为随便您看脑的哪个部位，都有大量的映射图。例如单就视觉而言就有超过30个不同的映射图。对触觉或是体感来说，也就是触觉、关节和肌肉感觉之类，它们都有许多映射图，其中也包括了我们在上一章中所看到的著名的彭菲尔德侏儒，这是脑两侧纵向皮层条上的映射图。这些图在整个一生中是相当稳定的，从而有助于保证知觉通常是精确而可靠的。但是也正如我们看到过的那

39

---

1. Adi Shankara，古印度哲学家。——译注

样，作为对异常的感觉输入的反应，这些图也经常会进行更新和细化。
40 请回想一下，当汤姆的手臂断掉以后，对应于其已失去了的手的一
块很大的皮层就会被从他脸上来的感觉输入所"接管"。如果我摸汤
姆的脸，这时感觉信息就到达两个区域 —— 原来的脸区（本该如此），
同时也到达原来的"手区"。脑映射图的这种变化可能可以解释为什
么在手断掉以后不久汤姆就会产生幻肢现象。每当他微笑或是当面神
经上有某种自发活动时，这些活动就会刺激他的"手区"，由此使他
误以为他的手还在那儿。

但是这还不是全部故事。首先，这并没有解释为什么许多幻肢病
人声称他们能够随意地动他们"想象中"的肢体。这种运动错觉的根
源是什么？其次，也没有解释这些病人为什么有时会在已经失去了
的肢体上感到剧痛，这种现象被称为幻肢痛。再次，如果一个人生来
就没有一只手臂，那又会怎么样呢？在他的脑中也会发生映射图重组
吗？还是在他的皮层中根本就没有发育过手区，因为他从来也没有过
手。他会有幻肢的体验吗？会有人生来就有幻肢吗？

这些想法听上去似乎很离奇，但是如果说我在这些年里懂得了一
件事，那就是神经病学中充满了惊奇。就在我们发表了第一篇有关幻
肢的文章几个月后，我见到了一位 25 岁的印度研究生米拉贝尔·库
马尔（Mirabelle Kumar），她是由森（Sathyajit Sen）医生让她转诊过
来的，因为这位医生知道我对幻肢感兴趣。米拉贝尔生来就没有双臂。
她只有两条短短的残肢从肩部垂下。X 射线检查发现这些残肢内有肱
骨（上臂骨）头，但是没有桡骨或尺骨的任何痕迹。她也没有手上的
小骨头，虽然在她残肢中确实有原始的指甲。

在一个炎热的夏日，米拉贝尔走进了我的办公室，她的脸由于爬了三段楼梯而发红。这是一位迷人的、高高兴兴的年轻女士。她的脸上极明显地显现出"请别可怜我"的神气。

当米拉贝尔坐好之后，我开始问一些简单的问题：她是什么地方人？她在哪儿上的学？她对什么感兴趣？如此等等。她很快就不耐烦了，并说道："请说吧，您到底想知道什么？您是想知道我是否有幻肢，对吗？我们不要说废话了。"

我说道："好吧！是的，事实上我们在对幻肢做实验。我们感兴趣的是……"

她打断我说："没错。绝对如此。我从来就没有手臂。我所有的就是这一些。"她敏捷而熟练地用下巴帮着脱下假臂，假臂掉在我的桌子上砰然作响，并且举起她的残肢。"从我童年能记事时开始我就有非常生动的幻肢感。"[41]

我有些怀疑。是否有可能这只是米拉贝尔出于希望才这样想？也许她有潜藏的欲望想要变得正常。我开始有点像起弗洛伊德来了。我怎么能确定她不是在编造呢？

我问她："您是怎么知道您有幻肢的呢？"

"是这样的，因为就在现在我和您谈话时，它们正在做手势呢。正像您的臂和手那样，当我指点东西的时候，它们也在指点这些目标。"

我向前靠了靠，完全给迷住了。

"医生，关于它们还有件有趣的事，这就是它们并没有它们该有的长度，它们短到只有6到8英寸。"

"您是怎么知道的？"

米拉贝尔直视着我说道："这是因为当我带上我的假臂时，我的幻肢要比它应有的长度短得多。我的幻手指本应和假手的手指相配，就像戴手套一样，但是我的幻臂短到只有6英寸长。我对此感到非常沮丧，因为这种感觉很不自然。通常我最后会要求假肢匠减短我假臂的长度，但是他说这看起来太短了而显得滑稽可笑。所以我们最后采取了折衷方案。他给我的假肢比绝大多数假肢都要短，但是没有短到异乎寻常而使它们看起来十分奇怪的程度。"她指了指落在桌面上的一只假臂以使我明白。"它们比正常臂要短，但是绝大多数人不会注意到这一点。"

对我来说，这证明米拉贝尔的幻肢并非是她希望要而想出来的。如果她想要像别人一样，那么她为什么会要一只比正常的要短的手臂呢？在她的脑中一定发生了些什么，使她产生了生动的幻肢体验。

米拉贝尔还有另一个论点。"医生，当我走的时候，我的幻臂并不像正常臂那样晃动，就像您的手臂那样。它们僵在身旁，就像这样。"她站了起来，让她的残肢笔直地垂在身体两边。她说道："但是当我讲话的时候，我的幻肢会做手势。事实上，现在我讲话时，它们就正在活动。"

这并没有听上去那么神秘莫测。当我们走路时负责流畅而协调地
晃动手臂的脑区和控制做手势的脑区是不同的。如果没有后天从肢体
上连续不断地发来的反馈的话，或许负责手臂晃动的神经回路就不能
存在很久。当失去手臂以后，这种回路就废弃掉了或者不再发育。但 42
是负责在讲话时激发起来做手势的神经回路可能是在发育过程中由
基因决定的。（有关回路可能先于口头语言之前就有了。）值得注意的
是，米拉贝尔脑中产生这些命令的神经回路似乎一直是完整起作用的，
尽管在她生活的任何时候都没有从这些"手臂"上接收到过视觉或
运动感觉的反馈。她的身体一直在告诉她："没有手臂，没有手臂。"
然而她依然一直体验到在做手势。

这说明负责米拉贝尔身体影像的神经回路一定至少有一部分是
由基因决定的，而不是严格地依赖于运动和触觉经验。有些早期的医
学报道声称出生时就没有肢体的病人不会有幻肢体验。然而我从米拉
贝尔那儿所看到的却表明我们所有人在出生时就有内在硬件布好线
的有关身体和四肢的影像，这种影像可以一直起作用，甚至在遇到感
觉上有矛盾的信息时也是如此。[xxiii]

除了自发地做这些手势之外，米拉贝尔也能用她的幻肢做随意运
动，成年后失去双臂的病人也是如此。和米拉贝尔类似，大多数这种
病人也能"伸"幻肢出去"拿"物体、指点、挥手告别、握手或是做一
些精巧的动作。他们明白这听上去像是疯了，因为他们理解到他们没
有手臂，但是对他们来说，这种感觉体验却是非常真实的。

在我遇到约翰·麦格拉思（John Mc Grath）之前，我一直未能领会这种感觉上的运动有多么逼真。这是一位手臂被截的病人，他是在看了一部有关幻肢的电视新闻故事之后打电话给我的。约翰是一位颇有造诣的业余运动员，他在三年以前失去了肘以下的左臂。他笑着说道："当我打网球时，我的幻手就会做它本来应该做的动作。当我发球时，它就要把球扔出去，而在我打一个高难度的球时，它就想帮我保持平衡。它总是想去接电话。它甚至在餐馆中招手要账单。"

约翰有一种称之为望远镜式的幻手（telescoped phantom hand）。感觉上这只手好像就直接连在残肢上，中间并没有手臂。但是如果某样物体，比如说一只茶杯放在离残肢一两英尺之外，他可以试着伸手去拿它。当他这样做的时候，他的幻手就不再留在残肢处，感觉上好像被拉伸了出去去拿茶杯。

我突然产生了一个念头：如果我要求约翰伸手去拿杯子，但是在他的幻肢碰到杯子之前，从他那里把杯子拿开又会怎样呢？幻肢会不会就像卡通人物的橡皮手臂那样被拉长了呢？或是它就停在自然手43 臂的长度处？在约翰说他够不着之前，我能把杯子移多远呢？他能去拿月亮吗？对真实手臂适用的物理约束是不是对幻肢也同样适用呢？

我放了一只咖啡杯在约翰前面，并要求他去拿它。就在他说他正伸出手去拿的时候，我突然把杯子抢走。

他高叫起来："喔，不要这样！"

"怎么回事呀？"

他重复说："不要这样，您抢走杯子时我的手指刚握住杯子的把手。这真的很疼。"

请停一下。我突然从幻手指中抢走一只真的杯子，而病人叫喊起来，哇！当然啰，这些手指只不过是些错觉，但是疼痛却是真的，而且还那么痛，因此我再也不敢重复这个实验。

通过和约翰打交道，我开始考虑视觉在保持幻肢体验中的作用。为什么仅仅"看到"杯子被夺走就会造成疼痛？但是在回答这个问题之前，需要先考虑为什么人会体验到幻肢运动的问题。如果您闭上眼睛而动您的手臂，您当然能很生动地感觉到手臂的位置和运动，这部分地是由于有关节和肌肉中的感受器。但是不管是约翰还是米拉贝尔都没有这种感受器。事实上他们连手臂都没有。那么他们的这些感觉又是打哪儿来的呢？

说来令人啼笑皆非的是，关于这一谜团我最初得到的线索来自我理解到有许多幻肢病人（或许占到总数的三分之一）并不能动他们的幻肢。当要他们动他们的幻肢时，他们说："医生，我的手臂灌了水泥。"或是"它冻在一块冰块中了。"我们的一位病人艾琳（Irene）说道："我想动我的幻肢，但就是动不了。它不服从我的意志，它不听我的命令。"艾琳用她的好手臂模仿给我看她的幻臂的位置，给我看它是如何僵成一种古怪而扭曲的姿势。它那样已经有一整年了。当她进门时，她总担心会撞到她的幻肢，这会使它痛上加痛。

幻肢（并不存在的肢体）怎么会瘫痪呢？这听上去好像是自相矛盾的。

我查了病历，发现有许多这类病人从脊髓进到手臂的神经原来就有病变。他们的手臂以前就是瘫痪的，用吊带悬起来或是固定了好几个月，后来因为它们经常碍事而被截掉了。有些病人是被劝说截肢的，或许误以为这样就可以消除臂痛，或是纠正由这些瘫痪的手臂或腿所造成的姿势异常。在手术之后这些病人常常生动地感到有幻肢，这是无足为怪的，但是使他们极端失望的是他们的幻肢还是像在截肢之前一样僵在老地方，就好像对瘫痪的记忆继续传到了幻肢上去。

这样我们就碰到了似乎荒诞而实有其事的情况：米拉贝尔在她的整个一生中从来就没有过手臂，但是她却能动她的幻肢。艾琳只在一年前才失去了她的手臂，但是她的幻肢甚至一动也不能动。这究竟是怎么回事呢？

要想回答这个问题，我们就得仔细地看一下人脑中运动和感觉系统的解剖学和生理学。请想一下当您或我闭上眼睛做手势时会怎么样。关于我们的身体、四肢的位置及其运动，我们都有生动的感觉。有两位杰出的英国神经病学家布雷恩（Russell Brain）爵士和黑德（Henry Head）（没错，这些都是他们的真名[1]）造了一个术语"身体影像（body image）"，以此来表示这种和身体对应的（vibrant）内心构造出来的体验集合，也就是有关随时空变化的自己身体的内心影像

---

1. Brain 的意思是脑，而 Head 的意思是头。而这两位又正好都是神经学家，因此作者要特别声明这不是他杜撰出来的。——译注

和记忆。为了在任何时候和任何地方都产生和维持这种身体影像，您的顶叶皮层就必须把来自许多来源（肌肉、关节、眼睛和运动命令中枢）的信息结合在一起。

当您决定要移动您的手的时候，首先是在额叶皮层上，特别是在称为运动皮层的一纵条皮层组织上发生一连串事件，最终导致运动。这条皮层正好在把额叶皮层和顶叶皮层分隔开来的沟裂前面。就像感觉侏儒正好就在这条沟裂后面占了一条皮层区域一样，运动皮层也有整个身体的一个倒立的"映射图"，不过这一映射图是发信号到肌肉去，而不是从皮肤接收信号。

实验表明初级运动皮层主要是和一些简单的运动有关，例如动动手指或是咂咂嘴唇。就在其前面有一个称为辅助运动区（supplementary motor area）的脑区，它似乎负责挥手告别、抓住扶手等比较复杂的技巧。这个辅助运动区就像是某种仪式的主持人，它向运动皮层发出一连串要加以执行的运动的特定指令。驱使这些运动的神经脉冲就从运动皮层传送到脊髓，再到对侧身体的肌肉，这样就使您得以挥手告别或是涂口红。

每当有"命令"从辅助运动区送到运动皮层时，它进一步到达肌肉并使它运动。[xxiv]与此同时还有两份同样的命令信号也传送到另外两个主要的"加工"区，也就是小脑和顶叶皮层，告诉它们想做的是 [45]什么运动。

一旦这些命令信号送到肌肉之后，就有一条反馈环路起作用。肌肉在收到运动命令之后就运动起来。接着从肌梭和关节发出的信号又通过脊髓送回到脑，并通知小脑和顶叶皮层："是！命令已经执行无误。"这两个结构帮助您对您的意向和实际执行结果进行比较，这就像伺服环路中的温变自动启闭装置那样起作用，根据需要而修正运动命令（如果太快了，就制动；如果太慢了，就增大运动输出）。这样意图就转换成了流畅的协调动作。

现在让我们回过头来看看我们的病人，看这一切和幻肢体验究竟是如何关联起来的。当约翰要动他的幻臂时，他脑中的额部依旧在发命令信息，因为约翰脑的这一特定部分并不"知道"他的臂已经丢掉了，尽管约翰"本人"无疑知道这一事实。顶叶也在继续监视这一命令，并感到是在运动。但是这种运动是幻想出来的幻臂运动。

因此幻肢的体验看来至少依赖于来自两个来源的信号。首先是映射图重组，请您回想一下从脸和上臂来的感觉信号激活了对应于"手"的脑区。其次，每当运动命令中枢发送信号到已经没有了的手上时，有关命令信息也送到了包含有我们身体影像的顶叶。从这两个来源来的信息会聚在一起，这就产生了在任一给定时刻和有关幻臂动态相对应的内心影像，当臂在"运动"时，这种影像也在不断更新。

对于一条真实的手臂来说，还有第三个信息来源，那就是从该手臂的关节、韧带和肌梭来的脉冲。幻臂当然没有这些组织，因此也没有来自它们的信号，但是奇怪的是这一事实似乎并未使脑免于受到愚弄，它还是以为肢体在动，至少在截肢的头几个月或头几年里是如此。

这使我们回到了前一个问题。幻肢怎么还会瘫痪呢？为什么在截肢之后幻肢还会继续"僵"在那儿？有一种可能性是当真的肢体瘫痪时，它用吊带或支架固定起来，脑还在发送其通常发的命令，要手臂和腿动起来。顶叶监视这些命令，但是现在它收不到适当的视觉反[46]馈。视觉系统告诉病人："不！手臂没有动。"这一命令又重复了一次："手臂，动起来！"视觉系统再次回复告诉脑手臂没动。最后脑终于知道手臂不会动，而在脑的线路里留下了某种"习得性瘫痪（learned paralysis）"的印记。这一切究竟发生在什么地方还不得而知，但是这可能有一部分是在运动中枢，也有一部分是在和身体影像有关的顶叶区域。不管从生理学上怎样来解释，当以后手臂被截去后，病人还依旧保持着这种更改过的影像：有一只瘫痪了的幻肢。

如果您能习得瘫痪，那么是不是也有可能使您不这样呢？如果给艾琳送去她的幻臂"现在动起来了"的消息，那又会怎样呢？而每当如此时，如果她都收到幻肢在动的视觉信号，不错，幻肢听从了她的命令，那又怎样呢？但是如果她连手臂都没有，那么她又怎么能得到视觉反馈呢？我们是不是有什么办法欺骗她的眼睛，使她以为真的看到了她的幻肢呢？

我考虑起虚拟现实来。或许我们可以造成一种视错觉，使病人以为又有了手臂，而且还能服从她的命令。但是这种技术的价格要在50万美元以上，一下子就会把我的整个研究经费都用光。幸而我想出了用一面从廉价商店里买来的普通镜子做实验的方法。

为了使像艾琳那样的病人能知觉到她们实际上并不存在的手臂

真的在运动，我们做了一个虚拟现实箱。这个箱子是把一个纸板箱的顶部去掉，然后在它里面垂直地插一面镜子。在箱子的前面开两个洞，病人可以把她的"好手"（譬如说，右手）和她的幻手（左手）从这两个洞中伸进箱子。因为镜子插在箱子的中央，所以右手在镜子的右侧，而幻肢则在镜子的左侧。然后要求病人看她的正常手在镜子中的像，并让她把右手稍微动一下直到这个像就好像叠加在她所感到的幻肢的所在处。这样她产生好像看到了两只手的错觉，其实她只是看到了好手在镜子中的像而已。如果现在她向两臂都发命令，要它们做镜面对称的运动，就像在指挥交响乐或拍手那样，当然这时她也"看到"了她的幻肢也在动。她的脑接收到了视觉反馈，证实幻肢正在按她的命令正确地动起来了。这样是否对她能随意地控制她的瘫痪了的幻肢有所帮助呢？

菲力浦·马丁内斯（Philip Martinez）是探索这一新世界的第一人。

47 1984年菲力浦从他的摩托车上被抛了出去，当时他正以45英里/时的速度沿圣迭戈高速公路疾驶。他飞过中线，掉在一座混凝土桥的桥脚，他晕头晕脑地站立起来，但还有神志检查了一下是否受伤。头盔和皮夹克使他幸免于难，但是菲力浦的左臂在近肩处给剧烈地拧坏了。就像庞斯博士的猴子那样，他受到了臂撕裂（brachial avulsion），支配手臂的神经给从脊柱上撕了下来。他的左臂完全瘫痪了，了无生气地吊在吊带上有一年。最后医生劝告他做截肢手术。这条手臂只会碍事，而再也不会恢复功能了。

十年之后，菲力浦走进了我的办公室。当时他已经三十好几了，他的残疾反而使他作为一名落袋台球戏玩家而名声大震，朋友们称他为"独臂大盗（one-armed bandit）"。

菲力浦从当地新闻中听说了我对幻肢所做的实验。当时他很绝望："拉马钱德兰医生，我希望您能帮助我。"他往下看他失去了的手臂。"我在十年以前没有了手臂。但是打那以后，我的幻肘、腕和手指一直剧痛不止。"以后又做了进一步的面谈，我发现在过去十年中，菲力浦一直未能动他的幻臂。它总是固定在一个古怪的位置上。菲力浦是不是得了习得性瘫痪？如果真是这样的话，那么我们能不能用我们的虚拟现实箱子通过视觉让他的幻肢"复活"并恢复运动？

我要求菲力浦把他的右手放到箱子里镜子的右边，并想象他的左手（幻肢）在镜子的左边。我命令他说："我要您同时动您的左右两臂。"

菲力浦叫道："喔，我做不了呀，我能动我的右臂，但是我的左臂僵住了。每天早上当我起身时，我总是想动动我的幻肢，因为它位置不当，我想动它也许能缓解一点疼痛。但是，"他向下看了下他那无法看到的手臂，继续说道："我从来也未能动这只手臂，哪怕就那么一丁点儿。"

"好吧，菲力浦，无论如何试一试吧。"

菲力浦转动身躯，移动肩膀，把他那没有生命的幻肢"塞进"箱子里。然后他把他的右手伸到镜子的另一边，并试图让它们同步运动起来。当他看镜子的时候，他喘了口气惊叫起来："啊呀，天哪！啊呀，天哪，医生！真不敢相信，真是想不通！"他就像个孩子那样跳上跳下。

[48] "我的左臂又接通了。我就好像回到了过去。多少年以前的所有这些记忆又都涌回到我的头脑里。我可以再动我的手臂了。我能感觉到我的肘在动，我的腕在动，又都动起来了。"

等他冷静下来一点以后，我说："好吧！菲力浦，现在请闭上您的眼睛。"

他很明显失望地说道："啊呀，天哪，它又僵住不动了。我能感觉到我的右手在动，但是幻肢不动了。"

"睁开您的眼睛。"

"喔，是的，现在它又动起来了。"

这就好像是菲力浦暂时抑制或阻断了通常使幻肢运动的神经回路，而视觉反馈则去除了这种阻断。而尤其令人吃惊的是，这种手臂运动的体感一下子就恢复了，[xxv]尽管这在前十年中从来也没有感觉到过。

尽管菲力浦的反应令人振奋，并对我有关习得性瘫痪的假设是某种支持，那晚我回家自问："这又怎么啦？我们让这个人又能动他的幻肢了。但是如果您仔细想想，这种能力完全没有什么用处，这正是那种我们医学研究人员中许多人所责备的对一些神秘现象的研究。"我完全明白是决不会因为使一个人移动一只幻肢而获奖的。

但是习得性瘫痪可能是一种更为普遍的现象。[xxvi]真实肢体瘫痪的人（比如说，由于中风造成的）也可能会发生这种情形。为什么人在中风之后会用不了一只手臂了呢？当供脑的血管堵住之后，从脑的额部到脊髓去的神经纤维缺氧而受到损伤，结果就使手臂瘫痪了。在中风早期，脑发生肿胀，使有些纤维死去了，但是还有些纤维只是暂时性地失去作用，打个比喻说就是"离线（off-line）"了。此时，手臂丧失了功能，脑接收到视觉反馈："不行呀，手臂动不了了。"在肿胀消退以后，病人的脑还可能继续有某种形式的习得性瘫痪。那么是否可以用镜子那样的小玩意至少部分地消除由于习得这部分因素所造成的瘫痪？（当然了，对于由于纤维受到真正毁坏所引起的瘫痪，想用镜子恢复其功能就无能为力了。）

但是在我们能对中风病人进行这类新的治疗之前，我们需要确定这种效果并非像幻肢运动那样只是一种临时性的错觉。（请回想一下，当菲力浦闭上双眼之后，幻肢运动的感觉就消失了。）如果让病人用这种箱子练习好几天，以不断地接受视觉反馈，那会怎么样呢？有没 49 有这样的可能，脑可以消除习得的损伤了的知觉，而使运动得以永久性地恢复？

第二天我回到办公室，并问菲力浦："您是否愿意把这个装置带回家去练习？"

菲力浦答道："当然啰，我很愿意带它回家。我对我能再动我的手臂感到非常兴奋，即使只是一会儿。"

因此菲力浦就把镜子带回家了。一星期后，我打电话给他。"情况怎样？"

"喔，很好玩。医生。我每天都用它十分钟。我把手伸进去，到处挥动，看看到底有什么感觉。我的女朋友和我一起用它来玩。非常好玩。但是当我闭上双眼，还是不行。如果我不用镜子，那么也不行。我明白您想要我的幻肢能再次运动，但是如果不用镜子就是不行。"

又过了三个星期，直到有一天菲力浦来看我，既激动又兴奋。他说道："医生，没有了。"

"什么东西没有了？"（我还以为或许是他丢失了镜箱呢。）

"我的幻臂没有了。"

"您说的是什么呀？"

"您要知道，是我的幻臂呀，我都有了十年了。再也没有了。我现在只有幻手指和幻掌就悬在肩下。"

我当时的反应是，喔，不会吧！我好像已经用一面镜子就永久性地改变了一个人的身体影像。这会对他的精神状态和心情产生怎样的影响呢？"菲力浦，这可使您感到烦恼吗？"

他说道："不！不！不！不！不！不！正相反，您知道我肘部一直以来的剧痛吧？每个星期它总要折磨我好几次。好了，现在我没有了肘部，我再也不痛了。但是我还是有手指，它们就垂在肩下，还是发痛。他停顿了下来，显然是要让我理解这一点。他接着说："不幸的是，您的镜箱不再能起作用了，因为我的手指位置太高了。您能不能把设计改变一下，好消除我的手指？"看来菲力浦把我当成某种魔术师了。

　　我不知道能不能帮助菲力浦解决他的问题，但是我认识到这大概在医学史上还是首次得以成功地"切除"了一只幻肢！这个实验表明，当菲力浦的右顶叶同时得到两种相互冲突的信号时（视觉反馈告诉他手臂又能动了，而肌肉告诉他根本就没有手臂），他的心智就采取了[50]不承认的态度。他那受到困扰的脑对付这种离奇的感觉冲突的唯一途径就是说："真见鬼，根本就没有手臂！"作为巨奖，菲力浦也连带不再感到幻肘部的疼痛了，因为大概不大可能再在一只不再存在的幻肢上感受到无所附着的疼痛。还不清楚为什么他的手指还在，可能的原因之一是手指在体感皮层上受到了过度的表征，就像嘴唇在彭菲尔德的映射图上很大一样，因此可能更难于否认。

·

　　关于幻肢运动和瘫痪的问题就够难于解释的了，许多病人在截肢后不久所感到的剧痛就更令人不解了，而菲力浦则使我直面这个问题。有哪些生物学上的条件合在一起才会引起在一只根本就不存在的肢体上的疼痛？这有好几种可能性。

　　这种疼痛可能是由疤组织或是神经瘤（神经组织在断面上所形成的卷曲小团）引起的。脑可能把对这些团块和受到磨损的神经末端的刺激解释为已经不复存在的肢体的疼痛。用外科手术切除神经瘤有时也能消除幻肢痛，至少暂时如此，但是它们往往在不知不觉间又去而复回。

　　疼痛也可能部分来自映射图重组。请记住映射图重组通常是有模态特异性的：这就是说，触觉通路管触觉，温觉通路管温觉，如此等等。（正如我指出过的那样，当我用棉球签轻触汤姆的脸时，他感到我在碰他的幻肢。当我滴冰水在他的脸颊上时，他就感到他的幻手上有冷的感觉，而当我滴热水时，他的脸部和幻肢上都感到热。）这大概意味着映射图重组并非是随机的。和每种感觉有关的纤维一定"知道"到哪儿去找适当的靶体。因此在绝大多数人中，其中包括您、我和截肢病人都没有交叉布线（cross-wiring）。

　　但是如果在映射图重组过程中发生了些许错误（在蓝图中有些小错），因此使得有些触觉输入碰巧输入到了痛觉中枢，那又会怎样呢？每当擦到病人脸部或上臂的一些区域（而非神经瘤）时，甚至只是轻轻地擦到，病人都有可能感到剧痛。轻轻一触就可能产生剧痛，这一切都只不过是由于有一些纤维到了不该去的地方，做了不该做的事。

　　映射图的异常重组还可能通过另外两种方式引起疼痛。当我们感到疼痛时，根据需要激活了一些不但传导而且还同时加强或减弱这种感觉的特殊通路。这种"音量控制（volume control）"〔有时也称为门控（gate control）〕正是使我们在有不同需求时得以有效地调整我们对疼痛的反应的原因所在（这也许可以解释针麻为什么能起作用，也可能解释为什么有某些文化背景的妇女在分娩时并不感到疼痛）。在截肢病人中完全有可能由于映射图重组而失去了这种音量控制机制，结果产生了一种像回声那样的"哇哇（wha wha）"回响，并对疼痛加以放大。其次，映射图重组从本质上来讲就是一种病理过程或者说是一种不正常的过程，至少在失去肢体之后发生大规模重组时是如此。很可能触觉突触并没有得到正确的重布，它们的活动很可能是混沌的。脑的高级中枢于是把这些不正常的输入模式当成了垃圾，并知觉为疼痛。坦白说，我们真的还不知道脑是如何把神经活动模式翻译成有意识的体验的，不管是疼痛、愉快还是颜色都是如此。[1]

最后，有些病人说就在他们截肢之前所感到的肢体疼痛成为一种疼痛记忆而保存了下来。例如，手榴弹就在自己手中爆炸的士兵常常报告说他们的幻手总是在某个固定的位置，紧握着手榴弹，正准备扔出去。这种手痛是钻心刺骨的，和手榴弹爆炸时的感觉一模一样，永久地烙在他们的脑中了。有一次，我在伦敦遇见一位妇女，她告诉我说，在她童年时她曾经有好几个月老是感到她的拇指有一种像冷天时冻疮那样的疼痛。这个拇指后来变成坏疽而被截掉。现在她有一个幻拇指，而且每当天转冷时总感到是生了冻疮。另一位妇女则说在她的幻关节上感到有关节炎痛。她在截去手臂之前就有这个问题，但是在不再有真的关节之后问题依然如故，当天气变得潮湿和寒冷时疼痛就会加剧，这就和关节在被截去之前一模一样。

我所在的医学院中有一位教授告诉我一个故事，他发誓说这是件真事，这是一件关于另一位医生 —— 一位卓越的心脏病学家的故事，他由于血栓闭塞性血管炎（Buerger's disease）而在腿部发生阵发性

---

1. 这个问题就是要想解释主观体验是怎么由客观的神经回路产生出来的问题，查默斯（D. J. Chalmers）把它称为意识研究中的"困难问题"。甚至以自然科学方法研究意识问题的先驱和乐观主义者克里克也承认："对于我们如何通过脑的活动而体验到红色的'红'这样一种主观体验，还没有人能给以可信的解释。"对于是否可能解决这一"困难问题"，学术界还存在激烈的争论，只有时间才能给出最后的答案。——译注

的痛性痉挛（pulsating cramp），这种病使动脉收缩，并在腓肠肌中产生强烈的阵发性疼痛。

52　　　尽管经过多方治疗，始终未能止痛。这位医生完全绝望了，因此决定截去他的腿。他再也不能忍痛活下去了。他找了位外科医生同事并安排了手术，但是令外科医生惊异的是，病人说他有一个特别的要求："在截掉我的腿之后，您是否可以把它泡在一瓶甲醛里面给我？"说得最轻，这一要求也是离奇古怪的，但是这位外科医生还是同意了，截掉了腿，把它放在一瓶防腐液中并给了这位医生。他把瓶子放到了自己的办公室里面，并且说道："哈！我最终还是得以看着这条腿并嘲笑它说：'我最终还是摆脱了你！'"

不过笑到最后的却是那条腿！阵发性疼痛又回到了幻腿上以资报复。我们那位好医生无法相信地瞪着漂浮在瓶中的肢体，它也反过来瞪着他呢，就好像在嘲笑他想摆脱它的一切努力都付诸东流了。

流传有许多此类故事，这类故事说明疼痛记忆的惊人特性，当肢体被截掉后它还会表现出来。如果事情真是这样的话，那么可以想象如果在手术之前就对要截去的肢体进行局部麻醉的话，这样就有可能降低截肢以后疼痛的发生率。（确实也试过这种方法，并取得了某些效果。）

·

在所有的感觉中，痛觉是了解得最少的感觉之一。疼痛常常使病人深为沮丧，连医生也是如此，疼痛还常常以不同的形式出现。从病人那儿经常能听到的特别令人不解的一种抱怨是，他们的幻手不时地变得紧握成拳，手指深掐进手掌，其力量就像一位职业拳击手在准备挥出决定性的一击时那样。

罗伯特·汤森（Robert Townsend）是一位聪明的工程师，55岁时，由于癌症而使他截去了肘上6英寸的左臂。我遇到他是在他截肢7个月之后，他非常生动地感到有一条幻肢，这条幻肢经常不由自主地紧握到痉挛。罗伯特说道："就好像我的指甲要掐进到我的幻手里面去一样。痛得无法忍受。"即使他全神贯注想松开这只看不到的手，还是一筹莫展，无法缓解它的痉挛。

我们想知道是否也可以用镜箱帮助罗伯特消除痉挛。就像菲力浦一样，罗伯特朝箱子里看，把他好手的位置摆得使其镜像正好和幻手相重，先用好手握拳，然后试着同时松开两手。罗伯特第一次这样做的时候就宣称他的幻拳随着好拳一起松开了，这完全是由于视觉反馈 [53] 的作用。更好的是疼痛也随之而去。有好几个小时幻手就一直张开着，直到后来又自发地产生新一轮的痉挛。要是没有镜子的话，他的幻手会抽痛40分钟或更长时间。罗伯特把箱子带回了家，每当他又握拳而痉挛的时候，他就故技重施。如果不用这个箱子的话，即使竭尽全力，他也无法松开拳头。如果他用了这面镜子，手一下子就松开了。

我们对十几名病人试过用这种方法进行治疗，大概对一半病人有效。他们把镜箱带回家，每当发生痉挛时，他们就把好手伸进箱子松开手，痉挛也就随之而去。这真是一种治疗吗？很难搞清楚这一点。痛觉极易受安慰剂效应的影响（说服的力量）。或许只要有精巧的实验室设备或是一位治疗幻肢的名医在场就足以消除疼痛了，可能这根本就和镜子没有关系。我们对一位病人检验了这种可能性，我们给了他一只没有什么害处的电池盒，它可以产生一点电流。我们要他在产生痉挛和姿势不当时，就转动他那个"皮肤电刺激器（transcutaneous electrical stimulator）"上的转盘，直到他开始感到在他的左臂（他的好臂）有刺痛感。我们告诉他这会立刻恢复他幻肢的随意运动，并解除痉挛。我们还告诉他这种方法对一些和他有同样问题的病人很有效。

他说道："真的吗？哇，我恨不得立刻就试。"

两天以后他回来了，显然非常恼怒。他叫道："一点用也没有，我试了 5 次，就是没有用。我把它转到了头，虽然你们告诉过我不要这样做。"

同一天下午我给他镜子试试，他立刻就能张开他的幻手了。痉挛也没有了，指甲深掐到手掌里的这种感觉也消失了。如果您仔细想一下，这是一种令人困惑不解的现象。这里讲的是一个既没有手，也没有指甲的人。这个人怎么会把并不存在的指甲掐进也不存在的手掌里面去，还由此产生钻心刺骨的疼痛呢？为什么一面镜子就能消除这种虚幻的痉挛呢？

当有运动命令从前运动皮层传送到运动皮层去握拳时，请想想看您脑中发生了些什么呢？一旦当您把手握成了拳，从您手中的肌肉和关节发出的反馈信号通过脊髓回送到脑，并告诉脑："慢一点，够了。进一步握紧就要握疼了。"这一本体反馈以惊人的速度和精度自动起
54

制动作用。

　　然而如果肢体没有了，也就不会再有这种制动反馈了。因此脑继续发送命令，再握紧点，握紧点。运动输出甚至得到进一步的放大（直到远远超过你我所曾经达到过的最大水平），这种过度的运动输出或者"竭力感（sense of effort）"本身可能在感觉上就成了疼痛。镜子的作用可能是提供视觉反馈使手松开，因此也就消除了紧握产生的痉挛。

　　但是为什么有指甲深掐的感觉呢？只要想一下当您握起拳头而感觉到您的指甲掐入手掌的无数次经历。在您的脑中，这些经历一定在握拳的运动命令和明确无误的"指甲掐入"感之间建立起某种记忆联系［心理学家把这称为赫布联系（Hebbian link）］，因此您很容易就在您的心智中唤起这种景象。但是尽管您可以把这种景象想象得非常生动，但是您并不会真正有这种感觉，并且说道："啊，痛呀。"为什么呢？我相信其原因就在于您有一个真的手掌，而这个手掌的皮肤告诉您并不痛。您可以这样想象，但是您不会这样感觉，这是因为您有一只正常的手在发送真实的反馈，在现实和虚幻发生冲突时通常总是现实胜出。

　　但是截肢病人并没有手掌。从他手掌上并没有发出取消信号以禁止产生原来存储着的疼痛记忆。当罗伯特想象到他的指甲正掐入手掌时，他得不到来自皮肤表面的相反信号告诉他："罗伯特，你这个傻瓜，这里并不痛呀。"事情确实如此，如果运动命令本身和指甲掐入感联系到了一起，那么可以想象如果把这些信号加以放大，就会使和这些信号连在一起的疼痛信号也被相应地放大了。这可能可以解释为什么这种疼痛会如此难以忍受。

其中的含义非常深刻。即使是短暂的感觉联系，就像握拳和指甲掐入手掌之间的那种联系都会在脑中留下永恒的痕迹，并且只有在某些情况下才会表露出来，在这个例子中就是感觉到幻肢痛。此外，这些理解还意味着疼痛是对机体健康状态的某种评价，而不只是对损伤的一种反射性反应。在脑中并没有从痛觉感受器到 " 痛觉中枢 " 的直达热线。与此相反，在不同的脑区之间有许许多多相互作用，例如那些和视觉与刺激有关的脑区就是如此，只要在视觉上看到拳头松开了，这种信息就会回过来一路馈送到病人的运动通路和触觉通路，并使病人感到拳头松开了，因此消除了在一只并不存在的手上的疼痛错觉。

如果疼痛是一种错觉，那么像视觉之类的感觉对我们的主观体验有多大影响呢？为了回答这个问题，我对我的两个病人做了些多少有点不那么正规的实验。当玛丽（Mary）走进我的实验室时，我要求她把她的幻肢右手巴掌向下伸到镜箱里面。然后我要求她在她好的左手上带上一只灰色的手套，并伸到箱子的另一边的镜像处。在确定她感到舒服之后，我要我的一名研究生藏身在一只用幕布遮蔽起来的桌子底下，并把他戴有手套的左手伸进箱子中玛丽的好手所在的同一边，放在她手上面的另一个台面上。当玛丽向箱子里看时，她不仅可以看到研究生戴手套的左手（这只手看上去和她自己的左手一模一样），此外还可看到这只手在镜子中的像，就好像她正在看她自己戴手套的幻肢右手。当这名学生握拳或是用他的食指垫（pad）[1] 去摸他的拇指球（ball）[2] 时，玛丽生动地感到她的幻肢也在动。和我们的前两个病人一样，单靠视觉就能骗她的脑感到她的幻肢在运动。

　　如果我们愚弄玛丽，让她以为她的手指处在一个解剖学上不可能的位置，那又会发生些什么呢？用镜箱就可以试试这种错觉。还是让玛丽把她的幻肢右手手掌向下伸进箱子里面。但是这次学生做的动作和上次不一样。他不是把他的左手伸到箱子的另一边和幻肢成镜面对称的地方，而是把右手手掌向上伸了进去。因为手上带有手套，它看上去和她的"手掌向下"的幻肢右手一模一样。然后学生屈曲他的食指去触摸他的手掌。玛丽向箱子里看时，就好像她的幻肢食指向后翻转去触摸她手腕的背部，方向完全错了！[xxvii] 她的反应会怎么样呢？

　　当玛丽看到她的手指向后弯时，她说道："医生，人们可能会认为这种感觉应该很奇怪，但是并非如此。感觉上手指好像就是向后翻转，而不像人们认为它应该弯的方向。但是感觉上既不古怪，也不痛，或是诸如此类的感觉。"

　　卡伦（Karen）是另一位受试者，她苦着脸说道弯转的幻肢手指很疼。她说道："感觉上就像是有人在抓住我的手指拉，我感到剧痛。"

　　这些实验很重要，因为它们和下列理论完全不相容：这种理论认为脑就像是为了应急而临时组织起来的一队人那样由许多自主模块

---

1. 垫是指在手指末节的脂肪组织块。
2. 球是指人体上的圆形突出部分。

56 组成。由于人工智能研究人员的大力宣传，人们普遍相信脑就像是一台计算机，它的每一个模块都执行高度特异化的工作，然后把它们的输出传送给下一个模块。在这种观点看来，感觉信息处理只有从皮肤上的感受器和其他感觉器官到脑高级中枢的一条串行的信息单行道。

但是我对这些病人所做的实验使我懂得脑并不是这样工作的，其中的联结异常多变并随时间发生变化。知觉是从感觉多层次结构中不同层次之间信号的回响中涌现出来的，这种回响甚至可能跨越不同的感觉。视觉输入可以消除一只并不存在的手臂中的痉挛，并且消除了连带产生的疼痛记忆，这一事实生动地说明了这些相互作用可以有多么广泛和多么深刻。

对幻肢病人的研究使我对脑的工作机制有了深刻的了解，这远远超越了 4 年前当汤姆第一次走进我的办公室时我开始问的那些简单问题。我们确实见证到了（直接或间接地）在成人的脑中如何产生出新的联结，不同的感觉信息是如何相互作用的，感觉映射图的活动是如何关系到感觉体验的，而更具普遍性的问题是：脑怎样不断地更新它内部对现实世界的模型，从而对新遇到的感觉输入作出反应。

最后的这一观察对所谓的先天－后天之争给出了新见解，它使我们问下列问题：幻肢现象主要是来源于像映射图重组或断面神经瘤这样的非遗传因素呢，还是它们只是在精神上要求维持某种生而有之的、由遗传决定的"身体影像"的一种表现？对这些问题的回答可能是：幻肢是从这两者之间复杂的相互作用中涌现出来的。我要讲 5 个例子给您听，来说明这一问题。

当截肢病人截去的是肘下部分时，医生有时候会把断面劈成像龙虾螯那样的两半，用以代替安装标准的金属爪。病人在手术之后学着用他们断面处的"螯"去抓东西，使它们转向，并以新的方式操控物质世界。有趣的是，他们的幻手（离残肢几英寸处）在感觉上也分成了两个，在残肢的每半片上都有一或几个幻肢手指，它们都能逼真地模仿所在那片的运动。我知道有一个病例，医生截去了病人的螯形残肢，结果却永久性地留下了分裂的幻肢，这是一个惊人的证据说明外科医生的手术刀可以对幻肢进行解剖。在最初把断面劈开的手术之后，[57]病人的脑一定重塑了他的身体影像，其中包括了两片螯状物，否则他怎么会感到幻螯状物呢？

还有两个故事既有趣又有教益。有一个女孩生来就没有前臂，她感到在她的残肢下6英寸处有幻手，还常常用她的幻手指进行计算和解算术问题。有一位16岁的女孩，生来她的右腿就要比左腿短2英寸，她在6岁时接受了一次膝下的截肢手术，结果使她产生了有4只脚的奇怪感觉。除了那只好脚和另一只预料之中的幻脚之外，她还有两只额外的幻脚，一只正好就在截断处，而第二只脚则连着腿肚一直向下延伸到地板，要是这条腿不是先天就长得短的话，它就本该是这个样子。[xxviii]虽然研究人员曾经用这个例子来说明遗传因素在决定身体影像方面的作用，但是人们也可以同样用这个例子来强调非遗传的影响，因为人们可以问这样的问题：为什么您的基因对一条腿要指定三个分开的影像呢？

说明基因和环境之间的相互作用的第四个例子要回到我们对许多截肢病人体验到有生动的幻肢运动的观察，这些运动既有随意的，也有非随意的，但是这些运动最后大多数都消失了。最初感到这些运动是因为脑在继续向截肢之后已经不再存在的肢体发送运动命令（同时也在对它们进行监视）。但是或迟或早由于缺乏视觉上的确认（呀，手臂没有了）就会使病人的脑否决这些信号，因此也就不再感觉到有运动。但是如果这个假设是正确的话，那么我们又怎样来理解像米拉贝尔这样生而无臂的人会一直有生动的肢体运动错觉的现象呢？我只能作这样的猜测：正常成年人都在一段时间内保有视觉和运动感觉反馈，这使得脑甚至在截肢以后依然期待着有这种反馈。如果这种期望落空，脑感到"失望"，最终就不再有随意运动的错觉，甚或完全失去了幻肢本身。但是米拉贝尔脑的感觉区从来就没有接收到过这种反馈，其结果是根本就没有习得的对感觉反馈的依存性，这可能可以解释为什么她的运动感觉可以持续25年之久而毫无变化。

　　最后一个例子来自我的祖国印度，每年我都要回去一次。在那里可怕的麻风病依然相当普遍，这种病常常使病人不断致残以致失去四肢。在韦洛尔（Vellore）的麻风病院里，人们告诉我这些失去手臂的病人并没有幻肢的感觉，我也目睹了一些病例，并证实了这些说法。对此的标准解释是这些病人逐渐"学会"了利用视觉反馈把残肢融入他的身体影像中，但是如果这种说法成立的话，那又如何解释截肢病人一直感到有幻肢呢？或许这是由于逐渐丧失四肢，或者是由于麻风菌也同时逐渐损伤神经，它们以某种方式在其中起了关键作用。这或许让他们的脑有更多时间去重新调节他们的身体影像以适应现实情况。令人感到奇怪的是，当这种病人的残肢是由于坏疽而切除了有病的组织之后，他们确实也有幻肢现象。但是这个幻肢并非是原来的那个残肢，而是整个幻肢手！这就好像脑有双重表征：一个是由遗传决定的原来的身体影像，另一个则是与时俱进的不断更新的影像使之能把以后的变化也吸收进来。由于某些还不知道的原因，切除手术打乱了这种平衡，而使原来的身体影像又复苏了，这种身体影像一直在想赢得注意。[xxix]

　　我之所以要提起这些离奇古怪的例子，是因为它们意味着幻肢是由遗传因素和经验因素的复杂相互作用涌现出来的，关于这两种因素贡献的相对大小只有通过系统的经验研究才能得以阐明。正如许多先天－后天之争一样，要想追究哪个因素最重要是没有意义的，尽管在IQ文献中一些极端的说法与此正好相反。（说实在的，问这样的问题并不比问下列问题更有意义：水的潮湿性主要是由构成水分子的氢原子呢，还是氧原子？）但是好消息是通过做恰当的实验，您可以把这两者分开，研究它们如何相互作用并最终研究出治疗幻肢痛的新方法。即使仅仅只是思考您有可能用视错觉来镇痛都似乎是天方夜谭，但是请记住疼痛本身也是一种幻觉，它和其他任何感觉一样都完全是在您的脑内构成的。用一种幻觉去消除另一种幻觉看来毕竟不那么令人吃惊。

．

　　迄今为止我讨论过的那些实验都有助于我们认识幻肢病人的脑中究竟发生了些什么，也提示我们有可能用什么方法去缓解他们的疼痛。但是这里还有一个深层次的信息：您自己的身体本身就是一种幻影，它是脑纯粹为了方便起见暂时构造出来的。我知道这听上去很骇人听闻，所以我将演示给您看您自己的身体影像的可塑性，以及在几[59]秒钟之内您就可以大大改变您的身体影像。有两个实验您现在就可以自己来做，而第三个则需要您到卖万灵节用品的商店里走一遭。

　　要想体验第一个错觉，您需要两位助手。[我就叫她们朱利亚（Julie）和明娜（Mina）吧。]请您把眼睛蒙起来，坐在一张椅子上，请朱利亚以和您相同的朝向坐在您前面的另一张椅子上。要明娜站在你们的右边并给她下列指令："举起我的右手并把我的食指伸到朱利亚的鼻子上。将我的手做节律性的动作，由此使我的食指像敲莫尔斯电码那样随机地不断敲击她的鼻子。同时用您的左手以相同的节律同时敲击我的鼻子。对我的鼻子和朱利亚的鼻子的敲击必须严格同步。"

　　经过三四十秒以后，如果您运气好的话，您就会产生一种奇怪的错觉，您觉得您敲到的是您自己的鼻子，或是觉得您的鼻子移了位置，从您的脸上向前伸长了大约2英尺（1英尺＝30.48厘米）。敲击的时刻越是随机和不可预测，这种错觉越是逼真。这真是一种异乎寻常的错觉，为什么会产生这种错觉呢？我认为您的脑"注意到"您右手食指敲击的感觉和您鼻子被敲击的感觉完全同步。于是您的脑会说："对我鼻子的敲击和我右手食指上的感觉完全一致，为什么这样两个序列会完全相同呢？偶然碰巧的或然率为零，因此最有可能的一种解释就是我的手指一定是敲到了我的鼻子。但是我也知道我的手离我的脸有2英尺之遥，由此得出结论：我的鼻子一定也伸到了那里，足有2英尺之遥。"ˣˣˣ

　　我对20个人做了这一实验，其中大约有一半人产生了这种错觉（但愿您也如此）。但是对我而言，最令人感到惊奇的是竟然会有这样的错觉，您当然知道您有一个正常的鼻子，您的身体和脸的影像是在您的一生中形成的，它却居然被仅仅几秒钟恰当的感觉刺激所否定。这一简单实验不仅表明您的身体影像是多么的易于改变，而且还说明了作为所有知觉基础的一条最重要的原则：知觉的机制主要就是要从万物中抽提统计相关性，用以创造一个对当时有用的模型。

第二个错觉需要一名助手，并且更为吓人。[xxxi]您得到一家廉价玩具店或是去卖万圣节用品的商店买一只橡皮假手。然后制作一块2英尺长和2英尺宽的纸板"挡壁"，并把它放在您前面的一张桌子上。把您的右手放到纸板后面，这样您就看不到它了；同时把假手放在纸板 [60]前面，使您可以清楚地看到它。在您看着假手的时候，要您的朋友同步地敲击您的手和假手的同一部位。只要几秒钟，您就会感到敲击感来自那只假手。这种感觉非常奇怪，因为您完全清楚您正在看的是一只没有生命的橡皮手，但是这并不妨碍您的脑认为感觉来自它。这一错觉再次说明您的身体影像是多么的短暂，对它进行操控又是多么容易。

把您的感觉传到一只假手上去就已经足够惊世骇俗的了，但是更有甚者，我的学生斯托达德（Rick Stoddard）和我还发现您甚至可以从桌椅上也感受到触觉，桌椅从样子上来说可是和人体各部分都一点也不相像呀。这一实验特别容易做，因为您只需要有一位朋友帮您一下就行了。坐在您的写字台边上，把您的左手藏在桌子底下。请您的朋友用他的右手叩击台面（您要看着他做这些动作），然后同时用他的左手叩击您那藏起来看不到的左手。这里关键的一点是绝对不能让您看到他左手的运动，否则就会不起作用了（如果必要的话可以用纸板或幕布遮挡起来）。经过一分钟左右之后，您就会开始感到叩击来自桌面，尽管您有意识的心智完全清楚这在逻辑上是荒谬的。再一次，这两列叩击（其中一列是您看到的对台面的叩击，而另一列则是您感到的在您手上的叩击）在统计上几乎是绝对不可能同时发生的，正是这一点使脑断言桌子是您身体的一部分。这种错觉非常像是真的，以致在一些情况下当我偶然在比受试者藏起来的手要远一点的地方叩击桌面时，这个人会声称他觉得手被异乎寻常地"拉长"或"牵长"了。

在您的朋友身上试试这些错觉，其效果比联欢会上的一些小把戏都要好得多。您可以把您的感觉传到外界物体上的这种想法真是十分激进，并使我想起诸如灵魂出窍（out-of-body）这样的体验，甚或是巫毒教（voodoo）[1]（针刺玩偶就会感到疼痛）。但是当我们的学生志愿者喊道"我感到我的鼻子长到了那儿去了"或是"桌子在感觉上就像是我自己的手"时，我们怎么就能肯定她说的并不只是一种隐喻。不管怎么说，我经常有种"感觉"，这就是我的汽车是我扩展了的身体影像的一部分，这种感觉很强烈，因此当有人在我的车上碰出一处凹陷时，我就会勃然大怒。但是我是否就由此认为汽车已经成了我身体的一个部分了呢？

这些问题都不那么容易回答，但是为了确定学生们是否真的把桌面当成了自己身体的一部分，我们设计了一个简单的实验，其中只是

---

1. Voodoo原意是"精灵"的意思。它原来是流行于西非加纳等地的一种神秘宗教。16世纪时，随着大量非洲黑奴被贩卖到海地的同时，也流行于非洲的原始宗教带到了海地，后来这些非洲黑奴将罗马天主教许多繁杂的宗教仪式与当地的原始宗教混合，便形成了神秘、诡异、令人恐怖的巫毒教（又译为伏都教）。巫毒教教义认为：现存的天下万物，都不过是一种表象，背后还有更重要的灵魂力量在活动。在巫毒教中，为了对某人施法以获取金钱、爱情或是复仇，常用人偶进行施法，施法者将一些与施法对象有关的物品加入人偶中，增加其魔性。例如贴上对方的相片，用对方衣物的布片裹住人偶，或在布制人偶上割缝塞入对方的头发或指甲，等等。一般而言，施法者要用红绳紧勒缠绕人偶，一边重复喊出咒语，然后用针或钉刺刺入人偶（的肝脏部位）。如此则施法完毕。当对某人施法时，据说陷入法术中的人应该会晓得那股魔法力量是冲着他来的。中国古代也有类似的说法，即所谓的"厌胜术"，不过放在人偶中的是被咒者的生辰八字。下一章标题中的"zombie"一词，即出自巫毒教。——译注

利用到所谓的皮肤电反应（Galvanic Skin Response, GSR）。如果我用一把锤子打您，或是拿一块很重的石头悬在您脚的上方，并威胁要把它扔下来，您脑的视区就会向边缘系统（情绪中枢）发送消息，以便使您的身体准备采取紧急措施（基本上是告诉您逃离危险）。您的心脏开始供应更多的血液，您开始出汗以散发热量。这些报警的反应可以通过测量皮肤电阻的变化（所谓的GSR）来加以监视，这种变化是由出汗引起的。如果您看的是一头猪、一张报纸或者一支笔，那都不会有GSR，但是如果您看的是某种能激起您感情的东西，例如一张马普尔斯罗普（Mapplethrope）[1] 摄影的照片、《花花公子》中的一位性感女郎或是一块在您脚上方摇摇欲坠的重石块，就会在您身上记录到很大的GSR。

　　所以当学生志愿者盯着桌子看的时候，我把他们和一台GSR机连接了起来。然后我同时扣击学生的藏着的手和桌面几秒钟，直到学生开始觉得桌子就像是他的手一样。然后就在学生看着桌面的时候，我用一把锤子猛击桌面。GSR立刻就出现了一个很大的变化，就好像我猛击的是学生自己的手指一样。（当我用不同步叩击桌子和手作为对照实验时，受试者并不产生错觉，也没有GSR反应。）现在桌子好像连接到了学生的边缘系统中去了，并且融合到了他们的身体影像中去了，以至于这一假货所受到的威胁和疼痛[2] 在感觉上就好像是威胁到了他自己的身体，GSR的变化就显示出了这一点。如果这一论点

---

1. Robert Mapplethorpe（1946—1989），美国摄影师，以其大幅高度程式化的黑白照片作品而闻名。他的作品主题众多，包括名人照、男女裸体照和花卉静物照等。——译注
2. 这里"疼痛"只是一种比喻的说法，因为疼痛是一种主观体验特性，对无生命的桌子来说根本不存在"疼痛"的问题。所以这里所说的"疼痛"其实只是受试者想象当此对桌子的打击打到自己身上时可能产生的疼痛感。——译注

成立的话，那么有关您的汽车是否和您连成一体的问题也许就不那么愚蠢了。这一技术确实可能给了我们一种方法去研究一些令人困惑的心理现象，就像您对孩子或配偶所感到的那种深情和热爱。如果您深爱着某人，是不是有可能您实际上已经成了此人的一部分？或许你们的灵魂，而不只是你们的肉体已经融为一体了。

　　现在就请您仔细想想所有这一切说明了什么问题。终其一生您能到处走动，这是因为假定您的"自我"固着在您独一无二的身体之中，至少在死之前这都是稳定不变的。您的自我确实完全"忠于"您自己的身体，这是不言而喻的，因此您从来也不会停下来想这个问题，更不会对此提出质疑。然而这些实验表明事实恰恰相反，您的身体影像尽管表面上似乎持久不变，其实它完全是瞬息万变的内心构念，只要用一些简单的把戏就可以大大改变。这只是您临时创造出来的一个表面现象，只不过是为了能成功地把您的基因传诸后代。

第 4 章
脑中无魂人 [1]

除了显得独特或甚至于是近乎荒诞无稽的案情外，他对其他案情从来是不屑一顾，拒不参与任何侦察的。

—— 华生医生（James Watson）[2]

D. 米尔纳（David Milner）是苏格兰法夫（Fife）圣安德鲁斯大学（University of St. Andrews）的一位神经心理学家，他正急于赶回医院去对一位新来的病人做检查，由于过于匆忙，他都差点完全忘了要随身携带有关她病况的案卷。他不得不冒着寒冷的冬雨赶回家去拿有关黛安娜·弗莱彻（Diane Fletcher）的文档。事情很简单，但是却很悲惨：黛安娜最近才移居到意大利北方，她在那儿是作为一名自由职业

---

1. 原文为 Zombie，直译就是"僵尸"。作为科学术语，其真正的意思是从动作和行为上看与人无异，但是其实并没有意识，也不明白自己在做什么的一种假想的外貌似人的生物体。当然这样的生物体是不存在的。在神经科学中这个术语实际上是指人不需要意识参与的自主动作或行为。关于此词的译名问题，我曾通过此术语的制定者之一美国加州理工学院科赫教授的研究生侯晓迪先生拟了几个中文译名，再倒译成英语去问科赫教授，他肯定了"僵尸"这一译名。但是在中国科技名词审定委员会生物物理名词审定时，同行专家认为由于"僵尸"一词在中国民间已经有了带有浓厚迷信色彩的固有含义，不适宜于审定作为正式的科学名词。有同事提出可译为"无意识自主行动体"，其科学含义比较准，不过作为科学名词未免失之过长，另外和提出者的隐喻也相差较大，经再三考虑，拟定名为"无魂人"，似和原意最为贴切，而又不致引起读者对僵尸鬼怪形象的固有联想。——译注
2. 柯南·道尔笔下大侦探福尔摩斯的亲密朋友和伙伴，这段引言引自《斑点带子案》（The Adventure Of The Speckled Band）一文（译文引自陈羽纶译《斑点带子案》一文，载《福尔摩斯探案集（二）》，群众出版社，1980）。这段话是华生医生对福尔摩斯工作的评价。——译注

者做商业翻译。夫妇俩在靠近古色古香的市中心附近找到了一套可爱的老公寓套间，房间刚新漆过，厨房用具都是新的，浴室也刚重新装修过，一切都和他们远在加拿大的老家一样舒适。但是好景不长。有天早上黛安娜去冲澡，房东没有警告过她热水器通风不当。水流流过燃烧丙烷的热水器加热，这时一氧化碳就在狭小的浴室中积聚了起来。就在黛安娜洗头发时，无臭的毒气渐渐使她中毒，她丧失意识并倒在了地砖上，一氧化碳和她血液中的血红蛋白不可逆地结合在一起而使她的脸呈鲜艳的粉红色。她这样躺了可能有 20 分钟左右，水不断地流过她那变得了无生气的身体，这时她丈夫正好回家来取他忘了带的东西。要不是他回家的话，要不了一小时她就得丧命。但是尽管黛安娜活了下来，并且取得了令人惊异的恢复，不久之后她的亲人就发现她在一些地方永远地不正常了，这是由几块脑组织的永久损伤造成的。

当黛安娜从昏迷中醒来时完全瞎了。几天之后，她能认出颜色和纹理，但是她认不出物体的形状和脸，甚至连她丈夫的脸以及她自己在手镜中的像都认不出来。而与此同时，她能毫无困难地凭声音认人，如果把东西放到她手中，她也能讲出这是什么东西。

他们到米尔纳医生那儿去就诊，因为他一直对由于中风和其他脑损伤所引起的视觉问题保持兴趣。米尔纳医生得知黛安娜回到了她双亲所在的苏格兰，目的是想看看能否有什么方法对她有所帮助。当米尔纳医生开始对她做视力检查时，很明显，如果根据"盲"这个字的传统意义，那么无论从哪个方面来说，黛安娜都是位盲人。她认不出视力表上最大的字母，当他举起两或三个手指给她看时，她也说不出有几根手指。

有一次米尔纳医生举起一支铅笔。他问道："这是什么？"

就像通常那样，黛安娜显得很困惑。然后她做了个出人意料的举动。她说道："喂！让我看看吧。"她一下子就伸手从医生的手中把铅笔拿了过去。米尔纳医生这下子可目瞪口呆了，这并不是由于她能通过手摸认出物体，而是因为她从他手中把笔拿走是如此敏捷。当黛安娜伸手去拿铅笔时，她的手指飞速而精确地对准了铅笔伸过去，以流畅的动作拿起铅笔并缩回到她的腿部。您决猜想不到她是位盲人。就好像是有另外一个人，也就是在她体内的某个下意识的无魂人指导了她的动作。［当我说到无魂人的时候，我指的是某个完全没有意识的生物，但是很清楚的一点是无魂人并没有睡着。无魂人是完全警觉的，能够做复杂而需要技巧的运动，就像风靡一时的电影《活死人之夜》（*Night of the Living Dead*）[1]中的那些活死人一样。］

这激起了米尔纳医生的好奇心，他决定对黛安娜的潜能做一些实验。他给她看一条直线并问她："黛安娜，这条线是竖的还是横的？或者是斜的？"

她回答道："我不知道。"

然后他给她看一条竖的狭缝（事实上，这是一个邮箱口），并要

---

1. 1968年放映的一部美国恐怖悬疑片，故事从七个男女偶然住进一所偏远、废弃的农庄开始，不久他们就发觉自己被困住了，因为正有数不尽的死人朝他们所住的农舍进攻。——译注

65　她讲出其朝向。她再一次说道："我不知道。"

当他递给她一封信并要她投递进邮箱口时，她抗声说道："喔，我做不了。"

他说道："喂，来吧，就试试看吧，就假装您正在寄一封信吧。"

黛安娜还是不情愿做。他催促说："试试看吧。"

黛安娜从医生手里拿过信并伸向邮箱口，她把手转到使信正好完全对准邮箱口的朝向。黛安娜又用了一个很有技巧的动作把信扔进了邮箱口，尽管她不能告诉您邮箱口究竟是竖、是横还是斜。她完全是无意识地执行了医生的指令，就好像是一个无魂人在负责这一任务，并且不费吹灰之力就让她的手伸向目标。[xxxii]

黛安娜的动作之所以令人惊诧是因为我们通常把视觉看成是一个单独的过程。当有人明显是一位盲人，但是她却能伸手去拿一封信，把信转到正确的位置并投入一个她"看不到"的邮箱口里时，这种能力看上去几乎很难解释。

要想理解黛安娜究竟体验到的是什么，我们必须放弃所有有关看东西究竟是怎么回事的常规观念。在下面几页里，您就会发现知觉到的东西要比眼睛所看到的多得多。

您大概和大多数人一样也把视觉认作是理所当然的。您早上醒来，睁开眼睛一看，所有一切都在您的眼前。看东西似乎是那样的不费吹灰之力，那样的自然而然，以致我们根本就认识不到视觉是一种异常复杂的过程，而且到现在还充满了谜团。但是请您想上那么一想，每当您哪怕对最简单的场景投以一瞥时发生了些什么？正如我的同事格雷戈里指出过的那样，您收到的是在您眼球内部的两个微小的上下颠倒的两维像，但是您知觉到的却是单个正立的、三维全景世界。这样神奇的变换究竟是怎样发生的呢？ [xxxiii]

许多人坚持一种错误的观念，即认为看东西就是在扫描某种内心的图景。譬如就在不久之前我参加一个鸡尾酒会，有位年轻人问我是靠什么谋生的。当我告诉他我对人是怎样看东西的，而脑又是如何对知觉起作用的这些问题感兴趣时，他看上去很是迷惘。他问道："这又有什么好研究的呢？"

我说道："好吧，当您看着某个对象时，您以为脑在做些什么？"

他低头看了看手中的一杯香槟酒。"好吧，在我的眼球中有这只杯子的倒像。明暗影像的交替变化激活了我视网膜中的光感受器，这 [66] 些模式通过一条电缆，也就是我的视神经对每个像素逐一进行传输，并显示在我脑中的一块屏幕上。这不就是我如何看到这杯香槟酒的过程吗？当然，我的脑需要使像再正立过来。"

尽管他有关光感受器和光学的知识都很对，但是他的解释（在脑内某处有一块屏幕，影像就显示在其上面）却包含了一个严重的逻辑谬误。因为如果您把香槟酒杯的像显示在一块脑内的神经屏幕上，那么您就需要在脑内另有一个小人去看这个像。但是这并没有解决问题，因为这样您就需要在那个小人的头中有一个更小的人去看这个像，如此等等，无穷无尽。结果您得到一串一个套一个的无穷无尽的眼睛、像和小人，而没有真正解决知觉问题。

　　因此要想认识知觉的第一步就是要抛弃脑中有图像这样的想法，而要开始设想有关外部世界中的物体和事件的符号表述。本页各段话中的任何一段都是这种符号表述的很好的例子。如果您必须告诉在中国的一位朋友您的公寓房间是怎么样的，您无需通过心灵传输（teletransport）把房间的样子传到中国去。您所需要做的只是写封信把房间描述一番就行。但是信上的墨迹（词和段落）和您的卧室从实体上来说没有任何相似之处。这封信就是您卧室的符号表述。

　　那么脑中的符号表述又是什么意思呢？当然这并非是用墨水写的字迹，而是用神经脉冲表达的语言。人脑中有许多处理图像的区域，其中每个区域都是由神经元构成的复杂网络组成的，其中每个网络都被特异化来提取图像中某种类型的信息。任何对象都在这些区域中的某个子集中激起某种活动模式，每个对象都有它自己独一无二的模式。例如当您看一支铅笔、一本书或一张脸时，在每一种情况下都引起某一各不相同的神经活动模式，这种模式"通知"脑的高级中枢您正在看什么。这些活动模式用符号代表或者说表征视觉对象，这在某种程度上就像信上的墨水字迹用符号表示或者说表征您的房间一样。科学家试图认识视觉过程，我们的目的就是要破译脑为了创建这些符号表述所用的密码，这很像密码专家试图破译敌方的行动计划一样。

　　因此知觉远不止只是在您的脑中复制一幅图像。如果视觉就像照相复制一幅景象那样只是对现实世界的一个忠实拷贝的话，那么如果视网膜上的像不变的话，您的知觉也应该不变。但是事实并非如此。即使当您视网膜上的像保持不变的话，您的知觉也有可能发生根本性的变化。1832年瑞士的一位晶体学家内克尔（L. A. Necker）发现了一个惊人的例子。有一天当他正用一台显微镜观察一粒立方体晶体时，突然晶体发生了翻转。当他每次去看时，晶体的朝向好像老是在变，这在物理上是不可能的。内克尔感到迷惑不解，他想是不是他头脑的内部有什么东西在翻转，而不是晶体本身在翻转。为了检验这一奇怪的想法，他画了一张晶体的简单线条画，奇怪的是，这张画也在翻转（图4.1）。您可以把它看成向上，也可以把它看成向下，问题就看您的脑对这幅图像如何解释，尽管这幅图像在您的视网膜上始终如此，一点变化都没发生。因此任何知觉作用都涉及脑的判断作用，即使简单到只是看一张立方体的图也是如此。

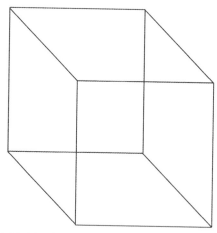

图4.1 内克尔立方体（Necker cube）。请注意可以用两种不同的方式来看图中的立方体线条画，一种是向上向左的立方体，还有一种是向下向右的立方体。尽管在您视网膜上的图像始终是同样的，但是知觉却可以发生改变

68　　　要想作出这些判断，脑利用了下列事实，即我们生活在内的世界并非混沌一片，也不是无组织的，它有着稳定的物理性质。在进化过程中，部分地也由于通过童年的学习，这些稳定的性质就被刻入了脑的视区，作为有关我们所居住的这个世界的某种"假设"或是隐含的知识，脑就利用这些假设或者知识来消除知觉中的含混之处。例如当有一组斑点协调一致地一起运动，就像美洲豹身上的斑点那样，那么这些斑点一般说来就属于同一个对象。因此，每当您看到有一组点一起运动时，您的视觉系统就会作出一个合理的推断：它们这样运动不会正好是碰巧了，它们大概属于同一个对象。因此这就是您所看到的。无怪乎德国物理学家亥姆霍茨（Hermann von Helmholtz）（视觉科学之父）把知觉称之为"下意识的推理（unconscious inference）"。[xxxiv]

　　　请看一下图 4.2 中有阴影的图像。这些都只不过是一些平面上的有阴影的圆盘，但是您会注意到其中大约有一半看上去就像蛋那样向您那儿鼓了起来，还有另一半随机地散布其间，看上去就像凹下去的空穴。如果您仔细一点检视它们，您就会注意到上半部亮的圆盘看上去像向您鼓起，而顶上发暗的圆盘则像空穴。如果您把书页颠倒过来，您就会看到所有圆盘的凹凸都反了过来。凸起的变成了凹陷的，反之亦然。之所以会这样的原因是，您的视觉系统在解释有阴影的图像时有一条内在的假设：太阳总是从上面照下来的，因此在现实世界中向您鼓起的凸形物就会在顶上受到照明，而凹形物则在底部受到照明。由于我们是在一个通常有高悬空中的单个太阳照耀下的星球上进化出来的，因此这是一条合理的假设。[xxxv]当然，有时候太阳也会处于地平线上，但是从统计上来说，阳光通常总是从上面照耀下来的，当然它从来也不会从下面照耀上来。

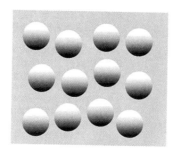

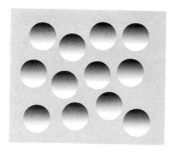

图4.2 蛋形和凹陷形的混合图像。所有有阴影的圆盘都是一样的，除了其中有一半顶上亮，其余的则是顶上暗。顶上亮的圆盘看上去总是像蛋那样从纸面上往外鼓起，而顶上暗的圆盘则看上去像是凹陷。这是因为您脑中的视区天生就知道太阳是从上面照下来的。如果这是真的话，那么只有鼓起的（蛋形）才是顶上亮的，而凹陷的则是底下亮。

如果您把书页颠倒过来，那么蛋形的就变成了凹陷的，而凹陷的则变成了蛋形的。（引自Ramachandran,1998 a）

　　不久之前，我又惊又喜地发现达尔文早就意识到了这一原理。亚洲大雉（argus pheasant）的尾羽上有显著的灰色圆盘形斑点（图4.3），其形状和您在图4.2中看到的很相像，但是它们的阴影变化是从左到右，而不是上下之差。达尔文认识到这种鸟可能利用这种斑点在其求偶程式中作为吸引异性的"到我这儿来"的信号，羽毛上的这种显著的有金属光泽的圆盘形斑点就相当于鸟类的珠宝。但是如果真是这样的话，那么为什么阴影要从左到右，而不是上下有别呢？达尔

文正确地猜测到或许是因为在求偶时羽毛会竖起来，而事实也正是如
此，这说明这种鸟的视觉系统在求偶程式和阳光方向之间惊人地和谐。

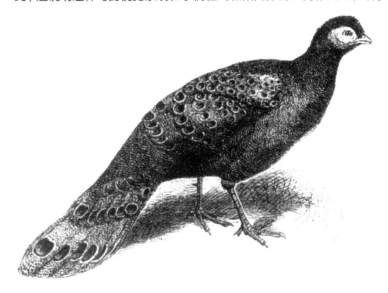

图4.3　在亚洲大雉的尾羽上有显著的圆盘状的斑点，这些斑点上的阴影通常是
从左到右而非从上到下的。达尔文指出当这种鸟求偶时，其尾巴向上竖起。这时圆
盘形就在顶上亮了，这就使它们会明显地向外鼓起如图4.2中的蛋形那样。对于鸟
类来说，这可能是最像珠宝那样的东西了。引自达尔文著《人类起源》[by Charles
Darwin（1871），John Murray, London]

　　从神经病学中可以找到更为令人信服的证据，说明在视觉系统中
存在所有这些异常奇妙的过程，这些证据来自像黛安娜以及和她类似
69　的其他有高度选择性视觉缺陷的病人。如果视觉只不过是把图像显示
在神经屏幕上，那么当有神经损伤时，您应当预料到景物中有些地方
甚或整个景物都会消失不见，这要看损伤的程度如何而定。但是视觉
缺陷通常要比这微妙得多。要想懂得在这些病人的脑中真的发生了些
什么，为什么他们会有这样特别的问题，我们需要更仔细地了解和视

觉有关的解剖通路。

当我还只是一名学生的时候，老师告诉我们来自我眼球的消息通 [70] 过视神经到达我脑后部的视觉皮层（到达一个称为初级视皮层的区域），看东西就是在那里发生的。在这部分脑区和视网膜之间有一个点对点的映射，眼睛所看到的空间中的每个点都在这一映射图中有一个对应的点。这一映射过程最初是根据下列事实推断出来的：当人的初级视皮层受伤时（譬如说一颗子弹穿过其中的一小块区域），他们在其视野中就会有一个对应的洞或者说盲点。此外，在我们的进化过程中造化弄人，您脑的每一侧看到的都是对侧一半的世界（图 4.4）。如果您笔直朝前看，您凝视点左边的半个世界映射到您右侧的视觉皮层，而您凝视点右侧的半个世界则映射到您的左视皮层。[xxxvi]

但是仅仅存在有这种映射图还不能解释我们是如何看东西的，因 [71] 为正如我在前面讲过的那样，脑内并没有一个小人在看着初级视皮层。与此相反，这第一个映射图起着分拣处和编辑室的作用，在这里凡是冗余的或没有用的信息都被清除掉，而视觉图像的某些特点（就像边缘之类）则被特别加以强调。（这就是为什么漫画家只用寥寥数笔把轮廓或者边缘勾画出来就能传神地画出一张图，他是在模仿您的视觉系统之所长。）然后这些经过加工以后的信息就被中继传送到人脑内 30 个左右不同的视区，其中每个区域都接收到视觉世界的整个映射图或者部分映射图。（这里所用的"分拣处"和"中继"两个词都不十分贴切，因为这些早期的脑区进行了相当巧妙的图像分析，而且还有大量来自高级视区的反馈投射。我们将在以后再谈。）

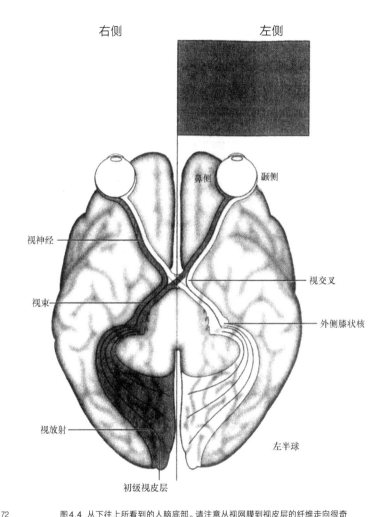

　　　　　图4.4　从下往上所看到的人脑底部。请注意从视网膜到视皮层的纤维走向很奇怪。在左视野中的视觉图像（深灰色）落在右眼视网膜的右侧，也同样落在左眼视网膜的右侧。从右眼外侧（颞侧）发出的纤维（深灰色）走向同一右侧的视皮层而不在视交叉处穿越到对侧去。左眼的内侧（鼻侧）纤维（深灰色）在视交叉处也穿越到右侧视皮层。因此右侧视皮层只能"看到"世界的左半边。

　　　　　因为视网膜在视皮层上有一种系统的映射关系，视皮层上的一个"洞"就会在视野上引起一个对应的盲点［或是盲区（scotoma）］。如果整个切除了右侧视皮层，病人就完全看不到左半边的世界。据S. Zeki, *A Vision of the Brain*, 1993重画。承蒙Blackwell（Oxford）出版社允许复制这就提出了一个有意思的问题。为什么我们需要30个脑区？[xxxvii] 我们真的还不知道答案，但是这些脑区似乎是高度特异化的，以此来提取视觉场景中的不同属性：颜色、深度、运动等。当有一个或几个脑区选择性地受到损伤，您就会遇见一些异常的精神状态，这类精神状态是在许多神经病人中见得到的。在神经病学中最著名的例子之一是一位瑞士妇女 [我将称她为英格丽德（Ingrid）] 的病例，她得的是"运动盲"。英格丽德脑双侧的中颞叶（MT）区受到损伤。她的视力在绝大多数方面都是正常的，她能讲出物体的形状，认人，读书，这些都毫无困难。但是如果她看一个人跑步或是一辆汽车在公路上行驶，她看到的是一系列静止的、像频闪闪光灯[1]下得到的快照，而不是流畅的连续运动。她不敢穿越马路，因为她不能估计驶来车辆的速度，虽然她认得出任何汽车的型号、颜色甚至车牌。她说和人当面谈话在感觉上就像是在打电话，因为她看不到正常会话时不断变化的面部表情。甚至倒一杯咖啡都成了一种折磨，因为咖啡总是溢出来而流到了地板上。她没法知道什么时候要倒慢一点，什么时候要改变咖啡壶的角度，因为她无法估计咖啡在杯里上升有多快。对你我来说，所有这些能力惯常都被认为是毫不费力的，以致我们把它看成是理所当然的。只有当哪里出了点毛病，就像当这一运动区受到了损伤的时候，我们才会领会到视觉有多巧妙。

另一个例子有关色觉。当病人脑中称为V4的区域双侧受损时，他们就完全看不到颜色了（这种色盲和更常见的先天性色盲不一样，

---

1. 就像迪斯科舞厅中所用的那种按一定频率每隔一小段时间给一次闪光的灯光，所以在这种灯光下看到的不是一直连续的景象，而是一连串中间有间断的片段景象。——译注

后者是由眼睛中对颜色敏感[1] 的色素有缺陷造成的。）萨克斯在其作品
73 《火星上的人类学家》（An Anthropologist on Mars）中讲过一位艺术家
的故事，有一天晚上他得了次很轻微的中风后回家，因为中风很轻微，
所以当时他根本就没有注意到这一点。但是当他走进屋子，他所有的
彩色画突然间看上去似乎都成了黑白作品了。事实上整个世界都成了
黑白世界，因此他很快就意识到画并没有发生变化，而是他本身出了
问题，当他看他妻子时，她的脸呈暗灰色，他说她看起来就像一只大鼠。

到此为止讲到了30个区域中的两个：MT和V4，但是其余的那
些脑区又怎么样呢？毫无疑问，这些区域也执行同样重要的功能，但
是我们对它们的功能可能是什么还没有清晰的认识。尽管所有这些区
域复杂得令人眼花缭乱，但是从总的方面来说，视觉系统似乎相对说
来在组织上还是比较简单的。从眼球出发的消息通过视神经后立即分
叉成两条通路：其中一条在种系发生上比较古老，而第二条新一些的
通路在灵长类（包括人类）中最为高度发达。此外，这两个系统之间
似乎有明显的分工。

"旧"通路从眼睛径直通向脑干中一个称为上丘的结构，并由此
最终到达高级皮层区，尤其是顶叶皮层。而在另一方面，"新"通路从
眼睛出发到达称为外侧膝状核的一串细胞，这是通向初级视皮层的一
个中继站（图4.5）。由此出发，视觉信息再传输到30个左右别的视
区做进一步的处理。

1.确切地说应该是对光线波长敏感的细胞，因为颜色并不是一个物理量，而是主观感觉。在正常
人的视网膜中有三种对不同波长的光线敏感的视锥细胞，通常所讲的色盲只有其中的两种，因此
他们分不清正常人能分清的一些颜色上的区别。——译注

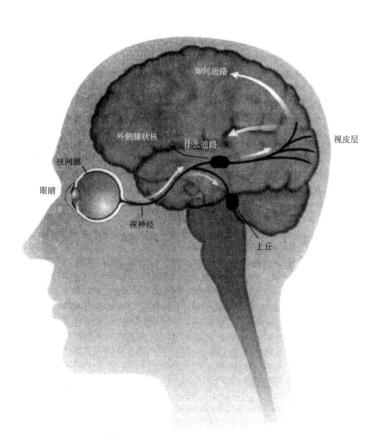

图4.5 视觉通路的解剖组织。从左侧看过去看到的左半球的概图。

从眼球发出的纤维分成两条平行的"流":新通路通向外侧膝状核(为了清楚起见,它在这张图中画在脑的表面上,虽然在实际上它是在丘脑的内部,而并不在颞叶皮层上),旧通路则通向脑干的上丘。

"新"通路然后再通向视皮层,并(在经过一些中继站之后)再次分成两条通路:一条是在顶叶皮层中的"如何(how)"通路[1],这条通路和攫取东西、定向(navigation)以及别的空间功能有关。第二条通路是在颞叶皮层中的"什么(what)"通路,这条通路和辨识物体有关。这两条通路是由美国国立卫生研究院(National Institutes of Health)的昂格莱德(Leslie Ungerleider)和米施金(Mortimer Mischkin)发现的。图中用白色箭头指出这两条通路

1.又称"何处(where)"通路。——译注

为什么我们要有一条旧通路和一条新通路呢？

有一种可能性是进化把旧通路保存了下来作为某种早期预警系统，并和有时被称为"朝向行为（orienting behavior）"的反应有关。举例来说，如果有一个很大的隐隐约约的物体正在从左边逼近我，这一旧通路就会告诉我这个物体在什么地方，并使我转动我的眼球，把我的头和身体转向它去看。这是一种原始的反射，它将潜在的重要事件带到我的中央凹，后者是眼睛中央有高视锐度的区域。

到了这一阶段，我才开始启用种系发生上较新的系统来确定这个物体究竟是什么，只有在这个时候我才能决定如何对此起反应。我究竟是应该抓住它还是应该躲开它？从它那儿逃开、吃掉它，与之搏斗还是与之做爱？[1] 损坏了这第二条通路，特别是损坏了初级视皮层就导致通常意义下的盲。引起这种情况最通常的原因是中风：脑供血的主要血管之一破裂或是有血栓。如果这一血管正好是脑后部的皮层动脉，左侧或右侧初级视皮层就有可能受到损伤。当右侧初级视皮层受到损伤，病人的左半视野就瞎了；而如果受到损伤的是左侧初级视皮层，那么右半视野就看不见了。这类盲称为偏盲（hemianopia），人们早就知道这种现象了。

---

1. 有些学者认为光是旧通路也能使主体在还没有意识到这个物体究竟是什么之前就立即采取行动，例如当在草地里踩到一条蛇形物时，主体在还没有看清这究竟是否真是一条蛇之前就立刻退缩了，要知道生死往往取决于一瞬间，旧通路无需上行到皮层形成意识，就能通过皮层下结构直接采取行动，因此反应更快。这种动作完全是下意识的，只有在这以后，才利用"新"通路意识到这个物体究竟是什么。当然从上丘也有通路继续上行到更高级的顶叶皮层，完成更复杂的与空间有关的任务，这是作者在稍后就要讲到的。有关论证可参阅 C. Koch（2004）*The Quest for Consciousness*, Roberts and Company Publishers. 有中译本：顾凡及、侯晓迪译（2013）《意识探秘》，上海科学技术出版社。——译注

但是还是有令人惊异之处。魏斯克莱茨（Larry Weiskrantz）博士是一位在英国牛津大学工作的科学家，他做了一个令许多视觉科学家目瞪口呆的简单实验。[xxxviii]他的病人［人们称他为 D. B.，不过我叫他德鲁（Drew）］脑中有一些异常的血管，这些血管用手术切除，连带也切除了同一处的一些正常脑组织。因为这些畸形的血管丛位于右侧初级视皮层，手术使德鲁完全看不见左半边世界。这和他是用左眼来看还是用右眼来看完全无关，如果他笔直向前看，他就看不到左半边世界中的任何东西。换言之，虽然他可以用两只眼睛看出去，但是没有哪一只眼睛可以看到自己的左半边视野。[1]

在手术之后，德鲁的眼科医生桑德斯（Mike Sanders）博士要他注视正前方实验装置中心的一个很小的固定点，这个装置的样子就像是一只半透明的巨大乒乓球。在德鲁的整个视野中呈现的是一片均匀的背景。接着桑德斯医生在安放在球内壁的弯曲屏幕的不同部位闪现光点，并问德鲁是否能看到这些光点。每当光点落在他的好视野中时，他就会说："看见了，看见了，看见了。"但是当光点落在他的盲区时，他就默不作声。他没有看到。

到此为止一切正常。然后桑德斯博士和魏斯克莱茨博士发现了一些怪事。德鲁的左视野显然是瞎的，但是如果实验者把手放在这个区域，德鲁能正确地伸手到实验者的手那儿！这两位研究人员要求德鲁注视正前方，然后在壁上他注视点的左方放一些可移动的壁贴，他

---

1. 实际上，由于两眼一直在进行运动，不断地改变其注视点，因此病人还是能看到在他前面的很大一片世界，而不是只看到半个世界。因此在这里和下文所介绍的实验中都要求病人注视正前方，以尽量减少眼动带来的影响。——译注

又能再次指向这些壁贴，虽然他坚持说他实际上并没有"看到"它们。他们在他的盲视野里以垂直方向或水平方向举一根棒，并要他猜测棒的朝向。德鲁对这个任务完全没有任何问题，虽然他还是说他看不到棒。有一次在他做了一长串"猜测"，而且几乎没有什么错误之后，他们问他："您可知道您做得有多棒？"

76　　他回答道："不，我不知道，因为我看不到任何东西，他妈的我什么都看不到。"

　　"您能讲讲您是怎么猜的吗？是什么使您能说棒是竖的还是横的？"

　　"不，我说不出来，因为我看不到任何东西。我真的不知道。"

　　最后他们问他："这么说来您真的不知道您都说对了吗？"

　　德鲁以一种怀疑的神气回答道："我不知道。"

　　魏斯克莱茨医生及同事给了这种现象一个似乎自相矛盾的名字："盲视"，并继续引证了许多别的病人来说明这种现象。但是这一发现太出人意料了，许多人还是不能相信存在这种现象的可能性。

　　魏斯克莱茨医生一再向德鲁询问他在其盲左半视野中的"视觉"，在绝大多数情况下，德鲁都说他毫无所见。如果硬逼着他讲，偶然他也可能会说他有一种"感觉"：有某种刺激正在逼近或是后退，或者是"光滑的"或是"毛毛刺刺"。但是德鲁总是强调从"看到"的意义上来说他什么也没有看到，他只能说是猜猜而已，他无法用语言来表达任何有意识的知觉。研究人员确信德鲁是一位可靠而诚实的报告者，当测试物靠近好视野的边缘时，他总是立刻就讲出来了。

如果不求助于超感知觉（extrasensory perception），您又如何来解释盲视现象呢？一位没有意识知觉的人居然能指出或正确地猜对哪里有东西。魏斯克莱茨医生认为如果考虑到我们在前面讲过的两条视觉通路之间的分工，那么就能解决这一似非而是的矛盾。特别地，虽然德鲁失去了他的初级视皮层，这使他变盲，但是他在种系发生上比较原始的"朝向"通路还是完整的，或许正是它介导了盲视。换句话说，落在盲区中的光点虽然不能激活受到损伤的新通路，但它还是可以通过上丘传输到诸如顶叶皮层这样的高级脑中枢，从而指挥德鲁的手臂指向"看不到"的光点。这一大胆的解释有一层非同寻常的含义：只有新通路能够产生有意识的觉知[1]（"我看到了这件东西"），而旧通路则能利用视觉输入来完成各种各样的行为，尽管这个人完全没有意识到这究竟是怎么一回事。那么是不是可以由此得出结论说，意识是在进化上最近产生的视皮层通路的某种特殊性质呢？如果真是这样的话，那么为什么只有这一通路才能进入心灵？这些是我们在最后一章中要讲的问题。

迄今为止我们所讲过的还都只是有关知觉的一些最简单的故事，但是事实上情况要复杂得多。据称包括初级视皮层在内的"新"通路产生有意识的知觉（德鲁的新通路完全给毁了），现在已经知道在这

---

1. 按照科赫的看法，觉知（awareness）几乎就是意识（consciousness）的同义语，不过在过去，神经科学家宁愿用觉知一词而非意识，因为他们觉得意识这个词似乎更像是一个哲学术语，也有人企图说明觉知和意识是两个不同的概念，但是并没有给出充分的理由。——译注

77 条新通路中，信息又再一次分成了两条不同的支流。一条有时候被称为"何处"通路，它终止在顶叶皮层（就在您耳朵上方的脑表层）；另一条是"什么"通路，它通向颞叶皮层（在两鬓下方）。看起来这两个系统似乎是专门为了执行视觉功能的一些不同方面。

　　实际上术语"何处"通路稍微有误导之嫌，因为这一系统并非专门只是有关"何处"，也就是只指出物体在空间中的位置，而是有关空间视觉的所有方面：生物体到处行走的能力、顺利穿越崎岖的地形并避免碰到障碍物或是掉入坑洼的能力。这条通路大概能使动物定出一个运动目标的方向，判断正在逼近或后退的物体的距离，躲开飞向自己的东西。如果您是一个灵长类动物的话，那么这条通路帮助您伸手出去用您的手指和拇指攫取东西。事实上加拿大心理学家古德尔（Mel Goodale）建议过应该把这个系统称为"动作视觉通路（vision for action pathway）"或是"如何通路"，因为这条通路看来主要是和视觉指挥下的运动有关。（此后我就将称它为"如何"通路。）

　　现在您可能会搔搔头说，天哪，还有些什么呀？剩下来的事就是您要能识别物体，因此这第二条通路就称为"什么"通路。事实上您的30个视区中的绝大多数都位于这个系统之内，这多少使您能领会到它的重要性。您正在看的东西究竟是一只狐狸呢？还是一只梨？或是一朵玫瑰花呢？这是敌人的脸？还是朋友的脸或是配偶的脸？这是德鲁呢？还是黛安娜的脸？这一切的语义属性和情感属性是什么？我对此在乎吗？我怕它吗？有三位研究人员罗尔斯（Ed Rolls）、格罗斯（Charlie Gross）和佩雷特（David Perrett）作出了下列发现：如果您把电极置于猴脑中监视此系统中细胞的活动，在其中的一个特殊区域中您会发现所谓的脸细胞，每个神经元只对特定的脸的照片有反应。这样一来，有某个细胞可能对猴群中占支配地位的雄猴起反应，另一个则对其配偶起反应，还有一个细胞则对取代猴王而占统治地位的雄性，也就是说对人类实验人员起反应。这并不是说单个细胞以某种方式就对识别脸的整个过程负责，识别大概要靠有成千上万的突触的网络才能实现。但是不管怎么说，脸细胞总是识别脸或其他东西的细胞网络中的一个关键部分。一旦这些细胞被激活起来了，它们发出的消息就会以某种方式传送到颞叶皮层中和"语义"（也就是您有关这个人的[78]所有记忆和知识）有关的高级区域。我们以前在哪里见过？他的名字是什么？我最近一次看到这个人是在什么时候？他是干什么的？不光如此，最后还有由这个人的脸所激发起的所有感情。

如果想进一步阐明这两个流（什么通路和如何通路）在脑内做些什么，我想请您做一次思想实验。在现实生活中，人们会得中风、头部损伤或是其他脑意外，并且可能会失去如何流和什么流中的各种小块。但是大自然不可能那么纯粹，很少会仅伤及一条流而不伤及另一条。因此让我们假设，有一天当您醒来时，您的什么通路被选择性地除去了（或许那天晚上有一位邪恶的医生进到房间使您丧失知觉并切除了您的双侧颞叶）。我敢预言当您醒来时会发现整个世界看上去就像抽象雕塑的美术馆，或许就像火星人美术馆（Martian art gallery）。您看到的东西都认不出来了，激不起情感，也引不起任何联想。您会"看到有"这些东西，"看到"它们的边界和形状，您可以伸手去拿它们，用您的手指沿着它们的边缘摸过去，如果我把其中一个东西向您扔过来，您也能把它接住。换句话说，您的如何通路是有功能的。但是关于这究竟是些什么东西，您哪怕连最模糊的概念都没有。至于说您是否"意识到了"其中的任何物体，这是一个争论未决的问题，因为有人会说，除非对您所看的东西您能感受到其情感方面的重要性，并知道和它有关的语义方面，否则意识一词就没有任何意义。

有两位科学家，就是芝加哥大学的克吕弗（Heinrich Klüver）和布西（Paul Bucy）真的在猴子身上做过类似的实验，他们手术切除了猴子脑中包括什么通路在内的颞叶。这些动物能到处行走，也不会撞到笼壁，因为它们的如何通路是完整的；但是如果给它们一支点燃着的香烟或是剃须刀片，它们很可能会把它塞到自己的嘴里开始嚼起来。公猴会骑到其他动物身上，其中包括鸡、猫甚至实验员。它们并非色情狂，而只是无法区分而已。它们难于认识什么是可以捕食的动物，什么是配偶，什么是食物，一般说来它们难于知道任何东西的含义是什么。

那么是不是有病人也有类似的缺陷呢？在非常少的情况下，有病人的双侧颞叶都有大面积的损伤，而表现出一系列的症状，类似于我们现在所称的克吕弗–布西综合征。就像猴子一样，他们也会把碰到的任何东西都塞进嘴里（很像婴儿的作为），并表现出不加区别的性行为，例如向医生和相邻轮椅上的病人做出下流的姿势。

很早就已经知道了这种极端的行为，这使得有关这两个系统有明确分工的想法具有可信性，而这又把我们带回到黛安娜的病例。虽然她的缺陷并不太极端，在她的什么视觉系统和如何视觉系统之间也有分离。她讲不出一支笔或是一条狭缝是竖还是横，因为她的什么通路选择性地不起作用了。但是因为她的如何通路依然完整（她的在进化上更古老的"朝向行为"通路也同样是完整的），她能够正确地伸手去拿铅笔，或是把信转到正确的角度投入她看不到的邮箱口。

　　为了使这种差别更清楚起见，米尔纳医生做了另一个巧妙的实验。寄信毕竟是一件比较容易的习惯动作，他想要知道无魂人的操控能力到底有多精巧。米尔纳医生把一大一小两块木块放在黛安娜面前，问她哪块大些。不足为奇，他发现她的回答是随机的。但是当他要她伸手去拿物体时，她的手臂再次不出任何差错地伸向这件物体，而且她的拇指和食指张开的距离也正好适合这个物体的大小。所有这一切都对手臂的动作做了录像来加以证实，并且对录像带做了逐帧分析。这再一次表明，就好像有一个下意识的"无魂人"在黛安娜体内，它在执行复杂的计算，并使她能正确地动手和手指，不管是寄信还是去拿不同大小的物体都是如此。这个"无魂人"就对应于如何通路，这一通路大体上还是完整的，而"人本身（person）"则对应于什么通路，这一通路受到了很大的损伤。黛安娜在空间方面能和周围世界相互作用，但是她对她周围的绝大多数物体的形状、位置和大小都没有有意识的觉知。她现在居住在乡间，在那里照管着一个很大的药草园，和朋友们相聚甚欢，并过着一种积极的，虽然要有人看护的生活。

　　但是这个故事还有另一个意想不到的转折，即便是黛安娜的什么通路也没有彻底损伤。正如我在本章开始时说的那样，她不能认出物体的形状。对她来说，一张香蕉的线条画看上去和一张南瓜的画别无二致，虽然如此，她却能毫无困难地区别颜色和视觉纹理。她善于识别"材料"而非"东西"，她能根据纹理把香蕉和黄色的美洲南瓜（zucchini）区分开来。其原因可能是在于：即使是在构成什么通路的区域内部也还有关于颜色、纹理和形状的更精细的子区域，而"颜色"细胞和"纹理"细胞可能比"形状"细胞更能抵抗一氧化碳的毒害。生理学家还在剧烈争论在灵长类动物的脑中是否有此类细胞，但是黛安娜的具有高度选择性的缺陷以及依然保存下来的能力给了我们额外的线索，说明在人脑中确实存在这类高度特异化的区域。如果您要想在脑中寻找模块化的证据（以及攻击整体论的弹药）的话，那么视区是您最理想的宝地。

　　现在让我们回到我早些时候提到过的思想实验，而换一种相反的情形。如果那位邪恶的医生切除了您的如何通路（指导您行动的通路），而保留您的什么系统维持完整，那又会怎样呢？您可以预料到会看到一个人不再能定向和有方向感，她会在寻找她感兴趣的东西、伸手去拿东西，或是指向她视野中感兴趣的目标方面碰到很大的困难。在一种称为巴林特（Balint）综合征的怪异失常中确实发生了类似的情形，这种病人的双侧顶叶受到损伤。有一类管道视觉（tunnel vision），病人把目光盯在碰巧落在她中央凹视觉（眼睛中视锐度最高的区域）处的任何小物体上，但是她对这周围的其他所有物体都视而不见。如果您要她指向她视野中的某个小目标，她很可能把目光落在离目标很远处，有时候可以差到一英尺（约0.305米）或更多。但是一旦目标落到了她的两个中央凹中，她就能毫不费力地认出目标，因为她完整的什么通路在这方面完全正常。

．

　　发现有多个视区以及两个通路之间的分工都是神经科学中具有里程碑意义的成就，但这对于认识视觉来说还仅仅只是开了个头。如果我把一个红球抛向您，您脑中的几个相距甚远的视区同时被激活了，但是您所看到的是关于这个球的一个统一的图景。您之所以能把看到的东西统一成一个整体，是不是因为在脑勺后阶段的某处能把所有这些信息结合在一起呢？这个部位也就是哲学家丹尼特调侃所称的"笛卡儿戏院（Cartesian theatre）"; [xxxix] 还是因为在这些区域之间有许多联结，因此这些区域的同时激活就直接引起了某种同步发放模式，而这又创造了知觉上的统一？这个问题也就是所谓的绑定问题，它是神经科学中许多未解之谜之一。事实上由于这个问题过于神秘，以致有些哲学家甚至不承认这是一个真正的科学问题。他们认为之所以提出 81 这个问题只是由于我们在用语方面的癖好，或是对视觉过程做出了逻辑上有缺陷的假设。

　　尽管有这种保留意见，发现有如何通路和什么通路以及有多个视区还是激起了很大的兴奋，特别是对刚进入这一领域的年轻研究人员来说更是如此。[xl] 现在已经不仅能在人看一幅场景（不管是简单到像黑色背景上白色方块这样的图形还是更为复杂的像笑脸这样的对象）时记录单个细胞的活动，而且还能看到这时活人脑有许多区域亮了起来。更有甚者，存在有对特定任务有高度特异性的区域这一事实，给了我们一种手段去逐步接近本章开头所提出的问题：神经元的活动是怎样引起知觉体验的？举例来说，我们现在知道视网膜中的视锥首先是把它们的输出送到初级视皮层中一串对颜色敏感的细胞上，这些细胞串有一个古怪的名称 —— 斑块（blob），然后再到其邻近的18区中的狭条（thin stripe），由此再到 V 4（请回忆一下那个错把妻子当老鼠的人），当您沿着这一序列一路走去，对颜色的处理变得越来越巧妙。根据这一序列以及所有这些详尽的解剖学知识，我们可以问下列问题：这一特定的事件链怎样会产生我们有关颜色的体验？或者回想一下英格丽德的病例，她得了运动盲，那么我们也可以问一下，中颞区中的回路怎样使我们得以看到运动？

　　正如英国生物免疫学家梅达沃所言，科学是"处理可望解决的问题的艺术"，人们可以提出下列论据：发现多个特异化的视区使视觉问题变得可望解决，至少是在可预见的未来。对于他的这句名言，我还要补充一点，这就是在科学中人们常常被迫二中选一：要不是对一些琐碎的问题（人的眼睛中有多少个视锥）作出精确的回答，就是对一些大问题作出空洞的回答（自我是什么？），但是偶尔您也会碰到对某个大问题的精确回答［例如脱氧核糖核酸（DNA）和遗传之间的关系问题］，这时您就是交上了好运了。在神经科学中，视觉似乎是我们迟早会对一些大问题找到精确答案的领域之一，不过只有时间才能证明这一切。

　　与此同时，我们从像黛安娜、德鲁和英格丽德这样的病人身上也学到了有关视觉通路的结构和功能的大量知识。例如，尽管黛安娜的症状在开始时看起来稀奇古怪，现在我们可以用我们学到的有关两条视觉通路（什么通路和如何通路）的知识来进行解释。重要的问题是我们应该不断地提醒自己，不但在黛安娜的脑中有无魂人，而且我们每个人无不如此。事实上，我们的总目的不只限于仅是解释黛安娜的缺陷，更在于要解释您的脑和我的脑是如何工作的。因为这两条通路在正常情况下是在一起非常自然地协调工作的，很难把它们各自的贡献分离开来。但是即使对你我而言，也有可能设计一些实验来显示确实存在这两种通路，并且它们在某种程度上是独立工作的。为了说明这一点，我将讲最后一个实验。

　　这一实验是由阿廖蒂进行的，[xli]他的实验利用了并列着的两个一样大小的圆盘的知名视错觉（图4.6）。其中一个圆盘被6个小圆盘包围着，而另一个则被6个大圆盘包围着。对大多数人来说，这两个中心圆盘看起来大小不一样。被大圆盘包围着的中心圆盘看起来要比被小圆盘包围的中心圆盘小30％，这是一种称为大小反差的错觉。这是格式塔心理学家[1]常用的许多错觉之一，他们用这些错觉来说明知觉总是相对的，而绝不是绝对的，总是和周围背景有关。

　　阿廖蒂博士没有用线条画来得出这种效应，他把两个中等大小的多米诺骨牌放在桌面上。其中的一个周围放了一圈大一些的多米诺

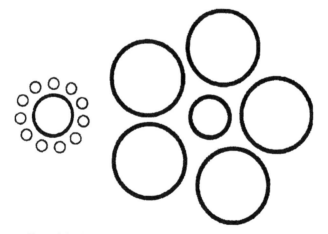

　　图4.6　大小反差错觉。中间的那两个中等大小的圆盘在物理上是一样大小的。但是那个被较大的圆盘包围的圆盘看上去要比那个被较小的圆盘包围的小。当一个正常人伸手去拿中心圆盘时，不管去拿的是哪一个，他或她的手指张开的距离都一样，虽然这两个圆盘看上去大小不一样。无魂人或者说顶叶皮层中的"如何"通路显然没有上错觉的当

---

1. 格式塔（Gestalt）原文是一个德文词，也有译为"完形"的，是20世纪初兴起的一个心理学学派，它从整体论的思想出发解释知觉的组织问题，它认为对某个对象的知觉都和周围背景有关。——译注

骨牌，而第二个则在其周围放了一圈小一些的多米诺骨牌，其做法就
像刚才所说的圆盘一样。就如同圆盘一样，当一位学生看着这两个中
心多米诺骨牌时，其中之一明显要比另一个小些。但是令人吃惊的是，
当要他伸手去捡起这两个中心多米诺骨牌之一时，当他的手接近这块
多米诺骨牌时他的手指张开的距离正合适。对他的手所做的逐帧分析
表明，他的手指张开的大小正好适合每一块中心多米诺骨牌的实际大
小，尽管从他的眼睛看出来（您的眼睛也一样）其中一个要比另一个
大30%。显然，他的手知道一些他的眼睛不知道的事，这意味着只有
他脑中的对象流"看到"了这种错觉。如何流（无魂人）一点也没有
上当，因此"它"（或者说是他）能够伸出手去正确地把多米诺骨牌
拿住。

　　这个小实验对日常生活和体育活动可能有一些很有意思的含义。
马克斯门（Marksmen）说过，如果您在打靶时过于专注，您就会错失
标靶，您在开枪之前应该"随它去"。绝大多数运动都和空间定向有
密切的关系。一位美式橄榄球组织进攻的枢纽前卫把球传向球场上的
一个空白位置，他算好了接球的队员如果没有被拦住的话会跑到什么
地方。一位棒球的外场手在听到棒球和球棒接触所发出的声响时就已
开始跑动了，因为他顶叶中的如何通路根据这一声音输入已算出了球
的落点。篮球运动员如果每次都站在篮球场上的同一地点，他们甚至
可以闭上眼睛把球投入篮内。说真的，对于运动和生活中的许多别的
事情来说，可能还是"把无魂人释放出来"让它去执行自己的任务为
好。还没有直接的证据表明所有这一切主要都有您的无魂人（如何通
路）参与在内，但是可以用脑成像技术来检验这一思想。

我8岁大的儿子马尼（Mani）有一次问我是不是无魂人要比我们想的更聪明，这在古代武术和像《星球大战》（*Star War*）[1] 这样的现代电影里都有很多这种说法。当年轻的天行者（Luke Skywalker）[2] 和自己有意识的觉知斗争时[3]，尤达（Yoda）[4] 劝他说："用原力（force）[5] 呀，感受到它，对了。"和"不。什么也不要去试！不管做不做。千万别去试。"他这指的是无魂人吗？

我回答说："不是。"不过后来我的想法有了改变。因为坦白讲，我们对脑的了解还很少，甚至对一个小孩提出的问题都应该认真地加以考虑。

有关存在的一个最明显的事实就是您感到有单个统一的自我在"负责"您的命运，这一点实在太明显不过了，以致您极少会停下来思索这个问题。但是阿廖蒂博士的实验和对像黛安娜这样的病人的观察都表明事实上在您体内都有另一个东西在自行其是，而您对此根本就觉知不到。而且我们已经知道不止只有一个这样的无魂人，在您

1.《星球大战》是美国导演兼编剧乔治·卢卡斯所构思拍摄的一系列科幻电影。该片描写在很久以前的一个遥远的银河系，肩负正义使命感的绝地武士与帝国邪恶黑暗势力作战的故事。绝地武士是一群有着非凡天赋的人，经由各种筛选，他们在幼年时就开始接受严格的特殊训练，其宗旨是认识和使用"原力"（Force）。训练有素的绝地武士有极强的意志力可以使用无所不在的"原力"来维护银河间的和平。——译注
2.《星球大战》三部曲的主角，为了替父亲报仇，师从尤达大师学习"原力"，最后摧毁了邪恶的死星及其皇帝，使银河得到解放。——译注
3. 这是《星球大战：帝国反击战》中的一幕。有一天，天行者的X翼战机（X-Wing）掉进河中，他认为不可能用原力将如此大的飞船升起，但仍要试。他有意识的尝试受到心理影响，而没有能力升起X翼战机。因此他的指导者尤达要他用原力来做到这一点。——译注
4. 他在电影中是位具有强大原力与高洁品德的银河共和国将军，也是天行者的指导者。这个名字的来源不详，有人说是源于"瑜伽"。——译注
5. 原力是星际大战系列作品中虚构出来的超自然的而又无处不在的神秘力量，是所有生物创造的一种能量场。当然，这是完全没有科学根据的小说家言。《星球大战》系列第七部《星球大战：原力觉醒》于2015年12月上映。——译注

84　的脑内有种种这样的无魂人。如果真是这样，那么您关于在您的脑内只有一个"我"或者"自我"的想法可能只是一种错觉[xlii]，尽管这种想法使您能更有效地安排您的生活，使您有目的感和帮助您与他人互动。在本书的剩下部分里我们还要一再谈到这一思想。

第 5 章
詹姆斯·瑟伯的白日梦 [1]

> 在我们面前摇晃着，
>
> 它的柄对着我的手的，不是一把刀吗?
>
> 来，让我抓住你。
>
> 我抓不到你，可是仍旧看见你。
>
> 不祥的幻象，你只是一件可视不可触的东西吗?
>
> 或者你不过是一把想象中的刀子,
>
> 从狂热的脑筋里发出来的虚妄的意象?
>
> ——威廉·莎士比亚 [2]

当詹姆斯·瑟伯(James Thurber) [3]6岁时，他的兄弟不小心把一 [85]
根玩具箭射进了他的右眼，以后他就再也不能用这只眼睛看东西了。
这一事故虽然是悲剧性的，但还不算是毁灭性的。就像绝大多数独眼

---

1. 瑟伯所患的病是本章的主题，而他自己最著名的短篇小说 The Secret Life of Walter Mitty 中的主角米蒂 (Wlater Mitty) 的境遇与他本人又很相似，这篇小说后来改编成电影，其中文译名为《白日梦想家》，本章的标题 The Secret Life of James Thurber 直接脱胎于他的名著，只是主角换成了他自己，而用"白日梦"来描写他的症状也比直译"秘密生活"和内容更为贴切。故作今译。——译注

2. 原文引自莎士比亚的悲剧《麦克白》(Macbeth) 第二幕第一场。中译文引自朱生豪的译文 (沈林校)，载《莎士比亚全集》第六卷 (悲剧卷一下)，译林出版社。——译注

3. James Grover Thurber (1894 — 1961)，美国作家、记者和漫画家。以其漫画和短篇故事最为著名，其作品多刊登在《纽约客》杂志上，他也是他那个时代最著名的幽默作家之一。——译注

人一样，他还是能到处走动而没有什么问题。但是更为不幸的是，在事故以后的年头里，他的左眼也开始逐步恶化，这样到他35岁时就完全瞎了。但是令人啼笑皆非的是，这不但没有妨碍他，不知道什么原因，瑟伯的致盲反而刺激了他的想象力，以致他的视野不但不黑暗枯燥，反而充满了各种幻觉，为他创造了一个充满离奇图像的怪诞世界。瑟伯的粉丝最喜欢看《白日梦想家》(*The Secret Life of Walter Mitty*)[1]，米蒂(Mitty)是一个胆小如鼠的人，他在幻想和现实之间来来回回，这就好像在模仿瑟伯自己的奇怪处境。甚至他赖以成名的异想天开的漫画很可能也是由他的视觉问题激发的(图5.1)。[xliii]

如果从您或我可能对盲的理解的意义上来说，瑟伯并不算瞎，一般我们把眼瞎理解为如漆黑夜空般的一片黑暗，完全没有月光和星星，甚或完全没有视觉，只有难以容忍的一片空虚。对瑟伯而言，眼瞎却是灿烂的、布满了星星和奇奇怪怪的小东西。有一次他给他的眼科医生写信道：

> 多年以前您讲给我听过中世纪的一位修女，她把她视网膜上的问题当成了圣灵显灵，但是她看到的大约只有我看到的十分之一。我看到的包括蓝色的胡佛牌(Hoover)真空吸尘器、金色的火花、颜色柔和的一团团紫色的东西、一团泡沫、跳跃着的棕色小点、雪花、橘黄色和浅蓝色的波浪以及两个8号黑球，[2] 更不用说光晕了，以前只有在街

86

---

1. 瑟伯最著名的短篇小说，首先于1939年发表于《纽约客》，1947年和2013年两度被改编成电影，2013年版的电影中译名为《白日梦想家》，今按此译。——译注
2. Eight-ball是指一种台球运动游戏中有"8"字记号的8号黑球。——译注

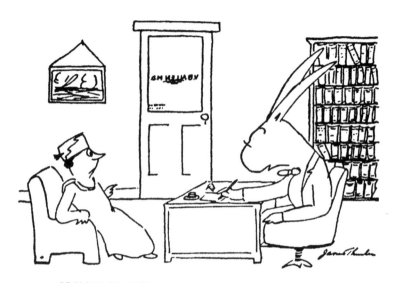

"您刚才还在说您看到的所有人都是兔子。斯普拉格（Sprague）太太，您现在就说说这是什么意思吧。"

图5.1 在《纽约客》(The New Yorker)杂志上刊载的瑟伯的名作之一。他的视幻觉是不是某些这类漫画的灵感来源之一呢？引自《纽约客精选本》(New Yorker Collection)瑟伯的画作，1937。版权所有

灯四周有，而现在当有一缕光线照射到一只水晶碗或者光亮的金属边上时都可以清楚地看到。这种光晕通常有三层，它就像一朵菊花那样由成千上万辐射形的花瓣组成，每一瓣都比真的花瓣要细长10倍，而每一瓣又包含了三棱镜分解出来的颜色按序排列。没有人能想象出一种光的奇观，哪怕只是有一点像这样壮丽的色彩组合或者说是圣灵降临吧。　　87

有一次，瑟伯的眼镜坏掉了，他说道："我看到有一面古巴的国旗在国立银行的上方迎风飘扬；我看到有一位高高兴兴的老太太带着一头灰鹦鹉走过一辆卡车边上；我看到有一只猫藏身在一只有条纹的小桶

内滚过马路；我看到有一座桥在慢慢向空中飞去，就像一只气球一样。"

　　瑟伯懂得如何创造性地利用他的视觉。他说道："白日梦者一定非常生动而持续地看到了梦，因此从效果上来说这种白日梦就像真的一样。"

　　在看了他的异想天开的漫画和读了他的散文以后，我认识到瑟伯大概是得了一种非常特别的称为邦尼特（Charles Bonnet）综合征的神经病。有这种古怪失常的病人通常是损伤了他们视觉通路的某个部位（眼睛或脑中的某个部位），这使他们完全或者局部地瞎了。但是说来奇怪，就像瑟伯那样，他们开始体验到极为生动的视幻觉，就好像要用这种幻觉来"代替"他们在生活中失去了的现实。和您将在本书中读到的其他失常不一样，邦尼特综合征在全世界很普遍，影响到上百万由于青光眼、白内障、黄斑变性或是糖尿病并发产生的视网膜病导致视觉受到损伤的人。许多这种病人产生了瑟伯式的幻觉，但是非常奇怪的是大多数医生甚至没有听说过这种失常。^{xliv}原因之一可能只是因为有这种综合征的病人不愿意向任何人提起这一点，怕被人当作疯子。谁会相信一位盲人看到马戏团里的小丑和动物在她的卧室里跳跃欢腾呢？当老奶奶在养老院里坐在轮椅中说道："地板上所有这些睡莲都是干什么的呀？"她的家人很可能认为她脑子不正常。

　　如果我对瑟伯的情况诊断不错的话，那么我们必得下结论说，当他讲到他的梦和幻觉增强了他的创造力时，这并非只是一种比喻的说法，他确实真的体验了这些使人印象深刻的视觉，表面有条纹的桶中的一只猫确实越过他的视野，雪花飞舞和一位女士走过卡车边上也是如此。

　　但是瑟伯和其他邦尼特病人所体验到的图像和您我在脑中所能想象到的影像是很不一样的。如果我要您描述一下美国国旗或是告诉我立方体有多少条边，可能您得闭上眼睛以避免分心，并且在脑中想象一个模模糊糊的内心图画，然后您才能仔细审视和描述。（不同的 [88]人在这方面的能力也大相径庭，有许多大学生说他们只能在想象中看到立方体的四条边。）但是邦尼特幻觉要生动得多，而且病人也不能有意识地对它们加以控制，它们完全是不请自来的，虽然它们也可能会像真的物体那样在眼睛闭起来以后就消失不见了。

　　这些幻觉由于它所表现出来的内在矛盾激起了我的好奇心。这些幻觉在病人看来显得完全像真的一样，确实有些病人告诉我这些影像"比现实还要真切"，或是颜色"超鲜明"；但是我们知道这些都只是一些凭空想象。研究这一综合征可能使我们得以探索在"看见"和"知道"之间神秘莫测的无人区，并发现我们的想象之灯如何照耀现实世界的真实图像。也许这还有可能帮助我们研究下列更为基本的问题：在脑中，我们究竟是如何和在何处真正"看到"了东西，也就是在我的皮层中的30多个视区域中一连串的复杂事件如何使我能知觉到世界并且认识世界的。

．

　　什么是视觉想象？当您想象一个对象，譬如说一只猫的时候，您脑中活动的区域是不是和您真的看到它坐在您前面的活动脑区一样呢？10年以前，这些问题可能还只被当作是哲学问题，但是最近认知科学家已经开始在脑本身的层次上来探查这些过程了，并得出了某些令人惊奇的结果。已经发现人的视觉系统有惊人的能力，能根据在眼球中不断跳动的不完整而又瞬息即逝的图像作出合理的猜测。事实上，在上一章中，我已经给您讲过许多例子，这些例子说明视觉比只是把一幅图像直接传送到脑中的一块屏幕上要复杂得多，这是一个主动的构建过程。这方面的一个特殊例子就是脑对视觉图像中的不明缺失之处进行处理的卓越能力，这一过程有时不很严格地被称为"补插"。例如当您看尖木桩篱笆后面的一只兔子时，您看到的并不是一条条兔条，而是站在篱笆竖桩后面的一整头兔子，在您的内心里显然已经把看不到的兔子部分补足了。即使只看一眼从沙发底下伸出来的您的猫的尾巴，就能使您想到猫的整个形象，您看到的当然不是没有身体的单条尾巴、呼噜声和其他什么可笑的东西，或是就像卡罗尔（Lewis Carroll）[1]的爱丽丝那样感到奇怪，不知道猫的其余部分都到哪儿去了。[2]实际上，在视觉过程的若干个阶段都有"补插"发生，用一个词来表达所有这一切多少有点误导之嫌。尽管如此，心智就像自然一样嫌恶真空，并且显然会补上所需要的随便什么信息，从而完成整幅场景。

偏头痛病人熟知这种特别的现象。当某根血管痉挛时，一小块视皮层暂时失去功能，这样就在视野中出现一块对应的盲区。（请回想一下，在视野中有一个和视觉世界逐点对应的映射图。）[3]如果有一个人偏头痛发作时在房间里看来看去，假定他的盲区正好"落在"墙上的一只大钟或是一幅画上，这个东西就会完全消失不见。但是他在这

---

1. Charles Lutwidge Dodgson（1832—1898），以其笔名卡罗尔闻名于世。他是英国作家、数学家、逻辑学家和摄影师。他最著名的作品是《爱丽丝漫游奇境记》（*Alice's Adventures in Wonderland*）及其续篇《爱丽丝镜中奇遇记》（*Through the Looking-Glass*），这是他为友人的孩子讲的故事，后来应她们的要求写成了书，他的作品以其文字游戏、逻辑和想象力著称。——译注
2. 在《爱丽丝漫游奇境记》一书中有一处写到爱丽丝在兔子洞里见到了一张没有身体的微笑猫脸，后来连猫脸也渐渐消失，最后只在半空中留下了一个微笑。——译注
3. 原文如此（Recall there is a point-to-point map of the visual world in the visual field）。其实确切地讲应该是"请回想一下，在视皮层中有一个和视野逐点对应的映射图"。——译注

种地方看到的并不是一片很大的空白，而是正常看出去的上了漆或有墙纸的墙壁。对应于看不到物体的那部分区域干脆就布满了同样颜色的漆或是墙纸。

那么有一块盲区的实际感受究竟如何呢？对于绝大多数的脑失常，您只能满足于阅读临床记载；但是对于偏头痛病人的遭遇，您可以通过检查您自己的盲点来取得清楚的感受。实际上，17世纪的法国科学家马里奥特（Edme Mariotte）早就预言过在眼睛上存在这种天然的盲点。马里奥特在解剖人眼时注意到视盘，这是视神经离开视网膜之处。他认识到视盘和视网膜上的其他部分不同，对光不敏感。根据自己的光学和眼解剖知识，他推断出每个眼睛在其视野中都有一小块地方是盲的。

您只需要看一下在浅灰色背景上的一个有阴影线的圆盘（图5.2）就能很容易地证实马里奥特的结论。闭上您的右眼，把这本书拿到离您脸大约一英尺[1]处，然后凝视页面上的小黑点。慢慢地把书页朝您的左眼移近，同时始终注视着这个点。到了某个恰当的距离，有阴影线的圆盘就应该落到了您的天然盲点处而完全消失不见！[xlv]然而，当圆盘消失不见时，请注意您并不感到有一个大黑洞或是在那儿空白一片。您所看到的这个区域也以该页其余部分同样的浅灰背景色"上了色"，这是补插的另一个显著例子。[xlvi]

您可能会感到奇怪，为什么此前您从来也没有注意到过您的盲点。

---

1. 相当于0.305米。——译注

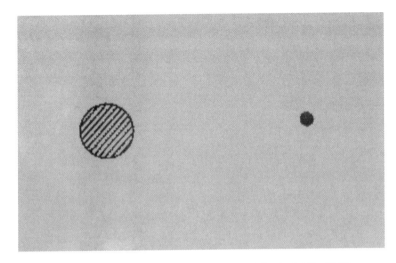

图5.2 盲点演示。闭上您的右眼,用您的左眼看右边的黑点。从大约一英尺半开始,将书慢慢移近您。在某个恰当的距离,左边的有阴影线的圆盘将落到您的盲点里而完全消失不见。如果您将书再移近,圆盘又将重现。为了找到盲点,您可能得把书前前后后移动几次,直到圆盘消失为止。

请注意,当圆盘消失时您并没有在那儿看到一个暗洞或是一片空白。这一区域看起来就好像涂上了和背景同样的浅灰色。这一现象就被那么严格地称为"补插"

原因之一和双眼视觉有关,这您可以自己检验一下。在有阴影线的圆盘消失之后,睁开另一只眼睛,您就会立刻看到圆盘跳出来而又可以看见了。这是因为当两只眼睛都睁开时,这两个盲点并不相重,您左眼的正常视觉弥补了右眼的盲点,反之亦然。但是令人惊奇的是,即使您闭上了一只眼睛在房间里看来看去,除非您非常注意地去找盲点,否则您依旧对此浑然不觉。您再次注意不到缺失之处,因为您的视觉系统帮助补插了缺失的信息。[xlvii]

但是这一补插过程到底有多巧妙呢?关于什么是能补插的,而什么则不能,是不是有一条清楚的界线呢?回答了这个问题是否能给我们一点提示，究竟可能是什么样的脑神经机制使这一切得以发生呢？

请记住，补插并不只是视觉系统进化出来的某种古怪的把戏，其目的仅限于解决盲点问题。更确切些讲，这看来是给图像补上表面和填补缺失的普遍能力的一种表现形式，否则这些地方就会很刺目，事实上正是这种能力使您能看到尖桩篱笆后面的一只完整的兔子，而不是分割成许多条的兔子。天然盲点给了我们一个十分清楚的有关补插 91 的例子，这一例子给了我们宝贵的机会通过实验来考察决定这些过程的"定律"。您确实可以利用您自己的盲点去发现这些定律并探索补插的适用范围。(对我来说，这也是为什么研究视觉会令人如此兴奋的一个原因。它使任何人只要有一张纸、一支铅笔以及一点好奇心就可以一窥他自己的脑的内部工作。)

首先，您可以用您的天然盲点把您的朋友和敌人斩首。站在离这个人约 10 英尺处，闭上您的右眼，并用您的左眼看他的头。然后让您的左眼从这个人的头处沿水平方向向右慢慢移开，直到他的头的像正好直接落在您的盲点上。他的头恰巧在这个距离时会消失不见。英国国王查理二世（King Charles Ⅱ）号称"科学国王"，他创立了皇家学会，当他听到有关盲点的消息时，非常高兴地在朝廷中走来走去，用他的盲点"斩"去恭候他的贵妇的头，或是在罪犯被真的送上断头台之前就"斩首"。我必须坦白，有时当我坐着参加教职员工会议时，我也乐于把我们的系主任"斩首"。

接下来我们要问的问题是，如果您画一条黑线穿过您的盲点，这时会发生些什么呢？再次请您闭上您的右眼，并用您的左眼注视图右边的黑点（图5.3）。然后把书页前后移动直到竖线中心处有阴影线的小方块正好落在您左眼的盲点里。（这时有阴影线的方块应该消失不见了。）因为眼睛或是脑没有接收到有关这条线中心部分的信息

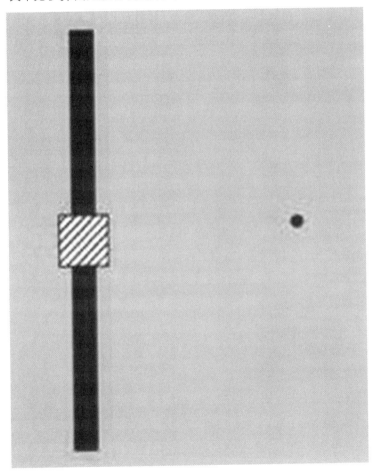

　　　图5.3 穿过盲点的一条黑色竖线。重复图5.2中讲过的程序。闭上您的右眼，用您的左眼看右面的小黑点，把书页前后移动直到左面有阴影线的方块落在您的盲点中而消失不见。这条竖线看上去是连续的呢，还是中间有一处间断？不同的人所见各异，但是绝大多数人都把线补齐了。如果您没有这个错觉，试试看把您的盲点对准一条黑白边缘（例如在白色背景上的一本黑书的边缘），您就会看到它补齐了

（这部分落在盲点处），那么您知觉到的是中间间断的两条短竖线呢，还是您作了"补插"而看到一条连续的线？答案是清楚的。您总是看到一条连续的竖线。或许您的视觉系统中的神经元作了某种统计估计，他们"理解到"两条不同的线段只是由于碰巧而正好在盲点的两侧排在一根直线上的可能性极小。因此他们"发信号"通知脑的高级中枢这大概是一条连续的直线。视觉系统所做的一切都是基于这样的合理猜测。

但是如果您给视觉系统看的对象有内在矛盾，例如令两条线段在某些方面有所不同，以此来迷惑视觉系统，那又会怎么样呢？如果在灰色的背景上一条线段是黑的，而另一条线段是白的，那又怎样呢？您的视觉系统是不是依旧认为这两条并不相像的线段还是同一条直线的两个部分而继续把它补全？令人惊奇的是，答案还是肯定的。您还是会看到一条连续的直线，黑的在顶部，而白的在底部，但是中间部分则模糊成带金属光泽的灰色（图5.4）。这看来是视觉系统所愿意接受的折衷解决方案。

人们常常以为科学非常严肃，它总是"受到理论的驱动"，您根据您之所知提出艰深的猜测，然后设计专门的实验来检验这些猜测。实际上，真正的科学更像是在钓鱼，虽然我的绝大多数同事都不太愿意承认这一点。[当然，我在向国立卫生研究院（NIH）的基金申请书上也绝不会这样说，因为绝大多数基金机构都坚持下列天真的信念：科学所做的就是假设检验，然后小心翼翼地去做每件事。上帝也要禁止您仅只是根据您的直觉就尝试某些完全新的事情！]

95

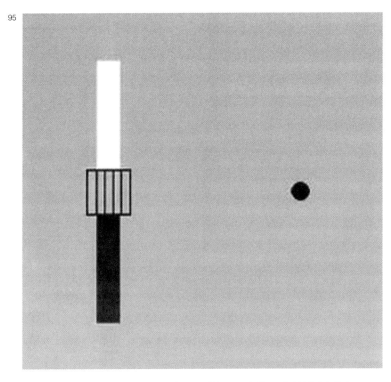

图5.4 线条的上半部是白色的，而下半部则是黑色的。尽管有这种内在矛盾，您的脑是否还是把竖线补齐了呢？

让我们继续对您的盲点做我们的实验，这仅仅是为了好玩。如果您故意找您的视觉系统的岔，向它发送两半根线的错误信号：把上半根线段向左偏移一点，而下半根线段则向右偏移一点，那又怎么样呢？那么您是否还是看到一条中间弯了一下的整根线呢？您会在盲点中用一条对角线把这两条线连起来吗？还是您会看到有一个大的空白（图5.5）？[xlviii]

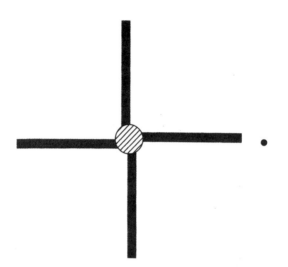

96

图5.5 重复实验，把您的盲点对准一个类似于古印欧和平符号——万字饰（swastika）[1]样的模式。盲点两侧的线条故意画得不对齐。许多人发现当中心的有阴影线的圆盘消失时，两条竖线变得对齐而成了一条直线，然而两条横线则没有对齐，中间处略略有点弯曲

　　绝大多数人都会把缺失的线段补齐，但是令人惊奇的是这两根线段看上去是在一条线上，它们完美无缺地连成了一条竖线！但是如果您用两条横的线段来做同样的实验，您就得不到这种"连线（lining-up）"效应。您要不是看到一个空缺，就是看到一处大的弯曲，这两根线段融合不成一根横的直线。为什么竖的线段会连成一根线，而横的线段则连不起来？这两者不同的原因还不清楚，不过我猜这和立体视觉有关，立体视觉就是我们抽提两眼上影像之间的微小差异以看到深度的能力。[xlix]

　　在盲点上补齐影像的机制有多"聪明"呢？我们早就讲过，如果

1.类似佛教和纳粹党徽这样的十字符，不过两者并不完全一样，它们成镜面对称。——译注

您把您的盲点对准了某人的头（使头消失不见），您的脑并不补上看不到了的头，某人的头一直保持被"砍去"的状态，直到您把目光移向一侧，使头又落到了视网膜的正常部位。但是如果您用比头要简单得多的形状来进行试验那又怎样呢？例如您可以试着把您的盲点对准正方形的一角（图5.6）。请注意另外三个角，您的视觉系统会把看不到的角给补插上吗？如果您试试这个实验，您就会注意到事实上这个角还是看不到，或者好像被咬掉了，或是模糊不清。很清楚，对盲点处进行补足的神经机制对角无能为力。对于什么可以补插，什么不可以补插，有一条界线在那里。|

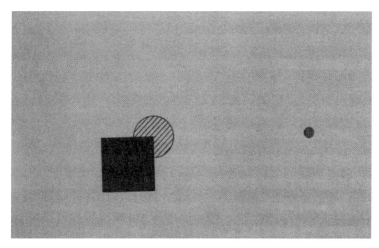

图5.6　把本页朝您移近，直到有阴影线的圆盘落到了您的盲点里。正方形的那个角补足了吗？答案是绝大多数人发现这个角"不见了"或是"模糊不清"，它并没有得到补插。这一简单的演示表明补插并非是猜测的结果，它并非是一种高层次的认知过程

对于视觉系统来说，要补上一个角显然是一个过大的挑战，或许它只能对付像均匀的颜色和直线这样非常简单的模式。但是您肯定会大吃一惊。请试着把您的盲点对准自行车车轮的中心，车轮上有许多

辐射形的辐条（图5.7）。当您这样做的时候，请注意和您观察正方形的一只角不一样，您看到的并不是空白或者有什么模糊不清。您确实把空白给补齐了，您真的看到了辐条在您盲点的中心聚集成一个漩涡中心。

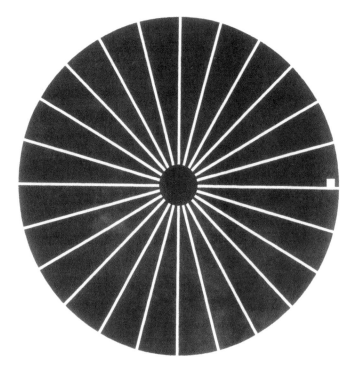

图5.7 令人惊叹！当盲点对准自行车车轮中心时，您并没有看到有空白。人们通常报告说辐条会聚到一处漩涡中心

因此看来有些东西是您能在盲点中补插的，而另外有些东西则无法补插。而且只要用您自己的盲点或者朋友的盲点就能够比较容易地通过实验来发现这些原则。

若干年以前,《科学美国人》(*Scientific American*)[1] 的前编辑皮尔 (Jonathan Piel) 邀请我为该刊写一篇有关盲点的文章。在文章刊出后不久,我就收到了几百封读者来信,他们试过了我讲过的许多实验,或是设计了一些他们自己的新实验。这些信使我体会到人们对于他们的视觉通路的内部工作机制的好奇心有多大。有位老兄甚至创立了一种全新的艺术,并在一所美术馆里展出他自己的画作。他创作了各种各样复杂的几何图案,这种图案您得把一只眼睛的盲点瞄准画上的某个特定部位去看。他也像瑟伯一样,利用了他的盲点来创造性地激发他的艺术灵感。

我希望这些例子已经使您领会到 " 补插 " 视野中的缺失部分像是怎么回事了。虽然你必须记住您终生都有一个盲点,您可能对这一过程也特别擅长。但是如果您由于疾病或者事故而失去了一小块视觉皮层的话,那又会怎么样呢?如果在您的视野中突然出现了一个大洞 (盲区),那又如何呢?确实有这种病人,他们给了我们宝贵的机会,使我们得以研究当有需要时脑在弥补 " 缺失的信息 " 方面究竟能做到什么程度。偏头痛病人有临时的盲区,但是我坚决认为最好是研究一个在他的视野中有一个很大的永久盲点的人,这就是我怎么会见到乔希 (Josh) 的原因。[ii]

乔希牛高马大,有着像勃列日涅夫[2] 那样的浓眉、虎背熊腰和一双粗壮的手。但是他流露出一种天然欣喜的表情和幽默感,这使他有

1.该杂志后来有中文版,曾经取名为《科学》,其内容中有一些和原版不同的文章,现在把译名改为《环球科学》。——译注
2.苏联领导人,其面貌上的主要特征是有一双浓眉。——译注

一种泰迪熊似的可爱，否则他的身材会令人望而生畏。每当乔希一笑，房间里的每个人都会和他一起笑起来。他现在30岁出头一点，几年以前他遭遇了一次工伤事故，一根钢杆穿进他的后脑壳，在他右枕叶的初级视皮层上穿出一个洞。当乔希笔直朝前看时，在他注视点的左侧有了一个像我的手掌那么大的盲点。他大脑的其余部分都没有受到损伤。当乔希来看我时，他说他很清楚他有一个很大的盲点。

我问他道："您是怎么知道的？"

98

"是这样的，我的一个问题是常常走错而进女卫生间。"

"怎么会这样呢？"

"因为当我笔直看女厕所的标记WOMEN时，我看不到左边的两个字母'W'和'O'。我只看到'MEN'。"但是乔希坚持说除去这些意外事故说明他有些问题之外，他的视觉看起来惊人地正常。事实上，虽然他有这种缺陷，他感到惊奇的是他看到的是一个完整的视觉世界。他说道："当我看您时，我并没有看到有什么东西不见了。什么都在。"他停顿了下来，双眉紧锁，端详了我一下，然后大笑起来。"如果我仔细看的话，拉马钱德兰医生，我会注意到您的一只眼睛和一只耳朵不见了！您没什么吧？"

乔希除了对他的视野加意观察之外，似乎把缺失的信息都作了补插而没有什么问题。虽然研究人员早就知道了存在像乔希这样的病人（这些病人除了使女厕所里的女士们大惊失色之外，生活相当正常），但是许多心理学家和医生对补插现象还是深表怀疑。例如，加拿大心理学家塞尔让（Justine Sergent）声称像乔希这样的病人当他们说自己能正常地看东西时，其实他们是在虚构或是在做某种下意识的猜测。（他之所以猜测在他的盲区中有墙纸，是因为其他各处都有墙纸。）她认为这种猜测和当有一根直线穿过您的盲点时您所体验到的真正的把断线补齐的知觉是两回事。但是我认识到乔希给了我们机会去发现在盲区内部究竟发生了些什么。既然我们能直接问乔希，为什么还要从零开始去猜测视觉机制呢？

在一个寒冷的、细雨霏霏的下午，乔希冲进我的实验室，把雨伞搁在墙角，并以他的欢快使房间里充满了生气。他穿着一件彩格呢衬衫、一条宽松的牛仔裤和一双破旧的跑鞋，由于从室外走到我们房子里来而既潮又沾满了泥。今天我们可得有些乐子了。我们的研究策略只不过就是把您对自己的盲点所做过的所有实验在乔希身上再做一遍。首先我们决定看一下如果让一条线穿过他的盲区会怎样，在他的盲区中有很大一块视野是看不见的。他看到的线有没有中间断掉一截呢？还是他把线补全了？

但是就在我们开始实验之前，我们发觉有一个小的技术问题。如果我们给乔希看一条线，要他朝前看并告诉我们他看到的是一整条线呢还是有一段看不见了，他可能并非故意地"欺骗"了我们。他可能偶然把他的眼睛稍微动了一下，而这种小的运动会把这条线带到他的正常视野里，这会告诉他这条线是完整的。我们要避免这种情况，因此我们给乔希看的是在他盲区两侧的两截半条线，而问他看到的是什么。他看到的会是连续的整条线呢，还是两截半条线？请回忆一下，当您用您自己的盲点做这个小实验时，您看到的是整条线。

他想了一会，然后说："好吧，我看到了两条线，一条在上，一条在下，中间有一大段空白。"

我说道："很好。"这并没有什么。

乔希眯起眼睛说道："等一下！请您等一分钟。您可知道发生了什么事吗？它们在彼此伸近。"

"什么？"

他竖起他的右手食指指向上方，以此表示下面那条线，而他的左手食指则指向下来模仿上面那条线。开始时两个指尖之间相距2英寸，然后乔希开始把这两根手指相向移动。他很兴奋地说道："对了，它们都在伸长，伸长，伸长，伸长到了一起，现在它们成了一整条线了。"当他这么说的时候，他的两根手指碰到了一起。

问题不仅在于乔希做了补插，而且这种补插是实时发生的。他能够观察并描述这一过程，这和那些声称有盲区的病人中不存在补插现象的说法是完全背道而驰的。

显然在乔希脑中的某些神经回路把盲区两边有两半条线当作是在那里有一整条线的充分证据，这些回路把这一消息送到了乔希脑中的高级中枢。因此他的脑就能对他注视点附近的大而空白的洞补足信息，就像您在您天然的盲点处所发生的一模一样。

接下来我们想知道当我们故意把两条线岔开一点时会怎样。他会用一条对角线来补足吗？还是他的视觉系统就无法处理？把这样的图给他看，乔希说道："不行啊。没法补全。我看到有一块空白。对不起。"

"我知道会这样，只是告诉我这是怎么回事就行了。"

几秒钟以后，乔希惊叫了起来："啊呀，天哪，瞧这是怎么回事呀？"

"怎么回事呀？"

"嗨！它们开始是这样的，而现在它们彼此伸近就像这样。"他又举起手指来表示这两根线怎么动。"现在它们完全接在一起了，现在它们就像那样补插了起来。好吧，现在是整个一条了。"这整个过程持续了5秒钟，这对于视觉系统来说是很长的一段时间。我们又重复了好几次实验都得到了同样的结果。

因此看来我们在这里碰到的是真正的知觉补全，这一点相当清楚，不然为什么要那么多秒呢？如果乔希是在猜测的话，他应该立刻就猜了出来。但是由此我们还能得出些什么推断呢？视觉系统"补足"缺失信息的能力有多巧妙呢？如果我们用一竖条"X"来代替简简单单的一条线会怎么样呢？他真的会有幻觉看到那些并不存在的"X"

吗？如果我们用一条笑脸又会怎样呢？他会不会在盲区里用笑脸来做补插呢？

　　这样我们就在计算机屏幕上显示一竖条"X"，然后要求乔希看这一竖条的紧右侧，这样就使得中间的3个"X"落入他的盲区。

　　我问道："您看到了什么？"

　　"我看到顶上有一些'X'，在底下也有一些'X'，而中间有一片空缺。"

　　我要他继续看下去，因为我们早已知道补插需要时间。

　　"您瞧，医生，我正注视着它，我明白您要我在那儿看到一个'X'，但是我并没有看到它，没有'X'。很抱歉。"他又盯着它看了3分钟、4分钟、5分钟，最后我们都不想再继续下去了。

　　然后我在盲区的上、下各显示长条的很小的字母'x'。"现在您看到了什么？"

　　"唔，没错，有连续的一条'x'，很小的'x'。"乔希转向我说道："我明白您真的在开我的玩笑。那里实际上没有'x'，对吧？"

　　"我现在先不告诉您。但是我还想知道另一件事。您注视点左边的'x'（我知道这个地方正在他的盲区中）与其上边和下边的那些

'x'看上去有什么不同的地方吗？"

　　乔希回答说："看上去就像一竖条连续的'x'。我看不出有什么不同。"

　　乔希对小'x'做了补插，但对大'X'却不做补插。我们说这一区别很重要有两条理由。首先，这排除了虚构的可能性。在神经病学检查中，病人会编造一个故事，做一番表演以投医生之所好。乔希知道上边和下边都有'x'，他可能会以为他在中间也"看到了"它们，虽然实际上并没有看到。但是他为什么只对小号的'x'这样猜呢？为什么对大号的'X'却不这样猜呢？因为他对不存在的大号'X'并不做补插，因此我们可以假定在小号"x"的情形下，我们碰到的是真正的知觉补足过程，而并非猜测或虚构。

101　　为什么只对小号的"x"才有真正的知觉补足，而对大号"x"则没有呢？或许脑是把很小的"x"当成连续纹理的组成部分，因此会对它进行补足；但是当碰到的是大号的"X"[1]时，脑就转换到了一种不同的操作模式，并且看到有些"X"不见了。我的直觉想法是很小的字母激活的是乔希视觉通路中的不同部分，这一部分处理的是有关纹理和表面的连续性，而大号字母则是由颞叶皮层中和对象识别有关的通路来处理的（这在下一章中要进行讨论），这一通路和表面连续没有什么关系。下面的说法是合乎道理的：当脑处理的是连续的表面上的纹理和颜色的时候，它特别善于补足空缺，但是当碰到的是物体时就

---

1. 原文误印为"x"，虽然这并不是什么原则问题，但是为了和上下文统一起见，在译文中还是作了这样的更正。——译注

并非如此。其理由是在真实世界中景物的表面通常都是由均匀的"素材（stuff）"或是表面纹理组成的，就像一大块有纹路的木材或是一处砂岩悬崖，但是在天然情况下，不会有由很大的字母和笑脸组成的表面。（当然像墙纸之类的人造表面可以由许多笑脸组成，但是脑并不是在人造世界里进化出来的。）

为了检验下列想法，我不禁想尝试一些更异乎寻常的实验：在空缺中补足纹理和"素材"要比补足物体或者字母容易得多。我在他的盲区上面安置数字1、2、3，而在其下面则安置7、8、9。乔希会在知觉上把这一数列补齐吗？他会在中间看到些什么？当然，我用的是很小的数字，所以脑是把它们当作"纹理"来处理的。

乔希说道："咦，我看到一连串数字，竖排起来的数字。"

"您在中间看到一处空白吗？"

"没有看到。"

"您能否大声读给我听听？"

"嗯，一、二、三，嗯，七、八、九。嗨，真奇怪。我能看到中间的数字，但是我就是读不出来。它们看上去像是数字，但是我不知道这是些什么数字。"

"它们看上去模糊吗？"

"不，它们看上去并不模糊。只是看上去有点奇怪。我无法告诉您它们是什么数字，就像是象形文字之类的什么东西。"

我们在乔希身上诱发了某种形式的很奇怪的暂时性诵读困难。中间的这些数字实际上并不存在，它们也并没有在他的眼睛前闪现过，但是他的脑却硬是把这串数字当成是纹理并把它们补齐。这是有关视觉通路分工的另一个突出例子。他脑中处理表面和边缘的系统在说："在这个区域有像数字那样的材质，这是你应该在中间看到的。"但是因为在实际上并没有数字，所以他辨识物体的通路保持沉默，这两者加在一起的结果是难以辨认的"象形文字"！

102　　我们所称的视觉系统在实际上有若干个系统，关于这一点已经知道20多年了。有多个特异化的皮层区分别和诸如运动、颜色以及其他方面的不同视觉属性有关。补插在这些区域中是不是分别进行的呢？还是在单个区域中一下子就完成了补插呢？为了解决这个问题，我们要求乔希看着空白计算机显示屏的中心，然后我们突然在屏幕上显示出红色背景之上有一些闪烁黑点的模式。

乔希吹起口哨，很明显他和我一样对这一切很感兴趣。他说道："天哪！医生，我第一次真的看到了我的盲区。"他使劲从我手中抢过一支毡制粗头笔，并使我大为惊奇地在显示屏上开始画了起来，画出的好像就是他的盲区的不规则边缘的轮廓 [乔希的眼科医生莱文森（Lilian Levinson）博士早些时候曾经用一种称为视野测量（perimetry）的精密技术绘制出他的盲区，因此我可以把这两张图进行比较，结果是一样的。]

我问道："但是，乔希，您在盲区里看到了些什么？"

"说到这个，很奇怪，医生。在头几秒里，我只看到有红色在渗进屏幕的这一部分，但是并没有闪烁的黑点给补插进来。然后过了几秒钟，黑点也补插进来了，但是它们并不闪烁。最后，真的闪烁，也就是运动感也给补插了。"他转过身子，擦了擦眼睛，看着我说道："所有这一切说明了些什么呢？"[iii]

答案是像颜色、运动（闪烁）和纹理这样不同的知觉属性是以不同的速度做补插的。比起颜色来，补插运动所需要的时间要长一些，如此等等。说真的，这样的分阶段补插提供了进一步的证据说明脑中确实存在此类特异化的区域。因为如果知觉只是在脑中单个部位所发生的单个过程，它就应该一下子都发生的，而不应该分阶段发生。

最后，我们对乔希补插更为复杂的形状（例如正方形的角）的能力做了检查。还记得吧，当您把您的盲点瞄准一个角时，它被砍掉了，您的脑显然不能对它做补插。当我们对乔希做同样的实验时却得到了相反的结果。他没有什么困难就看到了缺掉的角，这说明在他的脑中进行了一类非常巧妙的补足过程。

到这个时候乔希感到有点累了，不过我们已经成功地使他也像我[103]们一样对补插过程充满了好奇心。他在从我那儿听了有关英国国王查理二世的故事以后，他决定也试试用他的盲区瞄准我的研究生的头，他的脑是否愿意补足她的头（和您的盲点中所产生的情况正好相反）而不让那恐怖的景象发生呢？答案是否定的。乔希总是看到这个人的头没了。因此他能补插简单几何形状的一些部分，但是不能补插像脸这样的复杂对象或有类似性质的东西。这一实验再次表明补插并非猜猜而已，因为乔希没有理由"猜"不出我的研究生的头依然在那里。

必须对知觉补足和概念补足加以区别，这很重要。要想认识这种区别，只要想一下当您坐在椅子上读本书的时候您头后面的空间。您可以让您的思绪荡漾，猜想在您的身体或头后可能有的那几种物体。那里有扇窗吗？有个火星人吗？有一群鹅吗？通过想象您可以在这个看不见的空间里"补插"进任何东西，但是因为关于其内容您可以随心所欲，我称这种过程为概念补插。

知觉补插就很不同。当您在您的盲点中补插进地毯图案时，您并不能选择在盲点中补插些什么，对此您无法随心所欲。知觉补插是由视觉神经元做出的。它们的决定一旦作出就不能再改变了：这些神经元一旦向高级脑中枢发出信号："没错，这是一再重复的纹理"。或是"对，这是一条直线。"您的知觉就不会变了。有关知觉补插和概念补插的区别问题，我们在第12章中讨论意识和火星人能否看到红色的问题时还要回过来再讲，这个问题是哲学家非常感兴趣的。我们要强调指出现在正在讲的都是盲区内真正的知觉补足，而并非猜想和推断，这在眼下也就够了。

这种现象十分重要，这要比根据我适才讲过的室内游戏所可能想象的重要得多。把系主任的头砍去固然很有趣，但是为什么脑要做这种知觉补足呢？回答要基于视觉系统是怎样进化而来的达尔文主义的解释。视觉的最重要的原则之一就是为了实现某个目标采取尽可能少的处理步骤，脑利用世界的统计规律性，例如边界一般来说总是连续的，台面是均匀的，而这些规律性就固化在视觉处理早期的视觉通路之中了。例如当您看您的桌子时，视觉系统似乎就像在提取有关桌子边缘的信息并建立起一个内心的表征，这个表征就像是对桌子的一 104 张线条漫画（再说一遍，之所以一开始就提取边缘，这是因为您的脑主要对桌子边缘这种有变化的区域和突然有不连续性的区域感兴趣，这正是信息之所在）。很可能在这之后视觉系统才利用表面内插的方法去补插桌子的颜色和纹理，其效果就好像在说："是这样，这里有有纹路的材质，那么所有的地方一定也都有同样纹路的材质。"这种内插作用节省了大量计算。您的脑避免了逐一仔细检查每一小块台面的负担，而只是大体上猜一下就行了（请记住概念猜测和知觉猜测之间的差异）。

所有这一切又和瑟伯以及其他患有邦尼特综合征的病人有什么关系呢？迄今为止我们讨论过了有关脑在盲点和盲区中的"补插"能力，这些发现会对我们理解他们所体验到的离奇的视幻觉有所帮助吗？

医学上的综合征是以其发现者的名字来命名的，而不是按患有这种病的病人的名字来命名。邦尼特综合征是按瑞士自然主义者（naturist）邦尼特（Charles Bonnet）的名字命名的，他生于1720年，死于1773年。尽管他的健康情况很差，而且总是濒于又聋又瞎的边缘，但是邦尼特是一位对自然界敏锐的观察者。他首先观察到了单性生殖（即由未受精的雌性产生后代），不过他由此提出了一种称为胚中预存说（preformationism）的荒谬理论，这种理论认为雌性的每个卵中一定含有整个预先就形成的个体，很可能其中也有它本身的微型卵，每个这样的微型卵中又有更小的有卵的个体，如此等等直至无穷。也是他的命运使然，许多医生只记得邦尼特是那个幻想卵中有个小人的容易受骗上当的人，而不记得他是发现了单性生殖的有洞见卓识的生物学家。

幸运的是，当他在观察和报告他自己家族中的一个非同寻常的病例时表现出更强的洞察力。他的外祖父卢林（Charles Lullin）曾经在37岁时成功地做了一次在当时有危险和创伤性的手术——除去白内障。在动手术的11年后，他的外祖父产生了非常生动的幻觉。没有任何前兆就会突然看到人和物，然后又突然不见了，一会变大，继而又变模糊。当他凝视屋内的挂毯时，他看到许多稀奇古怪的变化，包括目光古怪的人和动物，他明白这些都来自他的脑而不是从织匠的织机中编织出来的。

正如前述，这种现象在有视觉障碍（例如像黄斑变性、糖尿病引起的视网膜病、角膜损伤和白内障）的老年人中相当普遍。在英国出版的医学杂志《柳叶刀》（Lancet）上发表的最新研究报道说，许多视力很差的老年人隐瞒了他们"看到实际上并不存在的东西"这回事。在500名有视力障碍的人中，有60人承认他们有过幻觉，有的每年只有一两次，但是也有人每天都至少有两次有视幻觉。在他们的幻想世界里，绝大多数的内容都很普通，或许是一个并不熟悉的人、一只瓶子或者一顶帽子，但是这种幻觉也可能非常奇幻。有位女士看到有两个很小的警察把一个很小的坏蛋押送进囚车。还有人看到有半透明的像鬼一样的人在门厅中漂浮，看到龙、头上戴花的人，甚至还有美丽的闪闪发光的天使、很小的马戏团里的动物、小丑和侏儒。其中有惊人数量的人说看到小孩。哈利根（Peter Halligan）、J. 马歇尔

（J. Marshall）和我有一次在牛津见到一位病人，他不仅在其左视野中"看到了"小孩，还真的听到了他们的笑声，他只有把头转一下才发现那里什么都没有。这种影像既可能是黑白的，也可能是彩色的；既可能是静止不动的，也可能在动；看起来就和真的一样清楚，或是没有那么清楚，甚至也可能比真的还清楚。有时候这种幻想出来的物体和真的周围环境混为一体，以致一个幻想出来的人会坐在一张真的椅子上准备说话。这种影像中很少有吓人的东西，没有口吐白沫的妖怪，也没有血腥大屠杀的场面。

当病人有幻觉的时候，旁人总是很容易就能把他们唤醒。有一位妇女说道，她有一次坐在窗边看着邻居草地上的母牛。那时正值三九寒冬，她对她的女仆指责这位农民邻居太过残忍。女仆吓了一跳，她看了一下，并没有看到什么母牛，于是说道："您这是说到哪啊？什么母牛啊？"这位女士窘困而脸红了。"我的眼睛给我开了个玩笑，我再也不敢相信它们了。" [106]

另一位妇女说道："在我的梦中，我体验到一些对我有影响的事，这些事和我的生活有关。然而这些幻觉和我完全没有关系。"另一些人则没有那么肯定。有一位没有孩子的年长男子对他一再幻觉到一个小女孩和一个小男孩而感到好奇，他怀疑这些幻觉是不是反映了他未能实现做父亲的心愿。甚至还有报道说有一位妇女每星期三次看到她最近正在生病的丈夫。

既然这种综合征如此普遍，我不得不怀疑偶尔有报道说一些其他方面都神志清醒的人"真的"看到了鬼、不明飞行物（UFO）和天使可能也只是邦尼特幻觉的例子罢了。大约有三分之一的美国人声称看到过天使，这奇怪吗？我并不是斩钉截铁地断言就没有天使（我不知道究竟是有还是没有天使），我只是想说许多此类所谓目睹的奇事可能只是由于视觉病理造成的。

微弱的照明和薄暮中的明暗变化最容易产生这些幻觉。如果病人眨眨眼、点下头或是点上灯，往往就不会再看见这些东西了。但是他们无法有意识地控制这些幻影，它们往往突然就出现了。我们中的绝大多数人都可以想象这些人所描述的景象，例如载有小犯人的小囚车在开来开去，但是我们可以有意识地控制这些想象。但在另一方面，对邦尼特综合征患者来说，这些影像就像是真的物体一样不请自来。

突然出现一些不请自来的影像在拉里·麦克唐纳（Larry MacDonald）的病例中表现得很清楚，这是一位 27 岁的农学家，他遭遇了一次严重的车祸。他的头猛烈地撞到了挡风玻璃上，撞碎了眼睛上方额骨和保护视神经的眶板。在昏迷了两个星期而重获意识后，他既不能走也不能说。但这还不算他最大的问题。正如拉里回忆起的那样，"在我的世界里充满了幻觉，既有视幻觉也有听幻觉。我分不清真假，我看到站在我床边的医生和护士周围都是足球运动员和夏威夷舞女。声音从各处向我袭来，而我分不清究竟是谁在说话。"拉里为此惊慌不安和感到不知所措。

但是他的脑在伤后努力对自己进行修复，他的情况也就渐渐有所好转。他又能重新控制自身的一些身体功能和学着走路了。他能艰难地开口说话，也学会了把真的声音和想象出来的声音区分开来，这帮助他压制了听幻觉。

　　我是在拉里发生事故5年以后才见到他的，因为他听到我对视幻觉很感兴趣。他讲话很费力也很慢，但是在其他方面很聪明也很敏锐。他的生活除了有一处惊人的问题之外一切正常。以前在他视野各处的[107]任何地方都会出现视幻觉，那里会出现鲜明的色彩和旋转运动，现在这种幻觉退缩到了他视野的下半部，那里完全盲了。这就是说，在从他的鼻子向外划的一条中心线之下，他只能看到幻想出来的对象。在这条线之上一切正常，他总是能看到在那里真的有些什么。而在这条线之下，他不时看到一些一再出现的幻觉。

　　拉里说道："在医院的后部，颜色通常要鲜艳得多。"

　　我问道："您看到了什么呀？"

　　"我看到了动物和车船，明白吧。我看到了狗、大象和各种各样的东西。"

　　"您还能看到它们吗？"

　　"唔，没错，就在现在，就在这间屋子里我也看到了它们。"

　　"您就是在现在我们说话的时候看到的吗？"

　　拉里说道："对！"

　　这引起了我的好奇心。"拉里，您说当平常您看到它们的时候，它们会遮住房间里的其他东西。但是您现在正直视着我。您现在不大会看到有什么东西挡住了我，对吗？"

　　拉里宣称道："当我看着您的时候，有一只猴子坐在您的大腿上。"

　　"是一只猴子吗？"

　　"对，就在您的大腿上。"

　　我以为他在开玩笑。"请告诉我您怎么知道这是幻觉。"

　　"我不知道。但是在这里有一只猴子坐在一位教授的大腿上，这是不大可能的。所以我想不大会有猴子。"他高兴地微笑了一下，"但是这看上去非常生动而真实。"我看上去一定是被惊呆了，拉里因此继续说下去："还有一个根据是它们在几秒钟或几分钟后就淡出不见了，因此我知道它们不是真的。尽管有时候这些幻象和周围场景中的其他东西交融得很好，就像我看到猴子坐在您的大腿上。"他继续往下说："我明白这极少可能，通常我也不会和别人谈起这些事。"我无话可说，低头看我的大腿，这时拉里只是微笑。"这些幻象还有些奇怪的地方，它们常常看上去真实到有点过分。颜色非常鲜明、强烈，这些幻象看上去比真东西还要真实，如果您明白我说的是什么意思的话。"

108　　我拿不准。他说的"比真东西还要真实"是什么意思？有一个美术流派称为超现实主义，对就像坎贝尔汤罐（Campbell's soup cans）这样的静物所画的油画表现出非常精细的细节，这些细节您只有用放大镜才能看得到。这些东西看上去怪怪的，但是这可能正是拉里在他的盲区中所看到的。

"拉里，这使您感到烦恼吗？"

"这个么，有点吧，因为它使我感到很奇怪为什么我会有这样的体验，但是真的这对我并没有什么妨碍。我真的感到忧虑的是我瞎了，而不是我有幻觉。事实上，有时候有这种幻觉倒很有趣，因为我从来也不知道下一刻会看到什么。"

"您看到的那些幻象，就像在我大腿上的猴子那样，这些是您在生活中看到过的呢，还是这种幻觉也可以是全新的？"

拉里想了一会儿，然后说道："我想它们也可以是全新的，不过怎么会这样呢？我以前总以为幻觉仅限于你在生活中的其他地方早已看到过的东西。在很多时候幻象是相当普通的。有时候，当我早上找我的鞋子时，突然之间整个地板上都摆满了鞋子。要找到我自己的鞋子真不容易！通常这种景象出现后又消失了，就好像它们自己也有寿命似的，尽管这和我当时在做什么或想什么都没有关系。"

就在我和拉里谈话后不久，我碰到了另一位邦尼特病人，她的生活甚至还要更古怪。她为一些卡通角色所苦。南希（Nancy）是科罗拉多州的一位护士，她患有动静脉畸形（arteriovenous malformation，AVM），总的说起来就是在她脑的后部有一串肿胀的动脉和静脉融合在一起。如果破裂的话，她可能由于脑出血而死去，因此她的医生用激光照射AVM以减小它的大小并把它"封闭起来"。这样做的结果是在她视皮层的有些地方留下了疤组织。就像乔希一样，她有一个小的盲区，这个盲区正好在她注视点的左侧，大概有10°大小。（如果她向前伸直手臂并看她的手，那么她的盲区大概有她手掌的两倍那么大。）

南希就坐在拉里早些时候坐过的椅子上，她说道："事情是这样的，最稀奇的事就是在这个盲区里我看到许多幻象，我每天都要断断续续地在不同时刻看到几十次，每次持续几秒钟。"

"您看到了什么？"

"卡通。"

"您说什么呀？"

"卡通。"

"您说的卡通是指什么？您说的是米老鼠吗？"

"有时候我看到迪士尼的卡通角色。但是在绝大多数情况下则并非如此。在大多数情况下我看到的只是人物、动物和一些东西。但是这些总是一些线条画，里面填满了均匀的颜色，就像连环图画书一样。非常有趣。它们使我想起了利希藤斯坦（Roy Lichtenstein）[1] 的画作。"

"您还能告诉我些什么？它们会动吗？"

"不，它们绝对是静止的。还有一点就是我的那些卡通角色都没

---

1. Roy Fox Lichtenstein（1923—1997）是美国通俗画家，是20世纪60年代新艺术运动的领军人物之一。他的作品深受流行的广告画和连环画的影响。——译注

有深度，没有阴影，也不弯曲。"

这就是她所说的它们就像连环图画书的意思。我问道："它们是您的熟人呢还是您从来都没见过的人？"

南希说道："两者都有，我从来也不知道下一个出现的会是什么样的角色。"

这是一位脑中创造了迪斯尼的卡通角色而不用怕有版权问题的妇女。这究竟是怎么回事呢？一位神志清醒的人怎么会看到一只猴子坐在我的大腿上而认为这很正常呢？

要想搞清楚这些奇怪的综合征，我们必得对视觉和知觉系统在日常生活中是如何运作的模型加以修正。还在不很久之前，生理学家所描述的视区图解都是箭头向上的。图像在某一层次进行处理，向上发送到下一层次，如此等等，直到最后以某种神秘莫测的方式涌现出"整个图形（gestalt）"。这就是有关视觉的所谓自下而上的观点，在过去的30多年中人工智能的研究人员一直坚持这种观点不放，虽然许多解剖学家早就强调有大量反馈通路从所谓的高级区投射到较为低级的视区。为了安抚这些解剖学家，教科书的插图中虽然通常也画了向下的箭头，但是总的说来有关反馈投射的概念更多的只是口头上说说，而没有讲到它的功能意义。

加利福尼亚州拉霍亚（La Jolla）神经科学研究所的埃德尔曼（Gerald Edelman）博士首肯并推崇有关知觉的一种新观点，认为脑中的信息流就像是里面放满了镜子的游乐宫中的影像，不断地来回反射[1]，而在这种反射过程中又不断地变化着。[iv]就像游乐宫中的不同光柱，视觉信息也可以经过不同的通路，有时发散，有时增强，有时又反向传输。

　　如果这听上去使人有点糊涂，那么让我们再回到我在以前讲过的看到一只猫和想象一只猫之间的区别。当我们看到一只猫的时候，它的形状、颜色、纹理和别的视觉属性都刺激我们的视网膜，并通过丘脑（这是在脑中心的一个中继站）向上传输到初级视皮层，再分成两条流或者说通路进行处理。就如在上一章中所讨论的那样，其中一条通路进入一个处理深度和运动的区域，这使您得以攫取物体或躲开物体，并得以到处漫游；而另一个区域则处理形状、颜色和对象识别（这两条通路就是如何通路和什么通路）。最后，所有这些信息结合在一起告诉我们这是一只猫，比如说是一只名叫费利克斯（Felix）的猫，由此还使我们记起我们有关猫的所有知识和感受，这里面既有对所有猫的一般认识和感受，也有对费利克斯这只特定的猫的知识和感受。至少教科书就是这样告诉我们的。

　　现在想想看当您在想象一只猫时您的脑中发生了些什么。[iv]相当充分的证据说明这时我们实际上是在倒着运转视觉机构！我们有关所有的猫和这一特定的猫的记忆自上而下，也就是说从高级中枢传向初级视皮层，所有这些区域的综合活动就导致"心灵之眼（the mind's

110

---

1. 埃德尔曼把不同脑区之间的这种双向联结称为复馈（reentry），他认为脑中丰富的复馈联结是脑区别于传统计算机的显著特征之一，并且对意识有重要的贡献。——译注

eye）"[1] 产生想象出来的猫的知觉。事实上这时初级视皮层中的活动可能和您在真的看到一只猫时的活动同样强烈，但是事实上在您面前并没有什么猫。这意味着初级视皮层远不只是对来自视网膜的信息的一个分拣处，它更像是作战室，在那里不断有侦察员发送回来信息，由此制订各种方案，然后信息又送回到侦察员工作着的同一高级中枢。在脑所谓的早期视区（early visual areas）和高级视觉中枢之间有着动态的相互作用，最终产生了像看到了想象中的猫那样的现象（所有这一切主要是根据动物实验和对人所做的神经成像研究得到的。）

　　关于这种"相互作用"是怎样发生的，或者其可能的功能都还不太清楚。但是这可能可以解释像拉里和南希这样的邦尼特病人或是枯坐在养老院一点点昏暗下来的房间里的老人之所遇所见。我认为他们就像乔希那样对缺失的信息做了补插，不过他们用到的是在高层次储藏的记忆。[iv] 因此对邦尼特综合征患者来说，所见到的影像是基于某种"概念补足"而不是知觉补足。影像是由记忆来加以"补插"的（自上而下），而不是由外界来补插的（自下而上）。小丑、睡莲、猴子和卡通角色占据了盲区，而不只是像线条和小"x"这样的盲区紧邻处的信息。当然，当拉里看到有猴子在我大腿上时并未受骗上当，他完全清楚这不是真的，因为他知道极少可能在我的办公室里有一头猴子。

---

1. 关于mind的翻译问题确实也是比较困难的一个问题，目前国内比较普遍的是译成"心智"，也有译成"心灵"，或者干脆译成"心"和"内心"的。其实意思都是差不多的，本译本中并没有拘泥于一种译法，而是根据上下文看怎样译比较符合一般人的习惯来译。虽然严格地从科学上来讲，心智并不产生于"心"而是脑，但是由于人类长期误以为心是产生mind之处，这种想法是如此根深蒂固，已经渗透到了我们的语言中的方方面面，例如心思、热心、衷心、铁石心肠、内心、心心相印等，几乎已经不可能把这些词汇中的"心"用"神"或"脑"来更正了，因此在本译文中我们对mind的翻译仍旧用了"心"，当然不言而喻，这里的"心"和心脏是风马牛不相及的两回事。——译注

　　但是如果上述论点准确无误，如果每当您想象某个东西的时候总是激活了早期视区，那么您我为什么不老是产生幻觉，或者至少偶尔会把我们内部产生的影像和真实的物体混淆起来？为什么当您只是想象在椅子上有一只猴子的时候，您并不看到它？其原因是因为即使您闭上了您的眼睛，您视网膜中的细胞和早期视觉通路中的细胞都一直在活动，它们产生某种没有什么变化的基准信号。这种基准信号通知您的高级视中枢并没有什么对象（猴子）落在您的视网膜上，因此否决了由自上而下的想象所诱发的活动。但是如果早期视觉通路受到损伤，就不再有这种基准信号，因此您就会产生幻觉。[lvii]

　　即使您内心想象出来的东西就像真的一样，这些东西也决不能真的就取代了实物，这从进化上讲是有道理的。正如莎士比亚所言：“谁能凭想象中的盛宴美餐便治疗辘辘的饥肠？”[1] 这倒也是件好事，因为如果您只要想想盛宴美餐就能满足您的辘辘饥肠，那么您大可不必去吃东西，而很快就是死路一条了。同样地任何生物如果能够想象性高潮，那么它也不大可能把自己的基因传给下一代。[当然，在某种程度上我们多少也能这样，就像当我们想象艳遇时会心跳不止，这成了有时所称的可视化治疗（visualization therapy）的基础。]

　　此外，知觉现象中自上而下的想象和自下而上的感觉信号之间的这种相互作用也得到了我们在幻肢病人中所看到过的现象的支持，这种病人强烈地感到握起了他们实际上并不存在的手指，并把想象出来的指甲掐到幻掌中去从而产生了难忍的疼痛。为什么这些病人真的

---

1. 语出《理查二世》第一幕第三场。译文引自译林版莎士比亚全集第三卷（史剧卷一上）《理查二世》（孙法理译）。本书第7章注释、第12章正文也引用了此句。——译注

"感受到"握拳、"指甲掐入"和疼痛，而你我尽管也能想象同样的手指位置，但是却没有任何感受呢？答案就在于你我有来自双手的真的输入，这些输入告诉我们并不存在什么疼痛，尽管在我们的脑中也有记忆的痕迹把握拳的动作和指甲掐入联系起来（特别当您不常修指甲时更是如此）。但是对截肢病人来说，这些一闪而过的联想和早先就有的疼痛记忆会一下子涌现出来，而并不会和源源不断而来的感觉输入发生矛盾。对邦尼特综合征来说，情况大概也是如此。

　　但是为什么南希总是在她的盲区里看到卡通角色呢？有一种可能性是在她脑中的反馈主要来自颞叶中的什么通路，您可以回想起那里的细胞对颜色和形状有特异性，而对运动和深度则没有特异性，后者是由如何通路来处理的。因此在她的盲区中充满了没有深度和运动的影像，它们只有轮廓和形状，就像漫画中的人物一样。

　　如果我是对的话，那么所有这些古怪的视幻觉就只不过是每当我们让想象纵情驰骋时你我脑中所发生的那些过程的夸大版。在前向通路和反向通路相互连接的某个模糊不清之处就是视觉和想象之间的接口。但是我们还不清楚这个接口在什么地方，也不清楚它是如何工作的（甚至还不清楚是否只有一个接口），但是这些病人给了我们某些引人入胜的有关可能是怎么回事的线索。由这些病人所得到的证据说明我们所称的知觉实际上是感觉信号和高层次存储的有关过去所得的视觉影像信息动态相互作用的最终结果。每当我们中的任何人偶遇一件东西时，视觉系统总是开始某种追问过程。每当有片段信息来时，高级中枢就会说："嗯，这可能是一只动物。"我们的脑于是提出一系列视觉问题，就像20问题游戏[1]一样。这是一只哺乳动物吗？是一只猫吗？什么样的猫？是家猫还是野猫？大猫还是小猫？黑猫、白猫还是花猫？然后高级视觉中枢把部分"最优适配（best fit）"的答案下行到包括初级视皮层在内的低级视区。就这样，模糊不清的影像逐步清晰起来（必要时加上某些"补插"）。我认为这些大量的前馈和反馈投射的任务就是不断进行迭代，这使我们得以最为逼近真相。[lviii]如果我们故意把上述论点过分夸张，或许可以说我们一直处于幻觉之中，而我们所称的知觉只不过是决定哪个幻觉和当下的感觉输入最为匹配。但是如果像在邦尼特综合征那样的情形下，脑接收不到视觉刺激予以确证，那么脑就得以自由编造自己的现实。而正如瑟伯所深知的那样，显然脑的创造性是无限的。

---

1. 20问题游戏是一种口头的室内游戏，主要是考验参加者的推理能力和创造性。它起源于美国，在19世纪非常盛行。通常这种游戏是这样做的：由一位参加者作为解答者，这个人选定某个对象，但是不能告诉其他人。其他人都是提问者，他们轮流提一个问题，解答者的回答只能是"是"或"否"。但是不允许说谎。如果有某位提问者猜对了答案，那么这个提问者胜出而变成下一轮游戏中的解答者。如果在提满20个问题之后还是没有人猜对，那么解答者胜出，继续做下一轮的解答者。——译注

第 6 章
镜中奇遇记[1]

113

> 这个世界不但比我们所想象的要神奇；而且比我们有可能想象得到的还要神奇。

—— 霍尔丹（J. B. S. Haldane）

坐在轮椅里从卧室中滚滚而出的是谁呀？山姆（Sam）简直就不敢相信自己的眼睛。他的母亲埃伦（Ellen）因为中风在凯泽·珀曼能特（Kaiser Permanente）医院住院两星期，刚在上一天晚上回家。妈妈对自己的仪容一直十分讲究。服饰和化妆总是像斯图尔特（Martha Stewart）[2]般地完美，发式美丽，指甲染成很有品位的粉红色或红色。但是今天有些地方却很不对头。埃伦头左侧的天然卷发没有梳理过，[114]以致它很显眼地像鸡窝般地乱成一团，而她其余的头发则整齐地梳成新型发式。她的绿色披肩完全披在她的右肩并且一直拖到地板上。她

---

1. 原标题为"Through the Looking Glass"，这是作者为了纪念卡罗尔，而把他的名作《爱丽丝镜中奇遇记》（*Through the Looking Glass*）的书名作为本章的标题。虽然该书的中译名还不太统一，例如有译为《镜中缘》《爱丽丝镜中奇遇》《爱丽丝镜中游记》等，笔者选了第一个，不过因为原书名中本没有主角"爱丽丝"的名字，本章的内容和爱丽丝也并不直接相关，因此把"爱丽丝"去掉了。——译注

2. Martha Stewart（1941—），年轻时曾担任过数年专业模特，1961年春天，被《魅力》杂志评选为当年"最佳着装女大学生"。后来她创办了"玛莎·斯图尔特家庭用品公司"，她也成为"全美第二大女富豪"。在美国，玛莎·斯图尔特这个名字可以说是无人不知：人们睡觉时要穿"玛莎"牌全棉睡袍；看电视要看美国哥伦比亚广播公司播放的《玛莎·斯图尔特的生活》节目；起居室里摆放的是"玛莎"牌木质咖啡桌，上面摆着"玛莎"生活杂志。——译注

在右上唇和右下唇都涂了鲜艳的红色唇膏，而她嘴唇的其他部分则还留其本色。同样地她对右眼画了眉毛和涂了睫毛膏，但是她对左眼却未加任何修饰。最后她在右颊上略施胭脂，她做得很精心，这样就不会使人感到她是故意在掩饰病容，但是这已足以说明她还是很在乎自己的仪表的。她的样子几乎好像是有人故意用一块湿毛巾擦去了她左半边脸上的妆。

114

山姆叫道："哎呀！你是怎么化的妆啊？"

埃伦不解地扬了下眉毛。她的儿子在说些什么呀？这天早上她足足花了半个小时准备妥当，她觉得在这种情况下她看上去已经尽可能好了。

10 分钟以后，当他们坐下用早餐时，埃伦对她盘中左半边的食物都视若无睹，连她最喜欢的现榨橙汁也是如此。

山姆赶忙打电话给我，我是在医院里看过他母亲的医生之一。当我去看一位和他母亲同住一室的中风病人时，山姆和我彼此认识了。我说道："没问题，不必担心。您的母亲是得了一种称为半侧忽略症的很普通的神经病综合征，这常常是右脑，特别是右顶叶中风以后的后遗症。忽略症病人对左半边世界的物体和事件完全无动于衷，有时甚至包括他们自己的左半侧身体也是如此。"

"您是说她对左半边瞎了？"

"不，没有瞎，她只是注意不到她左半边的东西，这就是我们把这称为忽略症的原因。"

为了使山姆相信这一点，第二天我对埃伦做了一个简单的临床检查作为证明。我就坐在她的正对面并且说道："请一直注视我的鼻子，尽量不要移动目光。"当她注视不动时，我靠近她的脸，就在她鼻子的左侧举起我的食指并剧烈晃动。

"埃伦，您看到了些什么？"

她答道："我看到有根手指在晃动。"

我说道："很好，请把您的目光固定在我鼻子的同一点上。"然后我很慢地在她鼻子左侧的同一地点随便举起同一根手指。但是这一次我很小心不让手指动得太过突然。"现在您看到了什么？"

埃伦一脸茫然。她由于缺乏运动或其他强烈的线索而注意不到这根手指，她毫无所觉。山姆开始懂得他母亲问题的性质，眼瞎和注意不到有着重要的区别。如果他站在她的左侧而不做任何动作，那么他的母亲就完全注意不到他。但是如果他跳上跳下并挥舞双臂，她有时候也会转过身子看他。

出于同样的原因，埃伦在镜子中注意不到她脸的左半侧，忘了对脸的左半侧化妆，也不对这一侧梳头或刷牙。因此，她注意不到她盘中左半边的食物也就不足为怪了。但是如果她的儿子指着她忽略不见 [115]

的东西，硬要她去注意，埃伦也可能会说："啊，太好了，鲜榨橙汁！"
或者说："不好意思，我的唇膏歪了，我的头发乱了。"

　　山姆不知道该怎么办。他是否在埃伦的余生中都必须得帮助她
做简单的日常家务，如化妆之类？他的母亲会不会永远都这样下去呢，
他能做些什么对她有所帮助吗？

　　我向山姆保证我会试试看帮助她。忽略症是一个相当普遍的问
题[lix]，我对这个问题一直很感兴趣。除了这个问题直接和病人的自理
能力有关之外，它还深刻地牵涉我们对脑如何创造世界的空间表征
的认识，牵涉脑如何来处理左右的问题，以及我们如何能在一霎那
间就把注意力集中到视觉场景的不同部位。伟大的德国哲学家康德
（Immanuel Kant）[1]变得沉醉于有关我们"固有的（innate）"时空概念，
以致他花了三十年时间在他的阳台上走来走去思考这个问题。[他的
有些思想在以后也对马赫（Mach）和爱因斯坦有所启发。]如果我们
有某种神奇的办法让埃伦通过一台时间机器回到过去去拜访康德，我
敢打包票他也会像您我一样被她的这种综合征所吸引，并且会想知道
我们这些现代科学家是不是有任何线索可以解释是什么原因造成了
这样奇怪的现象。

　　当您看任何视觉场景时，影像刺激您视网膜上的感受器，并引起
一连串事件，最后使您知觉到周围世界。正如我们在前几章中说过的
那样，从眼睛出发的消息最初映射到脑后部一个称为初级视皮层的

---

1. Immanuel Kant（1724—1804），德国哲学家，德国古典唯心主义哲学创始人，主张自在之物不可知，人类知识是有限度的，提出星云假说。著有《纯粹理性批判》《实践理性批判》等。——译注

区域。这些消息经过这一中继站继续沿两条通路前进：沿如何通路到达顶叶皮层，而经过什么通路到达颞叶皮层（参阅第4章图4.5）。颞叶皮层牵涉辨识和叫出各个对象的名称，并且对它们起反应，同时伴有相应的情绪。另一方面，顶叶皮层和认识外部世界的空间布局有关，让您得以在空间中行走，趋向目标，躲开扔向自己的东西，此外还知道自己身在何处。颞叶皮层和顶叶皮层的这种分工可以解释几乎所有在顶叶皮层受损（特别是右顶叶，正如埃伦的情形那样）的忽略症病人的种种古怪症状。如果您让她独自随便走，她注意不到她左半边的空间以及在那里发生了些什么事。她甚至会撞到在她左边的东西，或是让左脚趾踢到人行道台阶。（我稍后要解释为什么左顶叶受损不会这样。）但是因为埃伦的颞叶完好无损，因此只要让她注意到物体和事件，她在认出它们方面毫无困难。 [116]

但是"注意"是一个含义不清的词汇，实际上我们对它的了解还不如对忽略症的认识。因此说"忽略症是由于'不能注意'引起的"这句话并没有告诉我们多少东西，除非我们能对注意可能的神经机制是什么有一个清楚的概念。（这有点像说疾病是由于健康不好引起的一样。）特别地，人们希望知道像你我这样的正常人如何能做到选择性地注意单个感觉输入，不管是在鸡尾酒会的嘈杂背景声中倾听某个单个声音，还是在棒球比赛场上认出一张熟悉的脸。为什么我们会有一种内在的像聚光灯一样的逼真感觉，它能在周围世界中把我们导向不同的对象和事件？ [ix]

现在我们已经知道即使像注意这样的基本技巧也需要脑中许多相距很远的区域的参与。我们早已讲过视觉系统、听觉系统和体感系统，但是还有其他一些脑区也在执行同样重要的任务。网状激活系统（reticular activating system）是脑干中的一团神经元，它广泛地投射到脑中的广大区域，它激活整个大脑皮层，引起警觉和清醒，或是在有需要的时候激活皮层中的一小部分区域并由此引起选择性注意。边缘系统则和情绪行为、估价情绪的重要性以及评估外部世界中所发生的事件的潜在价值有关。额叶皮层则和像判断、预见以及做计划这样的更为抽象的过程有关。所有这些区域都通过正反馈回路相互连接，这是一种递归式的像回声一样的回响活动，它们从外界接受刺激，提取其突出的特征，然后在区域之间来回传输，直到最终搞清楚这个刺激究竟是什么以及如何对它作反应。[xi]我是应该打一架呢，还是走为上策？吃掉它呢还是吻上一吻？同时调用所有这些机制的最终结果是形成知觉。

当一个大而带有威胁性的刺激（比如说，一个危险家伙的影像，或许是一个抢劫犯在波士顿的大街上正在朝我逼近）刚进入我脑的时候，我还一点也不知道这究竟是什么。在我得以判断这或许是一个危险人物之前，额叶和边缘系统就对这一视觉信息的意义作了评估，并送到顶叶皮层的一小块区域，这个区域和网状组织（reticular formation）的适当神经回路联在一起，使我得以把注意力集中到那个逼近的家伙上去。这迫使我的脑把我的眼球转向视觉场景中某处的某个重要的对象，对此加以注意并叫道：“阿哈！”

但是请想象一下，要是这一正反馈回路的哪个部分出了问题而使整个过程受到损害那又会怎么样呢？那时候您可能就再也注意不到一半世界中发生了些什么了，您成了一位忽略症病人。

但是我们还得解释为什么忽略症主要都是在右顶叶损伤之后出现的，而不是在左顶叶皮层损伤以后。为什么有这种不对称的现象呢？虽然我们对其真正的原因还不得而知，哈佛大学的梅舒拉姆（Marcel Mesulam）提出了一种很有意思的理论。我们知道左半球特异化地处理许多有关语言的方面，而右半球则负责情绪以及"全局的"或整体的感觉处理。但是梅舒拉姆认为还有另一个基本区别。考虑到右半球在整体视觉中所起的作用，右半球的注意"聚光灯"照耀的范围很广，它涵盖整个左半视野，也同样涵盖整个右半视野。而在另一方面，左半球的聚光灯所及的范围要小得多，它只限于右半个世界（或许这是因为它忙于别的事务，例如语言）。正是由于有这样相当奇怪的安排，如果左半球受到了损伤，它失去了自己的聚光灯，但是右半球可以补偿这一损失，因为它的"灯光"可以遍及整个世界。另一方面，如果右半球受到损伤，再也没有全局性的聚光灯，而左半球并不能完全补偿这种损失，因为它的聚光灯仅限于右侧。这或许可以解释为什么只在右半球受到损伤的病人身上才看到忽略症。

因此忽略症并非眼瞎了，而是对左边物体及事件的普遍漠视。但是这种漠视究竟达到什么程度呢？说到底，即使您我驱车下班回家时对熟悉的地形并不加以注意，但是如果我们看到一起交通事故，立刻就会警觉起来。这说明那些路面上没有注意到的视觉信息一定已经传到了某个层次。埃伦的漠视是否是同一现象的一种极端形式呢？是不是有这样的可能性，在她没有有意识地注意到的信息中，其中还是有一些"漏"了进去呢？这些病人是不是在某种层次上"看见"了他们所没有看到的东西呢？这是一个不容易回答的问题，但是1988年两位牛津的研究人员哈利根和J. 马歇尔[xii]接受了这一挑战。他们用一种聪明的方法来显示忽略症病人下意识地觉知到他们左边发生的一些事，尽管从表面上看他们什么也没有看见。他们给病人看两幢房子的图画，一幢在另一幢的下面。这两幢房子在其他方面都完全一样，除了有一处显著的不同：上面那幢房子左边的窗口里冒出火焰和浓烟。然后他们问这些病人这两幢房子看上去是一样的呢还是有什么不同之处。不足为怪，他们所研究的第一位忽略症病人说这两幢房子看上去完全一样，因为他注意不到这两幅图的左半边。但是当硬要他做下面的选择时："听着，现在如果要您住在其中，您愿意住哪一幢？"他挑了下面那幢没有着火的房子。他说不出原因，他说他就是"宁愿"住那所房子。或许这会是某种形式的盲视吗？有没有这样的可能，虽然他注意不到房子的左半边，关于火焰和浓烟的有些信息还是通过某条替补的通路漏到了右半球，并且警告他有危险？这一实验再一次暗示左侧视野并不瞎，因为如果真的瞎了，那么他怎么能对这两幢房子的左半边做到这样细致水平的处理呢？

有关忽略症的故事在医科生中很流行。萨克斯[lxiii]谈到一位妇女的奇怪故事，这位妇女犹如许多左半侧忽略症病人一样只从她盘子的右半边中取食。但是她知道什么东西已经吃光了，并且知道如果要用完她的全部晚餐，她必得转过头去，这样她就可以看到放在左边的食物了。但是因为她总是漠视左边，甚至不会向左看去，她采取了一种令人哑然失笑的巧妙方法。她让她的轮椅向右转一大圈，转了340°左右，直到最后她的目光能停留到还没有吃过的食物上。吃光这部分后，她又得再转一圈去吃她盘子中剩下的那一半食物，如此等等，转了又转，直到吃完为止。她从来也不会直接向左转，因为对她来说左边根本就不存在。

不久前的一天早上，当我正在我家的庭院里修理喷水装置时，我的妻子拿给我一封看上去很有趣的信。我每周都会收到许多信，但是这封信盖着来自巴拿马的邮戳，贴着一枚外国邮票和有些奇怪的字体。我把手在毛巾上擦了擦，开始读起来，信的内容像是对半侧忽略症的一种很清楚的描述。

史蒂夫（Steve）是一位前海军上校，他听说我对忽略症很感兴趣，因此想到圣迭戈来拜访我进行咨询。他在信中写道："开始时，除了有剧烈的头疼之外，我绝对没有感到还有什么不良的反应。事实上，除了头疼之外，我感觉良好。我不想让我妻子担心，我清楚地知道自己心脏病发作过一次，头疼也在减轻。我告诉她不必担心，我没什么问题。"¹¹⁹

"她回答说：'不，史蒂夫，你有病，你得过一次中风！'"

"难道我得过中风吗？这种说法既让我感到惊异，又感到有点好笑。我在电视节目和日常生活中都看到过中风病人，这些病人不是茫然直视着一片虚空，就是在某个肢体或脸上有明显的瘫痪。因为我并不感到有任何这种症状，我不相信我妻子的话有任何道理。"

"而在实际上，我的左侧身体完全瘫痪了，这影响到了我的左臂、左腿和我的脸部。这样就开始了我在一个歪曲了的世界中的漫游。"

"在我的内心中，我完全觉知到我右侧身体的所有部分，而左半身体根本就不存在。您可能认为我在夸大其词。见我的人看到的是一个四肢俱全的人，虽然瘫痪了，但是很明显我并没有缺胳膊少腿，同样很明显的是它们还连在我的身体上。"

"当我剃须时，我不剃左半边脸。当我穿衣时，总是不把左臂穿到袖子里去。我会把衣服右边的纽扣错扣到左边的纽洞里去，尽管这一切都是用我的右手来做的。"

史蒂夫总结道："您绝没有办法想象在奇境（Wonderland）[1] 里面发生的事，除非有一位其中的国民讲给您听。"

从临床的角度来看有两个理由说明忽略症的重要性。首先，虽然绝大多数病人在几个星期之后就完全康复了，但是也有少数病人无限期地一直维持着这种失常状态。对他们来说，忽略症成了件真正恼人的事，尽管这可能还算不上是一种危及生命的失常。其次，即使是那些看上去很快就从忽略症中康复过来的病人也可能还有严重的问题，因为在最初一些日子里对左边的漠视会妨害他们的康复。当一位物理治疗师要他们锻炼左臂时，他们对怎样做不得要领，因为他们注意不到自己做得不好。这是一个问题，因为在中风康复中，从瘫痪状态中恢复过来绝大多数都发生在最初的几个星期里，过了这个"可塑性窗口"之后，左手很难再恢复功能。因此医生总是竭尽所能地要病人在最初的几个星期里用他们的左手和左腿，而忽略症综合征则阻碍了这一任务。

是不是有可能想些办法让病人认识到还有左半边的世界，并开

1.这里的Wonderland是指《爱丽丝漫游奇境记》里面爱丽丝所漫游的"奇境"。——译注

始注意到她的手臂没有在动呢？如果您把一面镜子放在病人的右侧并且和她的右肩垂直（如果她坐在一间电话亭里，这就相当于电话亭的右壁），那会怎样呢？如果她现在看镜子，那么她会看到她左边的所有东西的像，其中包括人、事件和东西，还有她自己的左臂。但是因为这些像本身是在她右边，也就是不被她忽略的半边，那么她会不会突然开始注意到这些事物呢？她会不会认识到这些人、事件和东西都在她的左边，尽管它们的像是在她右边？如果这真能行的话，此类小计就会创造奇迹。自从60多年以前在临床上首次报道忽略症以来，如何治疗忽略症就一直令病人和医生束手无策。

我给山姆去了个电话，问他妈妈埃伦是否对试试用镜子来进行治疗的想法有兴趣。这有可能帮助埃伦更快恢复，并且试起来也很简单。

心理学家、哲学家和医生都一直对脑处理镜像的方式很感兴趣。许多孩子都问过这样的问题："为什么镜子总是把东西左右易位，但是并不将它上下颠倒？镜子怎么会'知道'它对哪种情况应该掉个个呢？"这是使绝大多数父母感到窘困而难于回答的一个问题。物理学家范曼（Richard Feynman）[1] 给出了对这个问题的正确回答（格雷戈里转引了他的解答，他还就这一主题写了一本有趣的书）。[lxiv]

正常的成人很少会把镜子中的像和真实的物体混淆起来。当您在您车子的后视镜中看到有一辆车在飞快地向您靠近时，您不会猛地刹

---

1. Richard Feynman（1918—1988），美国物理学家，由于他对量子电动力学的贡献而荣获1965年诺贝尔物理学奖。国内的学术界多把他的名字译为费曼或费恩曼，但并未统一。此处系按新华社编《世界人名翻译大词典》中的译名翻译。——译注

车。您会加速向前离去，尽管车子的像看起来好像是从前面飞快逼近过来的。类似地，如果正当您在浴室里剃须时有一个窃贼从您后面开门进来，您会转过身子对着他，而不是去攻击镜子中的像。您脑中一定有某个部分在作必要的校正：虽然像在我的前面，但是真正的对象是在我后面。[lxv]

但是就像奇境中的爱丽丝那样，像埃伦和史蒂夫这样的病人似乎居住在一个介于错觉和现实之间的奇怪的"无人国（no-man's-land）"中，也就是史蒂夫所称的"歪曲世界"中，没有什么简单的方法可以预测他们对镜子会做什么反应。虽然我们所有人，包括忽略症病人和正常人都很熟悉镜子而不加重视，但是有关镜中之像确实有些内在的离奇之处。镜子的光学原理很简单，但是对于下列问题没有人有哪怕是模糊的想法：当我们看镜子中的像时激活了脑中的什么机制？我们能认出并列在一起的真实对象和其光学"孪生兄弟"的特殊能力牵涉什么样的脑过程？由于右顶叶在处理空间关系和视觉的"整体"方面所起 ¹²¹ 的重要作用，忽略症病人在处理镜像方面会有什么特别的问题吗？

当埃伦来到我的实验室时，我先对她做了一系列简单的临床检查以证实有关半侧忽略症的诊断。她对每种检查都通不过。首先我要她坐在面对我的一张椅子上，并要她看着我的鼻子。然后我拿起一支笔从她的右耳开始沿一条弧线慢慢移动，一直到她的左耳为止。我要埃伦把眼睛跟着笔转动，在我把笔移动到她鼻子之前，她毫无困难地照我说的做了。当我把笔移到她鼻子前时，她的眼睛开始游移不定，很快她就看着我，而不再"看到"就在她鼻子附近的笔了。看来似乎令人难以相信的是，左视野真正盲了的病人却不会表现出这种行为。她可能会把目光越过笔以努力对自己的偏盲求得补偿，或是用其他方法来补偿。

接下来，我给埃伦看画在一张纸上的一条水平线，并要她用一短条竖线把这根线两等分。埃伦噘起嘴，拿笔满怀信心地在线的右处做了个标记，因为对她来说只有半条线在那儿，也就是那右半条线，而她大概就是在这半条线的中心处做了个标记。[lxvi]

当我要她画一只钟的时候，埃伦画了整个一个圆圈，而不是只有半个圆周。这是一种相当平常的反应，因为画圆圈是一种经过超量学习[1]的运动反应，中风并没有损害到它。但是轮到埃伦填进数字时，她停了下来，为难地盯着看这个圆圈，然后把数字1到12都完全挤到圆圈的右半边！

最后我拿出一张纸放在埃伦的面前，并要她画一朵花。

她说道："什么样的花？"

"随便什么样的花，只要一朵普通的花就行了。"

埃伦又停了下来，好像这个任务有多难似的，最后又画了个圆圈。到此为止一切都好。然后她细心地画下一系列小花瓣，这是一朵雏菊，但是所有的花瓣都挤在花的右半边（图6.1）。

---

1. 指学习或熟记到能立即回忆起的程度。——译注

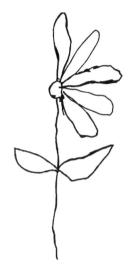

图6.1 一位忽略症病人所作的画。请注意花的左半边是没有的。
许多忽略症病人光凭记忆作画时也只画出半边的花，即使当他们闭上双眼时也
是如此。这意味着病人也不能"看到"花的内心像的左半边

我说道："很好，埃伦，现在我要您做些不同的事情。我要您闭上您的双眼并画一朵花。"

埃伦不能画出物体的左半边是在预料之中，因为当她眼睛睁开时并不能注意到左边的东西。但是如果把双眼闭起来那又会怎么样呢？花的内心表征，也就是说她的心灵之眼所看到的雏菊会是整朵花呢还是也只有一半？换句话说，忽略症在她的脑中影响有多深呢？

埃伦闭上双眼又画了个圆圈。然后她皱起眉头集中注意力，她细心地画了5瓣花瓣，它们都在雏菊的右半边！这就好像她用来作画的内心模板也只保留了一半，因此左半边花根本就给丢掉了，即使在她只是想象的时候也是如此。

　　在经过半个小时的休息之后，我们回到实验室来试试镜子实验。她坐在轮椅中，用她的好手把头发抖松，甜甜地一笑。我在胸口捧着一面镜子站在她右边，因此当埃伦坐在轮椅中脸朝前时，镜子就平行于轮椅的右把手（以及她的侧面），镜子离她的鼻子大约有2英尺远。然后我要求她把头转过约60°来看着镜子。

　　埃伦从这个视角可以清楚地看到镜子反射出来的左半边世界，这本来是被她忽视了的。她在朝右看，或者这样说吧，她在看她好的半边，她很清楚镜子是什么，因此她知道镜子反射的是她左边的东西。因为有关左半边世界的信息现在是从右面来的，也就是从未被忽略的[123]一边来的，那么镜子能不能帮助她"克服"她的忽略症，因此她就有可能像正常人一样正确地伸手去拿左边的物体？或者她会不会对自己说："好吧，那件东西实际上是在被我忽略的视野中，因此不去理会它吧。"但是正如在科学中经常发生的那样，结果她的反应和上述两者都不一样。事实上，她的反应完全出乎意料。

　　埃伦看着镜子，眨了眨眼，对我们要干些什么感到好奇。她应该很清楚这是一面镜子，因为它有一个木框，镜子面上还有些灰尘，但是为了万无一失，我还是问她："我拿着的是什么东西呀？"（请记住我就在镜子后面拿着它。）

　　她毫不犹豫地回答说："一面镜子。"

　　我要她看着镜子描述她的眼镜、唇膏和衣服。她毫无困难地照做不误。我的一个学生站在埃伦的左边，他在接到我的记号后立即拿出一支笔，笔的位置在她的好手够得着处，然而又完全落在她所忽略的左视野中。（这大约在她鼻子左侧下方6英寸处。）埃伦可以清楚地看到镜子里我学生的手臂和那支笔，因为我们没有想要骗她，她知道有一面镜子。

　　"您看到笔了吗？"

　　"看到了。"

　　"好，请伸手拿笔，然后在我放在您大腿上的拍纸簿上写下您的名字。"

　　埃伦举起她的右手毫不犹豫地伸向镜子并且一再撞在镜面上，请想象一下当时我有多么吃惊。她花了大约20秒钟真的想从镜子里把笔拿出来，然后明显显得沮丧地说："我够不着它。"

　　10分钟后我再重复这一过程，她说道："笔在镜子后面。"她到处摸索，还开始用我的皮带扣子挖起来。

　　稍后她甚至还试着从镜子边上往后看笔在哪里。

　　因此埃伦的所作所为就好像镜像是件真东西，好像她可以伸手去拿似的。在我从业15年的生涯中，我还从来没有看到过像这样的事：一个聪明而清醒的成人会犯这样荒唐的大错，把镜子中的东西当成是真的。

我们要确定埃伦的行为并不是由于她的手臂运动不灵，也不是由于她不懂得镜子是什么东西。因此像家中浴室里的镜子一样，我们就把镜子放在她前面一臂之遥。这次笔在她右肩的后上方（但正好在她的视野之外）。她看着镜中之笔，把手直接向后伸去拿笔。因此她之所以未能完成上次的任务，并不能用她由于中风而认错了方向、笨手笨脚或是搞错了镜子来解释。 [124]

我们决定给埃伦的症状起个名字——"镜子失认症（mirror agnosia）"或者"镜子综合征（looking glass syndrome）"以纪念卡罗尔。事实上我们知道卡罗尔患有动脉痉挛引起的偏头痛。如果这种偏头痛影响到了他的右顶叶，那么他就有可能会暂时性地搞不清镜子，这不但可能启发他写下《爱丽丝镜中奇遇记》（*Through the Looking Glass*）一书，也很可能可以解释他总的说来对镜子、镜像书写（mirror writing）[1]和左右倒置的痴迷。人们也怀疑达·芬奇（Leonardo da Vinci）喜欢左右倒置的书写[2]也是出于同一原因。

观察镜子综合征是件很有意思的事，但是也令人沮丧，因为我一开始是希望得到正好相反的反应，希望镜子可以使埃伦觉知到她左边的世界而有助于她的康复。

下一步是要研究一下这种综合征有多普遍。是不是所有的忽略症病人都像埃伦那样呢？在检查了另外20个病人之后，我发现其中许

---

1. 写出的单词正好是正常书写的镜面对称形式。——译注
2. 达·芬奇只有在给别人看的文字中才用标准的书写方法，而在其私人札记中都用镜像书写。普通人只有从这些文章的像中才能读懂，他这么做的原因至今还不甚明了，虽然也有些猜测，例如是为了保密和维护自己思想的优先权。——译注

多病人都有同样的镜子失认症。当把一支笔或一粒糖拿在病人被忽略的视野中时，病人会想伸手到镜子里去拿。他们完全清楚他们是在看一面镜子，但是他们会犯埃伦犯的同样的错误。

但是也并不是所有的病人都这样。其中有些人在开始时看起来感到有点困惑，但是在看清笔或糖在镜子中的像以后，他们轻轻地笑了起来，带着点恶作剧的神气，就像您我所能做的那样，正确地伸手去拿左边的物体。有个病人甚至把头转向左边，这在一般情形下他是不会去做的，当他拿到了"奖品"时流露出胜利的神情。这些少数病人很明显注意到了以前被他们所忽略掉的东西，这就为治疗提供了极好的可能性。如果一再让病人看镜子，是不是可能帮助某些病人克服忽略症呢？使他们逐渐变得更能觉知到左半边世界。[lxvii]我们希望有一天能在临床上一试。

撇开临床意义不说，我作为科学家也同样对镜子失认症（病人不能正确地去拿真实的物体）感兴趣。即使是我两岁大的儿子，当让他只能从镜子看到糖果时，他也会咯咯地笑，转过身来拿糖果。但是岁数要大得多、也聪明得多的埃伦却做不到这一点。

125　　对于她为什么丧失了这种能力，我至少可以想到两种解释。第一种解释是这种综合征可能是由她的忽略症引起的。这就好像病人下意识地在对自己说："因为像是在镜子中，这件东西一定是在我的左边。但是在我的世界里是没有左边的，因此这件东西就只能是在镜子里。"不管这种解释对我们有健全脑的人来说听上去有多荒谬，但是对埃伦来说，按照她的"现实"来说，这是唯一合理的解释。

第二种解释是，镜子综合征可能并非是忽略症的直接后果，尽管它通常是伴随着忽略症同时发生的。我们知道当右顶叶皮层受到损伤时，病人在完成空间任务方面出现了种种困难，而镜子综合征可能只是显示这类缺陷的一种特殊的、能显示出全部典型的临床综合征的表现。要想对镜像做出正确的反应，这就要求您同时记住像和产生它的物体，然后在内心中做必要的操作以正确确定产生这个像的物体的位置。右顶叶损伤可能损害了这种非常微妙的能力，因为这一结构在处理世界的空间属性方面起重要作用。如果真是这样的话，那么镜子失认症可能为检查右顶叶损伤提供了一种新的临床测试手段。[lxviii]在现在这个脑成像费用扶摇直上的时代，任何一种简单的新检查手段都是在神经病学家的诊断工具包里添加了一种新的利器。

但是镜子综合征的最为奇怪的一个方面是病人的反应。

"医生，为什么我够不着这支笔？"

"该死的镜子挡住了路。"

"笔在镜子里面，我拿不到它！"

"埃伦，我要您去拿真的东西，而不是它的像。真东西在哪里呢？"她回答道："医生，真东西在镜子的后面。"

令人惊异的是仅仅一面镜子就使这些病人闹迷糊了，以致他们不能够或者是不愿意做下列简单的逻辑推理：因为像在右边，所以产生它的物体一定是在左边。对这些病人来说，好像连光学定律本身都变了，至少对他们的世界中的这个小角落是如此。我们通常以为我们的智力和"高层次"的知识（例如像有关几何光学的那些定律）是不受感觉输入的种种变化的影响的。但是这些病人给我们的教训是事情并非总是如此。对他们来说周围一切别有洞天。不光是他们的感觉世界给扭曲了，连他们的基本知识都受到了扭曲以适应他们所在的这个奇怪的新世界。[lxix]他们在注意方面的缺陷看来影响到了他们的整个观点，使他们不能认识镜像究竟是不是一个真东西，尽管他们对其他问题，例如政治、运动或下棋，都能与人进行正常的对话，就像您我一样。我问这些病人他们在镜子中所看到的物体的"真实位置"在哪里，就像问一位正常人北极以北是什么地方一样。或者就像问无理数（如2的平方根或是 π 等带有无穷个小数位的数）是不是真的存在一样。这就提出了一个深刻的哲学问题：我们有多大把握可以确定我们自己所认知的现实就那么肯定无疑。如果有一个外星四维生物从他们的四维世界看我们，他可能认为我们的行为也同样是错误百出、愚蠢和荒谬可笑的，这正像我们认为身陷奇怪的镜中世界的忽略症病人错误百出一样。

第7章
单手鼓掌的掌声

人由心生。因为他相信，他才存在。

——《薄伽梵歌》（*Bhagavan*）[1]，公元前500年

要赶上科学的发展，社会科学家还有很长的一段路要走，但是如果他们最终找到了正确的问题，那么他们所做的可能就是最最重要的科学问题。人与人之间的行为是最奇怪、最不可预测也几乎是完全无法解释的现象，而我们却不得不生活在此类现象之中。

——托马斯（Lewis Thomas）[2]

道茨（Dodds）太太开始失去耐心了。为什么她周围的所有人，包括医生、治疗师以至她的儿子都坚持说她的左臂瘫痪了，而她自己非常清楚她的左臂一切如常？这究竟是为什么？就在10分钟以前她还用它来洗脸呢。

当然，她也知道两周之前她得过一次中风，这就是她到了这里，

---

1. The Bhagavad Gita（梵文श्रीमद् भगवद् गीता ），常简称为Gita，是一首有700行诗的经文，它指的是印度教史诗《摩阿婆罗多》（*Mahabharata*）中的第六篇《毗湿奴》（*Visnu*）。——译注
2. Lewis Thomas（1913 — 1993），美国医生、诗人、科学作家和教育家。

也就是在希尔克雷斯特（Hillcrest）的加利福尼亚大学医学中心的原因。现在她除了还有一点点头疼之外，她感觉好多了，并希望能回家修剪她的玫瑰丛，并希望能重新在每天早上沿着她居住的波因特洛马（Point Loma）附近的海滩上散步。她昨天刚见过孙女贝姬（Becky），她想如果能让孙女看看鲜花盛开的花园该多么的令人得意。

128　　事实上，道茨太太在中风而损伤了脑的右半球后左半身完全瘫痪了。每个月我都要看很多这种病人。通常他们对自己的瘫痪都会有很多问题要问。医生，我什么时候能再走啊？我能再动我的手指吗？今天早上我打哈欠时左臂动了一下，这是不是表示我开始恢复了啊？

但是有一小部分像道茨太太这样右半球受损的病人似乎还很高兴，并对他们的处境无动于衷，他们显然没有意识到他们的整个左半身都瘫痪了，尽管他们在其他方面都神志清醒。这种奇怪的失常，也就是倾向于忽略或有时甚至否认自己的左臂或左腿瘫痪了的失常被称为病觉缺失（anosognosia）（"意识不到自己有病"），这是首先由法国神经病学家巴宾斯基（Joseph Franξois Babinski）1908年在临床上观察到并加以命名的。

"道茨太太，您今天感觉如何啊？"

"是这样，医生，我有点头疼。您知道是他们送我到医院里来的。"

"道茨太太，您是为什么来医院的呢？"

她说道："唔，是这样的，我得了次中风。"

"您这是怎么知道的呢？"

"两星期前我在浴室里摔倒了，我女儿把我送到这儿来。他们对我做了脑扫描和X射线检查，并告诉我得了次中风。"很明显，道茨太太知道发生了些什么事，也知道她所处的环境。

我说道："很好，您现在感觉如何？"

"很好。"

"您能走路吗？"

"我当然能够走。"其实在过去的两周中道茨太太不是躺在病床上，就是撑着坐在轮椅上。自从她在浴室中摔倒以后连一步也没有走过。

"您的双手怎么样啊？伸出您的双手。您能动您的手吗？"

道茨太太看上去被我的问题搞得有点不高兴。她说道："我当然能够用我的双手。"

"您能用您的右手吗？"

"是的。"

"您能用您的左手吗？"

"能用啊，我能用我的左手。"

"两只手一样有力吗？"

"没错，它们一样有力。"

现在这提出了一个很有意思的问题：对这些病人，沿这条路子问下去，您能问到什么程度。医生一般不愿意一直这样问下去，以免发生神经病学家戈尔德施泰因所称的"灾祸反应（catastrophic reaction）"，这其实就是"病人开始抽泣"的一种医学切口，因为她的所有辩解都不行了。但是我想，如果我对她小心一点，在让她直面她自己的瘫痪之前，每次都只往前进一步，或许可以避免发生这样的反应。[lxx]

"道茨太太，您能用您的右手摸到我的鼻子吗？"

她毫无困难地做了。

"您能用您的左手摸到我的鼻子吗？"

她的手就瘫在身前不动。

"道茨太太，您这是在摸我的鼻子吗？"

"没错，当然了，我是在摸您的鼻子。"

"您真的看到了自己在摸我的鼻子吗？"

"是的，我看到了，离您的脸还不到一英寸呢。"

道茨太太在这一点上表现出明显的虚构症，几乎纯属幻觉，以为她的手指快摸到我的鼻子了。她的视觉并没有问题。她能够清楚地看到自己一直搁在腿上的手臂，但是她却坚持说她能看到手臂在动。

我决定问她最后一个问题。"道茨太太，您能拍拍手吗？"

她强作忍耐地回答道："当然可以拍手。"

"您可以为我拍次手吗？"

道茨太太举目望了我一眼，并用右手做拍手的动作，就好像是在和中线附近的一只想象出来的手做鼓掌的动作。

"您这是在拍手吗？"

她回答道："是啊，我正在拍手。"

我不忍心问她是否真的听到了自己的掌声，但是要是我真的这样问了，我们有可能可以找到对禅宗大师争论不休的公案（koan）[1]或谜题的解答：单手鼓掌的掌声是怎么样的？

但是无需乞灵于禅宗公案，我们就可以认识到道茨太太给我们出了个难题，这就像力图认识物质和精神的统一性（the nondual nature of reality）一样谜团重重。为什么这样一位显然是神志清醒、聪明而口齿清楚的妇女会否认她的偏瘫？不管怎么说，她不得不坐了近两个星期的轮椅。她一定在许多场合下试图用左手去拿某些东西或者伸向这些东西，但是她的左手一直了无生气地搁在大腿上。她怎么可能还

1.佛教禅宗用语，指前辈祖师的言行范例，用以判断是非迷悟。——译注

坚持说她"看到了"自己在摸我的鼻子呢？

130　　　实际上道茨太太的虚构症只是一种极端情况。更为常见的是，当要他们用手臂做事时，虚构症病人编造一些无聊的借口或理由来解释为什么他们不动左臂。大多数病人并不宣称他们真的看到了废肢在动。

　　　例如，当我问一位名叫塞西莉亚（Cecilia）的妇女为什么不摸我的鼻子时，她稍带点烦恼地回答说："是这样的，医生，我说的是那些医科生，他们整天戳我，我都烦透了。我不想动我的臂膀。"

　　　另一位病人埃斯梅莱达（Esmerelda）则采取的是另一种策略。

"埃斯梅莱达，情况如何？"

"我很好。"

"您能行走吗？"

"能行走。"

"您能用您的双臂吗？"

"行啊。"

"您能用您的右臂吗？"

"能。"

"您能用您的左臂吗？"

"是的，我能用我的左臂。"

"您能用右手指向我吗？"

她用她好的右手直指着我。

"您能用左手指向我吗？"

她的左手垂在胸前纹丝不动。

"埃斯梅莱达，您这是在指点吗？"

"我有严重的肩周炎。医生，您懂的。这很疼。现在我的手臂动不了。"

而在另一些场合她又用了别的借口："医生，是这样的，我一直不善于同时用两只手。"

看这些病人就像是在用放大镜观察人的本性。这使我想起人所做的各种各样的荒唐事，也使我想起我们所有人都易于自我欺骗。在这里我要讲的一位坐在轮椅里的老太太就是如此，这一病例正是这种心理防卫（psychological defense）机制的一种荒谬可笑而夸张了的版本，弗洛伊德父女（Sigmund 和 Anna Freud）早在20世纪初就讨论过这种机制，这也是您、我和任何人在面临和我们自身有关的麻烦事时所采取的机制。弗洛伊德声称我们的心智就是用这些各种各样的心理把戏来"保护自我（defend the ego）"。他的想法在直觉上非常有吸引力，因此他的许多用语都渗透到了大众用语中了，尽管没有人把这些话当成科学，因为他从来也不做实验。（我们在本章稍后还要再来讲

131 弗洛伊德，讨论怎么样从病觉缺失着手实验研究心智的这些令人困惑的方面。）

在某些最为极端的病例中，病人不仅会否认臂（或腿）瘫痪了，而且还会断言病床上他身边的手臂（他自己那瘫痪了的手臂）并不是他的！病人会毫不犹豫地接受一些荒谬的想法。

就在不久以前，在英国牛津的里弗米德（Rivermead）康复中心，我紧握一位妇女的了无生气的左手，把它举起来放到她眼睛前面。"这是谁的手臂？"

她直视着我恼怒地说道："这条手臂在我床上算是怎么回事啊？"

"呃，这是谁的手臂？"

她断然地说道："这是我兄弟的手臂。"但是她的兄弟并不在医院里。他住在得克萨斯州某地。这位妇女得了我们所称的身体妄想症（somatoparaphrenia），也就是否认自己身体的某些部分是属于自己的，这种症状有时伴随着病觉缺失一起出现。无须多说，这两种情形都很少见。

"为什么您认为这是您兄弟的手臂呢？"

"医生，因为这条手臂大而多毛，我并没有多毛的手臂。"

病觉缺失是一种异乎寻常的综合征，我们对这种综合征还所知甚少。病人在绝大多数方面神志都很清醒，但是却声称看到自己毫无生气的肢体会做动作 —— 鼓掌或是摸我的鼻子，而一点也认识不到这一切有多荒谬。是什么引起了这种古怪的失常呢？毫不足奇，有好几十种解释病觉缺失的理论。[xxi]这些理论中的大多数可以归为主要的两大类。第一类用的是弗洛伊德的观点，这种理论认为这是因为病人不愿意面对本身瘫痪的令人丧气的现实。第二类理论是一种神经病学的观点，这种观点认为病人之所以否认是上一章中讨论过的忽略综合征的直接后果，忽略症病人对左半边世界中的一切都漠然置之。这两大类解释都有许多问题，但是它们又都包含有某些有价值的见解，我们可以以此来建立起一种有关否认的新理论。

　　弗洛伊德观点的一个问题是它解释不了病觉缺失病人和正常人在心理防卫机制程度方面的巨大差别，为什么在你我这样的正常人身上这种机制通常都表现得不那么明显，而在否认症病人身上却极度夸张呢？举例来说，假定我左臂骨折并伤及某些神经，而您问我能否来一场网球比赛并击败您，我可能想对伤势稍加掩饰，于是说道："是的，我可以击败您，要知道，我的手臂现在好多了。"但是我当然不会和您打赌说我可以在拗手腕中赢您。或者假定我的手臂完全瘫痪了而垂在身边，我也不会说："唔，我可以看到我的手在摸您的鼻子。"或是"这条手臂是我的兄弟的。"

　　弗洛伊德理论的第二个问题是它解释不了这种综合征的不对称性。在道茨太太和其他一些病人身上所看到的那类否认症状几乎总是和脑的右半球损伤有关，结果是左半边身体瘫痪。而当病人损伤的是大脑的左半球，右半侧身体瘫痪时，他们几乎从来也不会有否认症状。

为什么会这样呢？他们和右半球受损伤的病人同样有残疾和同样沮丧，也可以假定他们有同样的"需要"作心理防卫，但是在事实上他们不仅意识到这种瘫痪，而且还会经常谈论病情。这种不对称性意味着我们不能向心理学寻求答案，而必须向神经病学寻求答案，尤其是要从脑两半球特异化以执行不同任务的细节中来寻求答案。这一综合征看来确实跨越这两大学科的边界，其中有一个理由是它太吸引人了。

　　关于否认的神经病学理论完全反对弗洛伊德理论。他们反过来认为否认是忽略症的直接后果，忽略症也是在右半球受损时发生的，并使病人完全漠视其左边世界中的一切事物，也包括他们自己的左半边身体。也许病觉缺失病人根本没有注意到她的左臂没有遵照自己的命令动起来，因此产生了这种妄想。

　　我发现这一理论也有两大问题。首先，忽略症和否认症可以各自独立地出现，也就是说，有些忽略症病人并没有否认症，反之亦然。其次，忽略症不能解释为什么即使当强使病人注意到瘫痪时，否认症病人通常还是坚持否认。举例来说，如果我强使一位病人转头而把注意力集中在他的左臂上，让他看到左臂并没有按照他的命令运动，他可能依旧坚持否认他的左臂瘫痪了，甚至继续认为左臂不是他自己的。正是这种否认的顽固性，而不只是对瘫痪的漠视要求我们作出解释。事实上，病觉缺失之所以令人感到如此困惑，其原因正是由于我们一直认为"理智"从其本质上来说首先就要符合命题逻辑，这也就是说，从某些前提出发就必然会得出某些结论，另外通常都认为命题逻辑是内在相容的。听到一位病人否认她的手臂是她自己的，而与此同时却承认这条手臂连在她的肩膀上，这是一位神经病学家所能遇到的最令人困惑的现象之一了。

因此无论是弗洛伊德观点或是忽略症理论都不能恰当地解释人 [133]
们在病觉缺失病人身上看到的种种缺陷。我认识到要想正确地研究这
个问题首先要问两个问题：首先，为什么正常人也有这些心理防卫机
制？其次，为什么同一种机制在这些病人身上会夸张到如此程度？正
常人也有心理防卫这一事实特别令人困惑，因为初看起来这似乎不利
于生存（Tenivers，1985）。[lxxii] 为什么顽固地坚持有关自身和周围世
界的虚假信念会提高我们的存活率呢？如果我很瘦弱却自以为强壮
得像海格立斯（Hercules）[1] 一样，那么我很快就会和我所在社群中的
"第一人（alpha male）"产生大麻烦，比如说我的系主任、所在公司的
董事长，甚至是隔壁邻居。但是正如达尔文指出过的那样，如果您看
到某种东西从表面上看起来在生物学上不利于适应，那么就应该看得
更深一些，因为这时常常有隐而不露之处有待发现。

我认为这整个谜团的关键是在于大脑两半球的分工，以及我们对
我们的生活需要创造某种连续一致的感觉。绝大多数人都知道人脑是
由两个镜面对称的半球组成的，就像核桃的两半边似的，而其中的每
一半或者说大脑半球控制着对侧身体的运动。在过去一个世纪里，临
床神经病学已经清楚地表明了两半球对不同的脑力活动有特异化，其
中最突出的不对称性和语言有关。左半球的特异化不仅在于发出语言
声，而且还在于赋予言语以句法结构以及所谓的语义，也就是懂得意
义。而在另一方面，右半球则并不管口语词汇，但是似乎和语言的一

---

1. Hercules是罗马人对希腊神话英雄Heracles所用的名字，他是主神宙斯［Zeus，在罗马神话中
则是朱庇特（Jupiter）］之子，他以力大无穷和许许多多冒险而著名。——译注

些更为微妙的方面有关，例如隐喻的微妙含义、讽喻和双关语，这些技巧在我们的小学里被不适当地过于强调了，但是它们通过诗歌、神话和戏剧对文明进步起到重要的作用。我们常把左半球称为主半球或者"主宰"半球，因为这个半球就像一位沙文主义者一样主宰了所有的谈吐（或许还有许多内心的思维也是如此），左半球被说成是人性最高级的属性，即语言之所在。不幸的是，不会说话的右半球无法抗议。

还有另一些特异化则牵涉视觉和情绪。右半球涉及视觉的整体观，例如看由树木构成的森林，从脸部表情知道他人的心情，使人在有感情共鸣的（evocative）情况下激发出相应的情绪。因此在右半球中风之后，病人一般会对自己的病况毫不上心，甚至还有点高兴，因为没有了"有情绪的右脑"，他们简直就不知道自己的损失有多大。（即使是那些知道自己瘫痪了的病人也是如此。）

除了这些明显的分工之外，我还想指出两半球在认知方式方面的更为基本的差别。[lxxiii] 这种差别不仅有助于解释病觉缺失的夸大了的防卫机制，而且可能也有助于解释人们在日常生活中更为常见的否认形式，例如醉酒者拒绝承认自己喝醉了，或是您拒绝承认您对一位已婚同事的不被许可的暗恋。

在我们清醒时的任何时刻，都有光怪陆离的大量感觉信息涌入我们的脑中，所有这一切都必须根据我们脑中早就认识到的有关我们自身和周围世界的记忆形成一个一致相容的看法。为了产生一些不会自相矛盾的动作，脑必须设法对这样超负荷的大量细节有所取舍，并把其整顿成一个稳定而有内在一致性的"信念系统（belief system）"，也就是编造一个按现有证据讲得通的故事。每当我们接收到新的信息时，我们就把它不露痕迹地纳入到我们早已形成的世界观中。我认为这个任务主要是由左半球来完成的。

但是假定现在发生了一些事，它们和这个方案不太相符。您该怎么办呢？选择之一是把原有的方案整个推倒重新开始：完全更改掉您的故事，对您自己和周围世界创建一个新模型。问题在于如果您对每一小点有威胁性的信息都这样做的话，您的行为很快就变得混乱不堪和不稳定了，您会发疯。

与此相反，您的左半球所做的要不是完全忽略掉这种异常现象，就是对此改头换面以塞进您早就有的框架中从而维持稳定性。我认为这正是所有所谓的弗洛伊德防卫（Freudian defense）现象背后的实质原因，这些现象包括否认、压抑、虚构以及贯穿我们日常生活中的其他种种自我欺骗（self-delusion）形式。种种日常的防卫机制绝不是不能适应，它防止脑由于根据从感官来的材料可能编写出的故事数的"组合爆炸"[1]而陷于不知所措的境地。当然，这样做的代价是您在"骗"您自己，但是这种代价对于为了使系统能成为一个整体所必需 135 的一致性和稳定性来说无足轻重。

举个例子来说，请想象一下如果有位将军就要对敌人开战。夜深

---

1. 从一个有 n 个不同元素所组成的集合中任意取 m 个元素组成子集合，这些可能子集合的总数，也就是从 n 个元素中任取 m 个的组合数，随数字 n 的增大而飞速增大，这种现象就称为"组合爆炸"。——译注

了，他还在作战室里计划明天的战略。侦察员不断地走进作战室给他有关地理形势、照明情况等情报。他们还告诉他敌人有500辆坦克，而他则有600辆坦克，这促使将军决定开战。他把所有部队部署在战略要冲，并决定早上6点正发起战斗。

请再想象一下，就在早上5：55时有个小个子侦察员冲进作战室并嚷道："将军，我有一个不好的消息。"到开战只剩几分钟了，将军问道："什么消息啊？"侦察员回答道："我刚用双筒望远镜看到敌人有700辆坦克，而不是500辆！"

那么将军，也就是左半球该怎么做呢？时间是关键因素，他已没有时间重新修改整个作战计划。因此他命令这个侦察员闭嘴，并不得把他看到的告诉任何人。这是否认！事实上，他甚至可能把这个侦察员给毙了，然后把报告藏到一只标有"绝密"字样的抽屉里（压抑）。他这样做的根据是：绝大多数意见（所有侦察员在以前送来的情报）对的可能性很高，而只有一个来源的单条新消息可能是错的。因此将军坚持他原来的立场。不仅如此，由于害怕引起骚乱，他还可能命令这个侦察员对其他将军说谎，并告诉他们他只看到500辆坦克（虚构）。这一切的目的都是要使行为保持稳定，防止动摇军心，因为犹豫不决会坏事。不管是什么决定，只要它很可能是正确的话，总比根本不作决定要好。一位三心二意的将军绝打不赢战争！

在这一类比中，左半球就是那位将军[lxxiv]（或许也是弗洛伊德的"自我"？），而将军的行为就类似于您在健康人和病觉缺失病人中看到的那类否认和压抑。但是为什么这类防卫机制在病人中夸张得如此厉害？请到右半球里看一下，我把右半球称为唱反调者（Devil's Advocate）。要想明白右半球是如何工作的，我们需要把上面的类比再向前推进一步。假定这个冲进来的侦察员说的不是敌人有更多的坦克，他报告说："将军，我刚从望远镜中看到敌人有核武器。"将军如果依旧坚持他原先的计划，这就实在太愚蠢了。他必须很快地制订出一个新的计划来，因为万一这个侦察员是正确的话，那么后果可能是 136 毁灭性的。

就这样，两半球所采取的策略是完全不同的。左半球的任务是创建某个信念系统或者模型，并把新的体验塞到信念系统中去。如果它所面临的新信息和这个模型不匹配，它就靠弗洛伊德防卫机制作否认、压抑或者虚构，尽其所能维持现状。而另一方面，右半球的策略是扮演某种"唱反调者"的角色，对现状提出质疑并寻找出全局性的不相协调之处。当这种反常信息达到了某个阈值时，右半球就认为是必得对整个模型从头到底进行修改的时候了。因此右半球对反常的反应是强使进行某种"库恩范式转换（Kuhnian paradigm shift）"，而左半球则总是要顽强地坚持保持原状。

现在请想一下如果右半球受损以后情况会怎样？[lxxv]此时左半球再也不受到约束而任其采取否认、虚构和别的策略，这些策略也是它所一贯采取的。它说道："我是道茨太太，我有两只正常的手臂，我已经命令它们动起来了。"但是她的脑对视觉反馈告知的相反情形却麻木不仁，这种反馈告诉她手臂瘫痪了，并且她是坐在轮椅上。因此道茨太太就陷于妄想的死胡同里。她不能对她的现实情况的模型作修改，因为她的右半球连带其检测与事实不符之处的机制都出了毛病。由于缺乏了右半球的反制或"核查现实情况",她妄想到什么程度就完全不受限制。病人会说:"是的,我正在摸您的鼻子,拉马钱德兰医生。"或是"所有这些医科生一直在戳我,因此我不愿意动我的手臂。"甚或"医生,我兄弟的手在我的床上干什么呀?"

右半球是某种左翼革命派,它要求作范式转换;而左半球则是死硬的保守派,它坚持维持现状。上述说法当然只是大体上的一种过于简化的说法。但是即使最后证明上述说法是不对的,它也确实启发我们用新的思路去做实验,并促使我们对否认综合征提出全新的问题。否认可以达到什么程度?病人是不是真的相信他们并没有瘫痪?如果您直接面对这些病人时您能做些什么呢?您能迫使他们承认自己瘫痪了吗?他们是仅仅只否认他们的瘫痪,还是他们对他们的疾病的其他方面也一概否认?我们知道人们常常把他们的汽车也当成了他们的"身体影像"的拓展部分(在加利福尼亚这里尤其如此),那么如果他们车的左前挡泥板受到了损伤,那又会怎么样呢?他们也会否认吗?

人们知道病觉缺失几乎已经有一个世纪了,但是还很少有人试图去回答这些问题。当然,对这种奇怪的综合征的任何阐明在临床上都是很重要的,因为病人对他们的这种逆境的漠视不仅阻碍病臂或病腿的康复,而且还常常使他去追求一些不切实际的未来目标。(例如,有一次我问一位病人他是否能重操旧业修理电话线,这一工作需要用双手爬电线杆和捻接电话线,他说道:"唔,可以呀,我想不会有任何问题。")虽然在我刚开始做这些实验时,我并没有理解到这会引领我直奔有关人的本质的核心问题。因为我们一生都总是在否认一些事,无论是我们暂时不理会堆积在"备忘"筐中的那些账单,还是对最后必有一死的不屑一顾都是如此。

·

和否认症病人交谈是一种不寻常的经历。他们使我们直面一些有关有意识的人的最基本的问题：什么是自我？是什么造成了我的意识经验的统一性？想定做一个动作是什么意思？神经科学家一般对此类问题退避三舍，但是病觉缺失病人给了我们独特的机会去实验研究这些看起来似乎无从着手的哲学谜团。

人们常常对自己亲人的行为迷惑不解。有位年轻人问道："妈妈真的相信她没有瘫痪吗？""她一定在心灵深处的什么地方知道究竟发生了些什么情况。还是她完全疯了？"

因此我们首先要问的，也是最明显不过的一个问题是：病人究竟在多大程度上真的相信自己的否认或是虚构？这会不会只是某种表面现象，甚或是故意装出来的呢？为了要回答这个问题，我设计了一个简单的实验。我不再直接要病人在口头上回答我的问题（您能用您的左手摸到我的鼻子吗？）。如果我对他"略施小计"要他自动地做某个需要双手的动作，在他有机会仔细考虑之前，他会怎样做呢？他会怎样来应对呢？

为了找到答案，我在有否认综合征的病人面前放了一只鸡尾酒会托盘，盘上放了6只盛有半杯水的塑料酒杯。如果现在我要您伸手把这个托盘拿起来，您会把两手托住托盘的两边，然后把它举起来。但是如果把您的一只手绑在背后，那么您会自然而然地把手伸到托盘底部的中心，也就是它的重心所在处，然后在那里把它举起来。当我对 ¹³⁸

中风后半身瘫痪，然而没有患否认症的病人进行测试时，他的健全的手一如我们所预料的那样直伸到托盘中心。

当我对否认症病人做同一实验时，他们的右手径直伸向托盘的右边，而让托盘的左边依旧没人去提。当然啰，当只有右手去举托盘的右边时，这些酒杯都翻倒了，但是病人常常把这归罪于一时的笨手笨脚，而不是由于没有同时举托盘的左边（"啊呀！我有多笨呀！"）。有一位妇女甚至还否认她未能举起托盘。当我问她是否已成功地举起了托盘时，她还感到惊奇。她回答说："当然，举起来了呀。" 尽管她的大腿上湿了一大片。

第二个实验从逻辑上来说多少有些不同。如果有人根据病人的诚实与否给予奖励，那又会怎么样呢？为了研究这个问题，我让病人在两个同样简单的任务中挑一个，不过其中之一只要用一只手就能搞定，而另一个则要用到两只手。具体地说，我们告诉病人，如果他们能把一个灯泡旋进一个很重的台灯的空灯座的话，那么就奖他5美元；而如果他们能把一副鞋带系起来的话，那么就奖他们10美元。你我当然会选系鞋带，但是绝大多数偏瘫但没有否认症的中风病人挑选旋灯泡，他们知道自己的局限性。显然得到5美元总比什么也得不到要好。值得注意的是，当我们对4位有否认症的中风病人进行试验时，他们每次都挑选系鞋带的任务，他们把好几分钟浪费在系鞋带上，并且没有显示出任何沮丧的迹象。甚至当病人做了同样选择的10分钟之后，他们依然毫不犹豫地挑选要用到双手的任务。有位妇女一连5次重复了这种毫无成效的行为，就好像她完全记不得以前的历次失败尝试。或许这是弗洛伊德的压抑？

有一次，道茨太太一直用一只手乱系鞋带，根本就没有注意到自己的困境，直到最后我不得不把鞋拿走。第二天，我的学生问她："您还记得拉马钱德兰医生吗？"

她高兴地说："喔，是的，我记得的。他就是那位印度医生。"

"他干了些什么？"

"他给了我一只有蓝点的童鞋，并要我系上鞋带。"

"您系上了吗？"

她回答说："喔，是的，我用双手成功地系好了。" ₁₃₉

这里有什么不对头的地方。有什么正常人会说"我用双手系上了鞋带"？这就几乎像是在道茨太太的体内还隐藏着另一个人 —— 体内的一个幻影，它完全清楚她瘫痪了，而她离奇的言辞则是试图掩饰这一点。另一个引人入胜的病例是一位志愿者病人，当我对他进行检查时，他说"我巴不得立刻回去双手捧杯痛饮啤酒。"这种奇特的言辞是弗洛伊德所称的"反应形成（reaction formation）"的突出例子，所谓反应形成也就是下意识地通过说反话来掩饰某种伤及自尊心的企图。当然《哈姆莱特》中的下面一句话是反应形成的一个最为经典的例子："我觉得那女主人公发誓太多。"[1] 她话中对海誓山盟的非议不正流露出了自己的负罪感吗？

1. 译文引自朱生豪译、沈林校《哈姆莱特》第3幕第2场，载译林版莎士比亚全集第五卷（悲剧卷一上）。这句话是哈姆莱特的母亲（王后）在看了哈姆莱特故意让她看的影射她的戏剧之后问她观感的回答。剧中的王后对前夫曾海誓山盟，发誓生死相随，忠贞不渝，但丈夫一死就背叛了自己的誓言。而王后本人也在丈夫被她的小叔子谋害而死一个月以后就下嫁小叔子。尽管她前夫死时，她也曾哭得死去活来。——译注

.

让我们现在回到对否认症的最广为人所接受的神经病学解释，这种想法认为否认症和忽略症之间有某种联系，忽略症病人常常表现为对左半边世界中的事件和物体一概漠视。也许当要道茨太太用左手做某个动作的时候，她的脑在把运动命令发送到瘫痪了的手臂的同时，也把这些命令的副本发送到了她顶叶皮层中的身体影像中枢，这一中枢监视着这些命令，并体验到有运动的感觉。因此顶叶也就知道了想做的是什么动作，但是因为她注意不到自己身体的左半边，她也就注意不到手臂并没有遵照她的命令行事。虽然正如我早些时候所讲的，这一解释不大可能是对的，我们还是要做两个简单的实验来直接检验否认症的这种忽略症理论。[lxxvi]

在第一个实验中，我对那种认为病人只是在监视送到手臂去的运动信号的看法进行检验。库珀（Larry Cooper）是一位 56 岁的聪明的否认症病人，在我到医院里去看他的一星期前他得了次中风。他躺在床上盖着他妻子送来的蓝紫相间的被子，两条手臂露在被面外，其中一条瘫痪了，而另一条则是好的。我们闲聊了 10 分钟，然后我离开了病房，而在 5 分钟后又回来了。我走近他的床边说道："库珀先生，您刚刚为什么移动了您的左臂呀？"他的两条手臂都纹丝不动，它们所在的位置和我离开病房时完全一模一样。我对正常人也试过这一招，通常的反应是完全愣住了。"您这是什么意思？我的左臂什么也没有做呀。"或是"我不明白，我难道移动过我的左臂了吗？"库珀先生镇静地看着我说道："我是做手势来说明我的论点！"而在第二天我重复同一实验时，他说道："左臂痛起来了，所以我动了动它来减轻疼痛。"

因为当我问他时，库珀先生不可能把运动命令发送到他的左臂，这一结果说明这种否认并不仅仅来自感觉运动方面的缺陷。与此相反，他有关自身的整个信念系统受到了很大的扰乱，因此很明显没有什么能阻止他维护这些信念。他不像正常人所可能的那样表现出给搞糊涂了，他很高兴地附和我的谎话，因为从他的世界观出发，在他看来这很合理。

第二个实验几乎有点异想天开。我想知道对一位左臂真瘫痪了的否认症病人，如果暂时性地让他的右臂也"瘫痪"了，那会怎么样呢？是否会对右臂也加以否认呢？忽略症理论作出一个很具体的预测：因为他忽略的只是左半边身体，而不是右半边身体，因此他应该注意到右臂没有动，并说道："医生，这很奇怪，我的手臂动不了啦。"（而在另一方面，我的理论预测则正好相反：他应该对这种"反常现象"麻木不仁，这是因为他右半球中检测不相符之处的检测器受到了损伤。）

为了使一位否认症病人的右臂也"瘫痪"，我从我们在幻肢实验中用过的虚拟现实箱中想出一种新的型号。这仍旧是一只有洞和镜子的简单纸箱，但是这两者在安置上有很大的不同。我们的第一位受试者是一位名叫贝蒂·沃德（Betty Ward）的71岁退休教师，她神志清醒，并乐于合作做实验。当贝蒂舒舒服服地坐下来后，我要她的右手（她的好手）带一只灰色的手套，并把手从箱子前面的一个洞中伸进去。然后我要她向前靠靠，并通过箱子顶上的一个洞看她自己戴着手套的手。

接着，我启动一只节拍器并要贝蒂随着节拍声上下挥动她的手。

"贝蒂，您能看到您的手在动吗？"

她说道："是的，当然看得到，它完全按节拍在动。"

然后，我要贝蒂闭上双眼。在她不知情的情况下，把箱子里的一面镜子放到了适当的位置，这时躲在桌子底下的一位大学生助手悄悄地把他带有灰色手套的手从箱子后面的一个洞中伸进箱子。我要贝蒂睁开眼睛再朝箱子里看。她以为她看到的还是她自己的右手，但是由于这面镜子的缘故，她实际上看到的是学生的手。事先我告诉过助手要保持他的手绝对静止不动。

141

"好了，贝蒂，继续观察。我就要再启动节拍器了，我要您的手随着挥动。"

滴答，滴答，滴答，滴答。贝蒂挥动她的手，但是她在箱子里看到的是一只完全静止不动的手，一只"瘫痪了"的手。如果您对一位正常人做这个实验的话，他们会从座位上跳起来："嗨！这是怎么回事呀？"他们即使做梦也想不到有一位大学生躲在桌子底下。

"贝蒂，您看到了什么？"

她回答说："什么呀？我看到我的手在上下挥动，就和刚才一样。" lxxvii

这向我表明贝蒂的否认症状穿越到了身体的右半侧，也就是没有忽略症症状的正常一侧，除此之外还能怎样解释她所说的她看到了一只静止不动的手在运动呢？这个简单的实验驳倒了病觉缺失的忽略症理论，并给了我们一些线索来认识这种综合征的真正原因。这些病人受到损伤的是脑如何处理感觉输入和身体影像不相一致的方式，而这种不一致究竟是来自身体的左侧还是右侧则并不重要。

我们从贝蒂和迄今为止我们讨论过的其他病人身上所观察到的结果都支持左半球是墨守成规者的想法，它漠视不符合之处；而右半球则正好相反，它对变化非常敏感。但是我们的实验为这一理论提供的证据还很不足。我们需要直接的证据。

甚至在10年以前，还不可能对这类想法作检验，但是由于像功能磁共振成像（fMRI）和正电子发射断层扫描（PET）等近代成像技术的出现，这使我们得以观察到活脑的活动，从而大大加速了研究步伐。最近，伦敦的女皇广场神经病医院（Queen Square Neurological Hospital for Neurological Diseases in London）的多兰（Ray Dolan），弗里思（Chris Frith）及其同事用了我们对幻肢病人曾经用过的虚拟现实箱做了一个非常漂亮的实验。（请回想一下，这就是在一只箱子里面垂直于人的胸口竖插一面镜子。）每个人都把他的左臂伸进箱子，并从镜子的左侧看他左臂的像，这样这个像从光学上来说正好处于他所感到的右臂所在的地方。然后要他把双手同步地上下运动，因此他看到的运动着的右手（实际上是他左手的像）和从他右手的关节和肌肉中产生的运动感觉之间就没有什么不一致的地方。但是现在如果他的两手运动不同步，就像在做狗刨式游泳时的动作，那么视觉看起来 [142]

的右手动作和肢体本身感觉到的动作之间就差别很大。在此过程中通过PET扫描，弗里思医生把脑中监视不一致的中枢定位出来，这是右半球的一小块区域，它接收来自右顶叶的信息。然后弗里思医生做了第二次PET扫描，这次受试者从右面看镜子中他右手的像（此时左手做不同步的运动），因此此时他身体影像中的不一致似乎应该来自他的左边而非右边。当我从弗里思医生那儿听到在扫描仪中依旧是右半球"亮起来"时，您可以想象我有多么高兴。看来不一致究竟来自哪半边身体，是右边还是左边并没有多少关系，不一致总是激活右半球。这是一个令人高兴的证据，说明我有关半球特异化的"猜测性"的想法走在正道上。

　　当我带领学生做临床查房时，也就是给医科生介绍否认症病人时，我常常问学生下列问题："病人否认的仅仅只是身体某些部分的瘫痪吗？还是他们也否认其他残疾？如果有一位病人踢伤了她的脚趾，她会否认脚趾的疼痛和肿胀吗？他们会否认他们病得很厉害吗？如果他们的偏头痛突然发作，他们会否认吗？许多神经病学家对他们的病人进行了研究，通常的回答是他们并不否认其他问题，例如我对病人格雷丝（Grace）说如果她能系上鞋带我就给她糖果，她立刻就回敬了我一句："医生，您知道我有糖尿病，我不能吃糖果。" [lxxviii]

　　几乎所有我检查过的病人都清楚地知道自己得过中风，并且没有一个人是您可能称之为"全面否认（global denial）"的。但是他们的信念系统也会逐渐变化，并且伴随有否认症的变化，这些和他们脑损伤的部位有关。当损伤仅限于右顶叶时，虚构和否认都只限于身体影像。但是当损伤接近到右半球的额叶（一个称为腹内侧额叶的部分）

时，否认的范围就要更广，更为变化多端，还有一种古怪的自我保护（self-protective）。我还记得这方面的一个特别突出的例子。有位名叫比尔的病人在诊断得了恶性脑瘤6个月之后来看我。这一肿瘤长得很快并压迫到右额叶，最后神经外科医生对他做了手术。不幸的是，[143]动手术时肿瘤早已扩散了，医生告诉比尔他大概活不到一年。比尔受过良好的教育，他理应知道自己情况的严重性，但是他似乎对此无动于衷，反而一直要我注意他脸颊上的一个小水疱。他大肆抱怨其他医生对这个水疱不加理会，并问我能否帮他除去这个水疱。当我要回过头来谈他的脑瘤问题时，他却回避谈论这个问题，而说一些"是吧！您知道这些医生有时会误诊的"诸如此类的话。所以这是一位聪明人却断然拒绝他的医生提供给他的证据，若无其事地对自己已经到了脑癌晚期而不加注意。为了避免受到无名忧虑的困扰，他采取了一种方便的策略把这种忧虑归因于某个看得见摸得着的东西，而水疱正好就是最方便的借口。事实上他对水疱问题的顽固坚持就是弗洛伊德所说的转移（displacement）机制，也就是一种经过伪装的把他自己的注意力从即将到来的死亡引开去的企图。奇怪的是，有时候转移注意力要比否认容易一些。[lxxix]

萨克斯讲过的一个例子是我听到过的最为极端的妄想，他讲的是有个人在晚上老是从床上掉下来。每次当他掉到地板上时，病房的工作人员把他抬回床上，但是只过了一会儿他们又听到很响亮的砰的一声。这样的事发生了很多次之后，萨克斯医生问他为什么老是从床上掉下来。他答道："医生，这些医科生一再把解剖用尸体的手臂放在我的床上，我整夜一直在想把它丢掉。"这个人不知道他瘫痪了的肢体是他自己的，每当他想把自己的肢体推开时就掉到了地板上。

.

我们在早些时候讨论过的那些实验说明否认症病人并不只是为了保住面子,这种否认植根在她的心灵深处。[lxxx] 但是这是不是意味着有关瘫痪的信息只是在脑中某处给封存了起来,或者说受到了压抑?还是说她的脑中根本就没有这种信息?后一种观点看来不大可能。如果根本就不存在这种信息的话,为什么病人要说诸如 " 我用双手系我的鞋带 " 或是 " 我巴不得立刻回去双手捧杯痛饮啤酒 " 之类的话?为什么他们要用 " 我不会同时用两只手 " 之类的推托之词?诸如此类的话意味着这些病人体内有 " 某个人 " 知道自己瘫痪了,但是这一信息没有到达有意识的心智。如果真是这样的话,那么有没有办法可以接触到这些封存起来的知识呢?

要回答这个问题,我们可以用 1987 年意大利神经病学家比夏克(Edoardo Bisiach)对一位有忽略症和否认症的病人所做的一个巧妙的实验来加以说明。比夏克拿起一只灌满了冰冷的水的针筒,并刺激病人的左耳道,这是一种测试前庭神经功能的常规做法。几秒钟后病人的眼球就开始剧烈地运动起来,这种运动称为眼球震颤(nystagmus)。冷水在耳道内引起一股对流(convection current),因此使脑误以为头在运动,这样就不由自主地产生了我们称为眼球震颤的校正性眼球运动。然后比夏克问否认症病人她能不能用她的双臂,她冷静地回答说用不了她的左臂!真是令人吃惊,冷水刺激左耳完全(虽然只是暂时性地)消除了病觉缺失。

当我读到这个实验时,我从我的座位上跳了起来。在这里,一个由右顶叶损伤造成的神经病综合征居然只靠简单地把水注射到耳朵里就给消除了。这样令人称奇的实验为什么没有成为《纽约时报》（ *The New York Times* ）[1] 的头条新闻呢？事实上我发现我的绝大多数同行甚至都没有听说过这个实验。因此我决定对我下一个见到的病觉缺失病人做同样的实验。

这下一位病人就是马肯（Macken）太太，这是一位老年妇女，三个星期以前刚得过一次右顶叶中风，其结果是左半身瘫痪了。我的目的不但是要证实比夏克的观察，而且还要问她一些特别用来测试她的记忆的问题，这是还没有系统地研究过的。如果病人突然承认她瘫痪了，那么她对于之前所作的否认会怎么说？她会否认她有否认症吗？如果她承认有这么一回事，那么她又该如何解释？她会告诉我们为什么她以前一直否认吗？还是她干脆认为这是一个荒谬的问题？

在两个星期内，每3或4天我见马肯太太一次，而每次我都要把同样的烦琐程序从头到尾做一遍。

"马肯太太，您能走吗？"

"对，我能走。"

"您能用您的双臂吗？"

145

1.《纽约时报》上除了有通常报纸上都有的国内外新闻、经济、运动等版面外，还有专门的科学、保健和技术这样的版面。类似于作者在这儿所讲的那种新闻通常刊载在它的科学或者保健版上。——译注

"能啊。"

"您的双臂同样有力吗？"

"是啊。"

"您能动您的左手吗？"

"能动。"

"您能动您的右手吗？"

"是的。"

"它们一样强壮吗？"

"对。"

在问了一遍这些问题之后，我在针筒里灌满了冰冷的水，并注射到她的耳道里。不出所料，她的眼球开始以其典型的方式动了起来。大约一分钟后，我又开始问她。

"马肯太太，您感觉如何？"

"嗯，我的耳朵有点不舒服，很冷。"

"还有什么？您的手臂如何？您能动您的手臂吗？"

她答道："当然了。"

"您能走吗？"

"是的，我能走。"

"您能用您的双臂吗？它们一样强壮吗？"

"是的，它们一样强。"

我怀疑起这位意大利科学家所说的话了。但是当我驱车回家时，我想到我把水注错了一只耳朵！（注冷水到左耳朵或者注温水到右耳朵都会使眼球不断地漂向左边然后跳回右边。反过来也一样。这是许多医生常常要搞错的，或者至少我就搞错了。就这样，我在不经意间先做了对照实验！）

第二天，我们对另一只耳朵做了同样的实验。

"马肯太太，您好吗？"

"很好。"

"您能走吗？"

"当然。"

"您能用您的右手吗？"

"是的。"

"您能用您的左手吗？"

"能。"

"它们一样强壮吗？"

"一样强壮。"

在发生眼球震颤之后，我再次问："您感觉如何？"

"我的耳朵冷。"

"您的双臂如何？您能用您的双臂吗？"

她回答道："不行，我的左臂瘫痪了。"

这是她中风之后的三个星期里第一次用到这个词。

146　　"马肯太太，您瘫痪了多长时间了？"

她答道："唔，这些日子里一直是这样。"

这是一句非同寻常的话，因为这意味着尽管在过去几周里每次我去看她时她都否认她瘫痪了，但是有关她想动而不能动的记忆一定记录在脑中某处，但是却提取不到它们。冷水就好像是某种"真相免疫血清（truth serum）"，它使她受到压抑的有关瘫痪的记忆浮到了表面上来。

半小时后我又回到了她那儿并问道："您能用您的双臂吗？"

"不，我的左臂瘫痪了。"尽管眼球震颤早就停止了，她依旧承认她瘫痪了。

12个小时之后，我的一个学生又到她那儿并问道："您还记得拉马钱德兰医生吗？"

"嗯，是的，他就是那位印度医生。"

"他都做了些什么？"

"他拿了些冰冷的水，并灌到了我的左耳朵里，这很不舒服。"

"还有什么吗？"

"好吧，他打了一根上面有脑扫描的领带。"确实如此，我当时是带了一根上面有PET扫描仪的领带。她对细节的记忆很好。

"他问了您什么？"

"他问我能不能用双臂。"

"那您是怎么告诉他的？"

"我告诉他我很好。"

这时她又否认起她早些时候都承认过的瘫痪了，就好像她完全重新写过她的"脚本"了。我们确实就好像是创造了两个几乎完全不同的有意识的人，他们彼此互不记得对方：一位是"灌了冷水的"马肯太太，她很诚实，承认自己瘫痪了；而另一位是没灌冷水的马肯太太，她有否认综合征，并固执地否认自己瘫痪了。

看到这样两位马肯太太就使我想起一种称为多重人格的饱受

争议的临床综合征，这种综合征因像《化身博士》（*Dr. Jekyll and Mr. Hyde*）[1] 这样的小说而闻名。我之所以说 " 饱受争议 " 是因为我的大多数倔强的同事甚至拒绝相信真有这种综合征，他们多半会说这只不过是一种精心的 " 做作（playacting）"。但是我们从马肯太太身上所看到的却表明真有可能使一种性格局部地和另一种性格隔绝开来，尽管这两种性格都在同一个身体之中。

147 为了认识这里究竟发生了些什么，让我们回到作战室中的将军那里。我用这个类比来说明在左半球（也就是将军）有某种维持一致性的机制，这种机制不允许有反常的现象，只允许有一个统一的信念系统，从而在很大程度上保证了自我的整体性和稳定性。但是假定一个人面临许多反常现象，这些现象都和他原有的信念系统格格不入，然而它们彼此之间却是一致的，那又会怎么样呢？这就像许多肥皂泡一样，它们可能合并成一个新的信念系统，而和先前的故事隔绝开来，从而造成多重人格。也许巴尔干化[2] 要比内战好一些。认知心理学家不愿意相信真有这种现象的态度令我颇为困惑，要知道即使是正常人也不时有这种体验。我记得有次做过一个梦，在梦里有人讲给我听一个非常可笑的笑话而使我狂笑不止，这意味着在做这个梦的时候在我体内一定至少有两个互不通气的人格。[3] 在我看来，这是很可能有多重

1. 苏格兰作家斯蒂文森（Robert Louis Stevenson）的名作，初版于1886年。该书原名为 *Strange Case of Dr Jekyll and Mr Hyde*，现在也常称为 *The Strange Case of Dr. Jekyll and Mr. Hyde* 或简称为 *Dr. Jekyll and Mr. Hyde* 或干脆简化为 *Jekyll & Hyde*。故事讲的是杰基尔（Jekyll）喝了一种试验用的药剂，在晚上化身成邪恶的海德（Hyde）先生四处作恶。小说问世以后大获成功，以致 Jekyll and Hyde 成了双重人格或人格分裂的代名词。本书的中文译本有好几种，但是书名都译成《化身博士》。—— 译注
2. 意指一个国家分成若干个小国家，延伸为分成若干个小单位。—— 译注
3. 这是因为正如作者在本书第10章中所说，笑话之所以使人发笑，是因为听笑话的人必定在最后听到了一个完全出乎他意料之外的无害转折，如果他早就知道了的话就不会笑了，所以他梦中的这两个人必须是相互隔绝的，梦中的自己不能知道梦中的另一个人的思想。—— 译注

人格的"存在性证明"。[lxxxi]

问题依旧还没有解决：冷水是怎样对马肯太太产生这样明显的神奇效应的？有一种可能性是它"唤醒"了右半球。从前庭神经有联结投射到右顶叶的前庭中枢和右半球的其他部分。由于激活了右半球的这些回路就使病人注意到左半侧，并注意到自己的左臂毫无生气地待着。她这才第一次认识到她瘫痪了。

很可能这种解释至少部分地是正确的，但是我要考虑另一种带有更多猜测性的假设：这种现象以某种方式和快速眼动（REM）或是有梦睡眠有关。人的一生中有三分之一的时间是在睡眠，在睡眠的25%的时间中他们的双眼在运动，这时他们体验到生动的有情绪的梦。在这些梦中我们经常碰到有关我们自己的不愉快的、令人烦恼的事。无论是灌了冷水还是处于REM睡眠中都有明显的眼球运动，并有不愉快的、以前给封存起来的记忆浮到表面，这可能并非偶然巧合。弗洛伊德相信在睡梦中我们取出了通常深藏在潜意识中的东西，人们怀疑当受到"耳朵中灌冰水"的刺激时是不是也发生同样的事情？冒着把我们的类比讲过头的风险，让我们再谈谈我们的将军，他在第二天夜晚坐在他的卧室里，小口地喝着白兰地酒。他现在有时间从从容容地[148]审阅那个侦察员在早上5：55递交给他的报告，或许这种反复思考和解释就对应于我们所称的做梦。如果这份材料有道理的话，他可能决定要把它考虑进他第二天的作战计划中去。如果这份报告不合情理或是令他过于不安的话，他就把报告塞进抽屉里，干脆试图忘了这回事，这或许就是为什么我们记不起梦中绝大部分内容的原因。我认为由冷水引起的前庭刺激部分地激活了产生REM睡梦的同一条回路。这使病人想起了有关自己的令人不快和烦恼的事，其中包括她的瘫痪，这些在她清醒时通常受到压抑。

当然这纯属猜测，我认为它只有10％的机会正确。（我的同事认为其正确的可能性只有1％！）但是这确实给出了一个简单的、可以设法检验的预言。否认症病人应该会梦见自己瘫痪了。事实上，假定在REM阶段叫醒他们，在再次回复到否认症之前，可能有几分钟的时间，他们会继续承认自己的瘫痪。请回想一下由温度诱发的眼球震颤效应：马肯太太在眼球震颤停止之后，至少有30分钟之久继续承认自己瘫痪了。[lxxxii]

> 你难道不能诊治那种病态的心理，
>
> 从记忆中拔去一桩根深蒂固的忧郁，
>
> 拭掉那写在脑筋上的烦恼，
>
> 用一种使人忘却一切的甘美的药剂，
>
> 把那堆满在胸间，
>
> 重压在心头的积毒扫除干净吗？
>
> —— 莎士比亚[1]

记忆常被合理地称为神经科学的圣杯。虽然有关这一命题，人们已经写了许多皇皇巨著，但是说实在的，我们对此还所知甚少。在最近几十年中出版的绝大多数著作可以分成两大类：第一类是关于记忆痕迹本身是怎样形成的，它通过探索突触之间物理变化的性质和神经

---

1. 译文引自朱生豪译，沈林校《麦克白》第五幕第三场，该译文载译林版《莎士比亚全集》第六卷（悲剧卷一下）。——译注

细胞内部的一连串化学级联来进行研究；第二类则是基于对像 H. M.
（在第1章中有简要的介绍）这样的一些病人所进行的研究，为了治疗
癫痫手术切除了他的海马，在手术后他就再也形成不了新的记忆了[1]，
虽然他对术前发生的大多数事还能记得。

对细胞和像 H. M. 这样的病人所做的实验使我们得以一窥新的 149
记忆是怎样形成的，但是对于同样重要的有关记忆如何编织起来的
（narrative or constructive）方面，这些方法完全无能为力。每个新的
记忆内容在按其发生于何时何地而存储起来之前，对它们是怎样进行
编辑和修改的（如果有此必要的话）？这些记忆是如何逐步融入我
们的"自传性自我（autobiographic self）"中去的，从而变成了"我们
究竟是谁"的一个组成部分？要想在正常人身上研究记忆的这些微
妙的方面是极度困难的，但是我认识到可以在像马肯太太这样的病
人身上探索这些问题，她对仅仅在几分钟之前刚发生过的事就加以
"压抑"。

您甚至不需要用冰水就能进入这个新的领域。我发现我可以很温
和地促使某些病人最终承认左臂"不起作用"或"无力"，有时候甚至
承认"瘫痪"了（虽然他们在承认这一点时看上去显得很平静）。如
果在我设法诱使他们承认这一点后，离开房间10分钟后再回来，病人
就会记不起做过这种"坦白"。关于左臂的种种，他有一种选择性的
健忘症。有一位妇女在认识到她瘫痪之后整整哭了10分钟["灾祸反

---

1. 这里所讲的记忆仅限于陈述性记忆，也就是有关自己经历的"情景记忆"和有关知识的"语义记
忆"。但是病人还能形成新的非陈述性记忆，也就是所谓的"程序性记忆"，例如 H. M. 可以学会只
看镜子里的像描五角星，他能描越好，虽然他对他曾学习过一事毫无印象。这说明形成有关
陈述性记忆和非陈述性记忆的机制是不同的。——译注

应（catastrophic reaction）"]，尽管这必定是一次情绪激动而令人印象深刻的经历，但仅仅几个小时之后，她已经记不起有这回事了。这是我们所能看到的最接近于弗洛伊德压抑的现象了。

否认综合征这一自然过程给了我们探索记忆功能的另一种手段。由于某种我们还不得而知的原因，绝大多数有否认综合征的病人在2或3周之后，他们的这种症状就完全消失了，虽然他们的肢体几乎还总是瘫痪的，或者极端无力。（如果拒绝承认自己饮酒过度或身体影像有多糟糕的酒徒或厌食者也能那么快地从拒不承认中恢复过来，那该有多好啊！我很想知道左耳道里灌冰水是否对他们也会起作用！）如果一位病人在不再否认他的瘫痪之后，我去问他："当上星期我来看您，并问您左臂的情况时，您是怎么说来着的？"他会承认他当时否认这一点吗？

我问上述问题的第一位病人是蒙塔兹·沙阿（Mumtaz Shah），她在中风之后几乎有一个月一直否认瘫痪，然后却完全从否认症中恢复过来了（虽然并未从瘫痪中康复过来）。我一开始问下面这个最简单的问题："沙阿太太，您还记得我吗？"

"是的，您到默西（Mercy）医院来看过我。您总是和那两个实习护士贝姬（Becky）和苏珊（Susan）一起来的。"（这一切都对，到此为止她讲的都很切题。）

"您还记得我问起过您的双臂吗？当时您是怎么说的？"

"我告诉您说我的左臂瘫痪了。"

"您还记得我来看过您好几次吗？每次您都是怎么说的？"

"好几次，好几次。对，我讲的都是一样的，我瘫痪了。"

（实际上，她每次都告诉我她的手臂很好。）

"蒙塔兹，想想清楚。您记得起您告诉过我您的左臂很好，它没有瘫痪吗？"

"啊呀，医生，如果我那么说，那么这就是说我在说谎，我可不是一个说谎的人。"

很明显，蒙塔兹把我多次访问医院时她有好几十次做否认的事压抑掉了。

在另一位病人琼（Jean）身上也发生同样的事，我是在圣迭戈康复中心（San Diego Rehabilitation Center）见到她的。我们问答了那些通常的问题。

"您能用您的右臂吗？"

"喔，能啊。"

"您能用您的左臂吗？"

"是的。"

但是当我问到"它们一样强吗？"时，琼答道："不，我的左臂要强一些。"

为了掩饰我的惊奇，我指着厅一头的一张红木桌子问她能否用右手举起来。

她答道："我想我行。"

"您能举多高呢？"

她打量了一下这张桌子，它一定有80磅重，她噘起嘴说道："喔，我想我或许可以举起一英寸。"

"您能用左手举起桌子吗？"

琼回答道："喔，当然了，我可以举起一英寸半！"

她举起右手用拇指和食指表示给我看她能用她那动弹不得的左手把桌子举多高。这又是"反应形成"的一个例子。

但是在第二天，她的否认症消退了，琼同样地否定了这些话。

"琼，您还记得我昨天问您的一个问题吗？"

她说道："是的。"同时用右手把她的眼镜拿了下来。"您问我能不能用我的右手举起一只桌子，我说我能举起一英寸左右。"

"您关于您的左手是怎么说的呢？"

"我说我不能用我的左手。"她迷茫地看了我一眼。[lxxxiii]

·

151   我们所有人都有某些微妙的否认形式，而否认症病人则激烈地否认，我前面讲过的否认"模型"对所有这两种情况都给出了部分解释。

这一解释是基于左半球不惜一切代价都要维护一个不自相矛盾的世界观的概念之上。而为了实现这一点，左半球有时就不得不排斥可能会"威胁到"自我的稳定性的信息。

但是如果我们能用某种办法使得这种"令人不快"的事实变得容易接受一点，也就是对病人的信念系统不那么具有威胁性，这又会怎样呢？如果这样的话，那么他会不会愿意接受他左臂瘫痪了的事实呢？换句话说，您能否只通过干预他的信念结构就能"治疗"他的否认症呢？

我从对一位病人做一次非常规的神经病学检查开始，这位病人是一位名叫南希（Nancy）的妇女。我给她看一个里面灌满了生理盐水的注射器并说道："作为对您进行神经病学检查的一个组成部分，我要向您的左臂注射这些麻醉剂，在我注射之后，您的左臂会暂时性地瘫痪几分钟。"在我肯定南希听懂了我的话之后，我开始向她的左臂"注射"生理盐水。我的问题是，她会突然承认她瘫痪了吗？她是不是比较容易接受这一事实了呢？还是她会说："您的注射不管用，我还是可以动我的左臂。"这是对人的信念系统做实验的一个好例子，我把这一探索领域称为实验认识论（experimental epistemology），这只是为了招惹一下哲学家。

南希安静地坐了一会儿等着"注射""起作用"，同时目光乱转地看我办公室里的那些古董显微镜。然后我问她："好吧，您能动您的左臂吗？"她回答道："不，看来它不想做任何事。它动不了。"很明显，我假装注射起了作用，因为她现在能接受她的左臂确实瘫痪了的这一事实。

　　但是我怎么能确定这并非仅仅是我巧舌如簧的结果呢？或许我只是对南希进行了"催眠"而使她接受了她手臂瘫痪了的事实。因此我做了一个明显的对照实验：我对她的右臂重复同样的实验。10分钟之后，我回到办公室，在就各种问题聊了一会儿之后，我说道："作为神经病学检查的一部分，我要对您的右臂注射局部麻醉剂，而在我注射之后，您的右臂要瘫痪几分钟。"然后我用里面有生理盐水的同一个注射器对她做了注射，等了一会儿后我问道："您能动您的右臂吗？"南希朝下看了一眼，把右手举到下巴处，并说道："是的，可以动，您自己看吧。"我假装吃惊的样子。"这怎么可能呢？我刚才注射的是和对您的左臂注射过的同样的麻醉剂呀！"她不信地摇了摇头，并回答说："嗯，我不知道，医生。我猜这可能是精神战胜了物质吧。我一直相信这一点。"lxxxiv

> 　　我们所称的我们信念的理性基础常常是极端非理性地想证明我们的直觉有理。
>
> 　　　　　　　　　　—— 赫胥黎（Thomas Henry Huxley）

　　当我在5年前开始此项研究时，我对弗洛伊德一点也不感兴趣。（他可能会说我也患了否认症吧。）就像我的绝大多数同事一样，我对他的思想也充满了怀疑。整个神经科学界都对他深表怀疑，因为他讨论的都是一些人的本质中最令人困惑的方面，听起来很有道理，但是无法用实验来加以验证。但是在我和这些病人打交道之后，我很快就清楚地认识到尽管弗洛伊德也写了许多胡说八道的话，但是不可否认他是一位天才，特别是当您考虑到19世纪和20世纪之交维也纳的社会气氛和知识界的氛围时。弗洛伊德也是首先强调人的本质也可以进行系统的科学研究的人之一。人们也能像心脏病学家研究心脏或是天文学家研究行星运动一样实际寻求精神生活的定律。现在我们把这一切都认为是理所当然的了，但是在他那个时候却是革命性的思想。难怪他的名字家喻户晓。

弗洛伊德的最有价值的贡献是他发现了您有意识的心智只不过是冰山一角，而您脑中发生的一切中有90%是您完全意识不到的（第4章中所说的无魂人就是一个突出的例子）。至于说到心理防卫问题，弗洛伊德的理论正切中要害。有谁能怀疑"神经质的笑"或"文饰作用（rationalization）"[1]的真实性？值得注意的是，尽管您在生活中总是用到这些智力把戏，您完全并非有意识地去这样做的，如果有人向您指出这一点，您多半还要加以否认。但是当您观察旁人这样做的时候，却会觉得这明显到了可笑的程度，还常常是令人发窘的。当然，任何一个杰出的剧作家或小说家都很清楚这些问题[读一下莎士比亚或奥斯汀（Jane Austen）[2]的作品就知道了]，但是弗洛伊德由于指出了心理防卫在帮助我们组织自己的精神生活中所起的关键作用 [153] 而足以名垂千古。不幸的是，他用以进行解释的理论框架模糊不清而且无法加以检验。为此他使用了过多的晦涩的术语和过于强调用性来解释人的行为。此外，他从不做任何实验来证实他的理论。

---

1. 指针对不愉快困境所采取的防卫机制，即个体试图利用似乎合理的途径来使不可能接受的情景合理化。——译注
2. Jane Austen（1775—1817），英国女小说家，以善于描写中产阶级家庭生活著称，代表作为《傲慢与偏见》《爱玛》等。——译注

　　但是在否认症病人身上，您可以目击这些机制在您面前一一展开，当场捉住。您可以列出弗洛伊德父女描写过的许多种类的自我欺骗的清单，而其中的每一条您都可以在我们的病人身上看到清晰的、大大夸张了的例子。正是看了这样一张表，使我第一次信服了心理防卫的真实性，以及它们在人的本性中所起的中心作用。

　　·否认：当然，最为明显的是彻底否认。"我的手臂工作正常。""我可以动我的左臂，它没有瘫痪。"

　　·压抑：正如我们早就看到过的那样，在一再追问之下，病人有时也会承认她事实上瘫痪了，但是后来又很快地回复到否认，这明显是"压抑"了她仅仅只是几分钟之前做过坦白的记忆。许多认知心理学家认为被压抑了的记忆，例如突然回想起小时候受到过的虐待，从本质上来说就是虚假的，是治疗师诱导病人得出的结果。但是我们在这里也有证据说明有类似压抑这样的东西存在，虽然时间尺度要小得多，而且病人的行为不可能是实验者故意影响的结果。

　　·反应形成：这是一种故意说和自己猜想是对的事物正好相反的话的倾向。例如一位潜在的同性恋者可能喝着啤酒，穿着牛仔靴趾高气扬地走来走去，并做出男子汉大丈夫的行为，他这样做是下意识地试图表现出自己假定的男子汉气概。最近甚至有研究表明，当让受试者看一段 X 级的男性色情片时，公开的男性同性恋者比起一般男子反而勃起更大。[如果您想知道如何测量勃起，研究人员用一种称为阴茎体积描记器（penile plethysmo-graph）的装置来测量。]

这使我想起了琼，就是那位说她能用右手把一张大桌子从地面上 154
举起一英寸的妇女，后来再问她时，她还添油加醋地说她那瘫痪了的
左手实际上比右手更强，她能用左手把桌子举起一英寸半。也请回想
一下道茨太太，当问她能否系鞋带时，她回答道："是的，我可以用双
手来系。"这些都是反应形成的突出例子。

· 文饰作用：在本章中我们看到了许多这方面的例子。"喔，医生，
我的手臂不能动，因为我得了肩周炎，很疼。"或者另一个病人的话：
"喔，医科生整天地一直戳我，我现在真的不想动我的手臂。"

当我要另一个人举起双手时，他把右手高高举起。当他看到我的
目光注视着他不动的左手时，他说道："嗯，如您所见，为了举起我的
右手，我要用左手来维持平衡。"

在更为稀少的情况下，我们看到纯属虚构的情形：

"我用左手摸着您的鼻子。"

"是的，我当然在鼓掌。"

· 幽默：甚至幽默也能帮助摆脱困境。不仅对这些病人来说是这
样，对我们所有人都是如此，弗洛伊德早就知道了这一点。只要想想
所谓的神经质的笑，或是您用幽默来缓解紧张气氛的时候。此外，许
多笑话都和有潜在威胁性的一些主题，例如死亡和性有关，这难道是
纯属巧合吗？在看到了这些病人之后，我确实深信对人所表现出来的
荒谬行为最有效的治疗方法是幽默而非艺术。

　　我记得有一次我要一位病人动一下他瘫痪了的左臂，这位病人是一位英国文学教授。"辛克莱（Sinclair）先生，您能用您的左手摸一下我的鼻子吗？"

　　"能啊。"

　　"好吧，做给我看。请做吧，请摸我的鼻子。"

　　"医生，我不习惯按别人的命令行事。"

　　我很尴尬，就问他这是否是在幽我一默，或是在挖苦。

　　"不，我这是很认真地在说。我一点都没有取笑的意思。您为什么要这样问我？"

　　因此虽然病人的话听起来常常带有某种有悖常情的幽默感，他们自己却并没有意识到他们在这样说时显得有多么可笑。

　　这里是另一个例子："佛朗哥（Franco）太太，您能用左手摸到我的鼻子吗？"

　　"可以呀！不过请注意，我有可能把您的眼球挖了出来。"

　　·投射（projection）：这是病人当想逃避生病或是残疾时所采取的一种策略，我们方便地把这些疾病或残疾归之于别人。"这条瘫痪了的手臂是我兄弟的，因为我很清楚我自己的手臂很好。"我把这留给精神分析家去决定这究竟算不算一个真正的投射病例。但是就我而言，这两者很接近。

因此在这里我们见到了一些病人，他们真的有和弗洛伊德所讲的同一些类型的防卫机制，包括否认、文饰作用、虚构、压抑、反应形成等，所有这些我们在一生中每天都在用。我认识到它们第一次给了我们绝妙的机会，使我们得以科学地检验弗洛伊德的理论。这些病人就是你我的缩影，不过要"更好一些"，这里所说的更好一些是说他们的防卫机制从时间尺度上来说压缩到了更短的一段时间，并且放大了10倍。因此我们可以做一些弗洛伊德分析只能梦想的实验。比如说，是什么决定了您在特定的情况下采用哪种特定的防卫机制？为什么在一种情况下您要彻底否认，而在另一种情况下则要采用文饰作用或是反应形成？是不是您的（或者病人的）人格类型决定了您采取什么样的防卫机制？还是社会环境决定了您采用哪种机制？您是否对社会地位高的人采用一种策略，而对社会地位低的人采用另一种策略？换句话说，什么是心理防卫机制的"定律"？在我们得以着手研究这些问题之前，还有很长的路要走。[lxxxv]但是对我来说，令人兴奋的是，我们科学家终于开始有可能进入迄今为止一直只属于小说家和哲学家的领地。

与此同时，是不是有可能把这些发现中的某一些实际应用于临床？看到用冷水纠正某些人有关身体影像的妄想是很棒的，但这对病人有用吗？重复这样的刺激会不会永久"治疗"好马肯太太的否认症，并使她愿意参与康复练习。我也开始对神经性厌食症（anorexia nervosa）感到好奇。这些病人食欲有问题，而且关于自己的身体影像也有妄想，当他们照镜子时，他们声称确实"看到了"自己很胖，尽管他们实际上瘦得出奇。这种食欲失常（和下丘脑中的进食与饱满感中枢有关）是原发的呢还是因为身体影像的畸变导致食欲问题？我们

156　在上一章中看到有的忽略症病人真的开始相信镜中的像是"真实"的东西，他们的感觉紊乱真的引起了其信念系统的变化。而在否认症病人或病觉缺失病人身上，您也经常会注意到他们的信念发生了类似的扭曲以适应他们畸变了的身体影像。这种机制中是不是有一些也和厌食症有关呢？我们知道边缘系统中有某些部分，例如脑岛皮层联结到下丘脑的"食欲"中枢，此外也联结到顶叶中和身体影像有关的部分。是否可以想象下列因素在您的脑中的联系要比您领会到的紧密得多：在一长段时间里您吃了多少东西，您对自己是否太胖或太瘦的信念，您有关自己身体影像的知觉和您的食欲。因此这些系统中任一个系统的紊乱都会引起其他系统的普遍紊乱。这一思想可以直接通过冷水刺激有厌食症的病人来加以检验（看看这是否会暂时性地纠正她有关自己身体影像的妄想）。尽管这不一定就能行，但是还是值得一试，因为这种做法很容易做，而对厌食症还缺乏有效的治疗方法。事实上，在这种失常中大概有 10% 的案例是致命的。

·

最近一段时间里抨击弗洛伊德成了一种流行的智力游戏（虽然他在纽约和伦敦依然有很多粉丝）。但是正如我们在本章中看到的那样，他对人的行为确实有一些很有价值的洞见。说到心理防卫的问题，他在其目标方面的论述是对的，虽然他对于为什么要进化出心理防卫或是介导它们的可能神经机制是什么毫无所知。弗洛伊德提出过一个不那么知名，然而同样有意思的思想，那就是他声称他已经发现了所有大的科学发现的共同之处：说来相当令人惊奇，所有这些发现都贬低或是推翻了"人"作为宇宙中的中心角色的说法。

他说道，其中最早的是哥白尼革命，由此宇宙的地球中心说让位于地球只不过是宇宙中的一小粒尘埃的思想。

第二个发现是达尔文革命，这一革命认为我们只不过是微不足道的、无毛的新种（neotenous）猿猴，它们偶然进化出了某些特征，这些特征使我们至少暂时性地获得了成功。

第三个科学大革命，他（谦逊地）声称就是他自己发现了下意识，并由此推断人对自己的"主宰（being in charge）"感只是一种错觉。他声称我们在生活中所做的一切都受制于许多下意识的情绪、欲望和动机，我们所称的意识只不过是冰山之一角，是对我们的所有作为的一种文饰作用，它在事后精心地把发生在前面的事当作其原因（post hoc）。

我相信弗洛伊德正确地找出了伟大科学革命的共同之处。但是他并没有解释为什么会这样，为什么人们事实上甘愿受到"羞辱"或是被赶下台？他们接受这种贬低人类的新世界观能得到什么回报呢？

这里我们可以换一个角度，并给出一个弗洛伊德的解释，说明为什么宇宙学、进化和脑科学不仅对科学家富有魅力，而且对每个人都是如此。和别的动物不同，人知道自己必有一死并害怕死亡。但是宇宙学的研究给了我们一种永恒感，我们只是宏大得多的事物的一个部分。当您明白了您只不过是在不断演化着的宇宙或者说是一场不断展开的大戏的一部分时，您自己的个体生命只是有限的这一事实就不再那么吓人了。这大概是科学家所可能有的最接近宗教体验之处了。

进化研究也是如此，因为它给了您一种时空感，使您把自己看作

长征的一部分。脑科学亦复如此。在这场革命中，我们抛弃了有一个
和我们的心智以及身体分离的灵魂的想法。这一思想远非令人恐惧，
而是使人如释重负。如果您认为您在这个世界上居于特殊地位，从一
个独特的视角高高在上地审视宇宙，那么您的毁灭就变得不可接受。
但是如果您只是湿婆（Shiva）[1]盛大的宇宙之舞的一部分，而不只是
一个旁观者的话，那么您不可避免的死亡应该被看作是令人高兴的重
归自然，而不是一场悲剧。

> 婆罗门（Brahman）[2]就是一切。从婆罗门出发才有了外
> 表，感觉，欲望，行动。但是所有这一切都只是些名字和
> 形式。要想懂得婆罗门就必须体验他和自我之间的同一性，
> 或者说婆罗门就在内心的莲座之上。只有这样做了人才得
> 以脱离忧愁和死亡，并变得掌握众妙之门。
>
> ——《奥义书》（*Upanishads*）[3]，公元前500年

1. 印度教主神之一，为毁灭之神。——译注
2. 在印度教中，婆罗门是"世上和世外的永恒现实"，它"无法确切地加以定义"。有人把它说成是
最高级的现实。——译注
3. 印度教古代吠陀教义的思辨作品，其中包含了印度教、佛教等许多宗教最早的一些中心概念，
对后世各派的印度哲学有重大影响。——译注

第8章
"这人太像了"

　　"一个人不会相信不可能的事。"

　　王后说道："我敢说你还没有做过多少练习，当我在你这个年纪的时候我总是每天都要做半个小时。为什么呢？有时候在早餐之前我就会相信六件不可能的事。"

——卡罗尔，《爱丽丝镜中奇遇记》

　　福尔摩斯先生说："一般地说，愈是稀奇的事，一旦真相大白，就可以看出并不是那么高深莫测。那些普普通通、毫无特色的罪行才真正令人迷惑。就像一个人的平淡无奇的面孔最难以辨认一样。"

——福尔摩斯[1]

　　我永远也忘不了从电话那头传来的声音中所带有的沮丧和绝望。这个电话是一天下午打来的，当时我正站在桌边翻查文件，我要找的是一封放错了地方的信，因此我过了几秒钟才对这个人在讲些什么反应过来。他自我介绍说是位委内瑞拉的前外交官，他的儿子有了一种

1.译文引自陈羽纶译《红发会》，载《福尔摩斯探案集（二）》，群众出版社，1980。引语中既然已经有了"福尔摩斯先生说"，那么下面所标的来源就不应该再是福尔摩斯，而应该是《福尔摩斯探案集》的作者柯南·道尔了。——译注

可怕的妄想。他问我能不能对他有所帮助？

我问道："是哪种妄想呀？"

他的回答以及他声音中那种充满感情的口吻让我大吃一惊。"我30岁的儿子以为我不是他的父亲，他觉得我是个冒名顶替者。他对他妈妈也是一样，他认为我们不是他真正的双亲。"他停顿了一会儿，好让我理解他在说什么。"我们真的不知所措，也不知道该找谁帮忙。有位波士顿的精神病学家告诉了我们您的大名。迄今为止还没有哪一个人能给我们帮助，想出一种办法让阿瑟（Arthur）有所改善。"他几乎哭起来了。"拉马钱德兰医生，我们爱我们的儿子，哪怕走到天涯海角也要救他。您能设法来看看他吗？"

我答道："当然了，我会看他的。您什么时候能把他带来？"

两天之后，阿瑟第一次走进了我们的实验室。这以后足有一年时间，我们一直对他的情况进行研究。他长得很帅，穿着一条牛仔裤，一件白色的T恤衫和一双软帮鞋。从他的习性上来说，他害羞而且几乎有些孩子气，常常轻声轻气地回答我们的问题，或是睁大了眼睛看着我们。有时在空调和计算机所发出的背景嗡嗡声之下，我几乎听不清他的声音。

他的父母告诉我他在圣巴巴拉（Santa Barbara）去上学时发生了一次几乎致命的车祸。他的头猛烈地撞在挡风板上，昏迷了3个星期，谁也不能保证他的生死。但是最后他还是醒了过来，并开始接受密集的康复治疗，每个人都抱着很大的希望。阿瑟渐渐学会了说话和走路，记起往事，从外表看来似乎已恢复正常。只是他对父母有了这一难以令人置信的妄想，也就是把自己的父母当成了冒牌货，并且还没有办法让他相信事情并非如此。

为了使气氛祥和一点，也使阿瑟放松一些，我们交谈了一小会儿。我问道："阿瑟，是谁带您到医院里来的呀？"

阿瑟回答说："就是在候诊室里等着的那个人，他是一直在照顾我的一位老先生。"

"您指的是您父亲吗？"

"不，不，医生。那个人不是我父亲。他只不过看上去像我父亲罢了。他是……您是怎么叫来着？一个冒名顶替者，我猜是这样。不过我想他没有什么恶意。"

"阿瑟，为什么您认为他是一个冒名顶替者呢？是什么给了您这样的印象？"

他耐心地看了我一眼，就好像在说，我怎么会看不出这样明显的事情，然后说道："是的，他看上去和我的父亲一模一样，但是他真的不是。他是个好人，医生，但是他当然不是我父亲。"

"但是，阿瑟，为什么这个人想要做您父亲呢？"

阿瑟说道："这就是令人奇怪的地方，医生，为什么有人要装作我的父亲？"他说时看上去很忧伤也很无奈。当他想找出一个似乎合理的解释时，他看上去深感困惑。"或许是我的亲爸爸雇用他来照顾我，给了他些钱，因此他可以为我付账。"

稍后，阿瑟的父母在我的办公室里对这个谜又添加了新的内容。很明显，当他们和他打电话时，他们的儿子并不把他们两人中的任何一人当成是冒名顶替者。只有当他们面对面谈话时，他才会把他们说成是冒名顶替者。这意味着阿瑟并不是记不得他的双亲，也没有"发疯"。因为如果真是这样的话，那么为什么当他通过电话听他父母讲话时很正常，而只有当他看到他们的时候才有有关其双亲的妄想？

阿瑟的父亲说道："这真是奇怪，他认得他以前认识的各种各样的人，包括他大学中的室友和他从小起一直维持到现在的最好的朋友，以及他以前的女友。他没有说过其中的任何人是冒名顶替的。他似乎只是对他母亲和我才是如此。"

我对阿瑟的父母深表同情。我们有可能测试他们儿子的脑，对他的情况作出解释，或许还可以对他的这种奇怪的行为从逻辑上作出解释以安慰他们，但是没有多少希望可以有效地治疗。这种病通常是终生的。但是有一个星期六早上阿瑟的父亲给了我一个惊喜，他打电话给我，他说他看了我讲幻肢的那档电视节目，在那个节目里我说明只要用一面镜子就可以骗过脑，由此他非常兴奋地想到一个主意。他说道："拉马钱德兰医生，如果您能骗过一个人以为自己瘫痪了的幻肢又能动起来的话，那么我们为什么就不能用类似的把戏帮助阿瑟克服他的妄想呢？"

真的，为什么就不能呢？第二天，阿瑟的父亲到他儿子的卧室中高兴地向他宣布："阿瑟，猜猜看是怎么回事？前一些日子里和你住在一起的那个男人是一个冒名顶替者。他真的并不是你的父亲。你一直是对的。因此我把他打发到中国去了。我是你真正的父亲。"他走到了阿瑟的身边，并拍拍他的肩膀。"孩子，看到你真好啊！"

阿瑟对这个消息很是惊奇，但是从表面上看起来似乎接受了这个消息。当他第二天到我实验室来的时候，我说："今天带您来的那个男子是谁呀？"

"这是我真正的父亲。"

"上星期是谁在照看您呀？"

阿瑟说道："喔，那个人回中国去了，他看上去就像是我父亲，但是他走了。"

当我那天下午晚些时候给阿瑟的父亲打电话时，他证实阿瑟现在称他为"父亲"了，但是阿瑟看上去依旧感到有什么不对头的地方。"医生，我想他是从理智上接受了我，而不是从感情上接受。当我拥抱他时，他一点也不热情。"

161　　　唉！即使这种对父母理智上的接受也维持不了多久。一星期后，阿瑟又回到了他原来的妄想，声称那个冒名顶替者又回来了。

.

　　阿瑟患的是卡普格拉妄想（Capgras'delusion），这在神经病学中是一种最罕见也最吸引人的综合征。[lxxxvi]这种病人常常在神志上很清醒，但是他们会把一些亲密的熟人，通常是父母、孩子、配偶或是兄弟姐妹当成冒名顶替者。就像阿瑟一再说的那样："那个男人看上去和我的父亲一模一样，但是他事实上并不是我的父亲。那位妇女说她是我的母亲吗？她在撒谎。她看上去和我妈像极了，但这不是她。"尽管这种奇怪的妄想可能是一种精神病状态，但是有关卡普格拉综合征的有记录的病例中有三分之一以上是和脑外伤有关，像阿瑟就是因为车祸而使头部受伤。这告诉我这种综合征有其器质基础。但是因为大多数卡普格拉病人似乎是"自发地"产生这种妄想的，通常都把他们送到精神病医生那儿去就诊，而精神病医生倾向于对这种失常做出弗洛伊德式的解释。

　　从这种观点看来，我们所有这些正常人就像小孩一样，父母对我们有一种性吸引力。每个男性都想和自己的母亲做爱，而把父亲当成情敌 [俄狄浦斯（Oedipus）[1] 就是这样的]；而每个女性对其父亲终身都有根深蒂固的性痴迷 [恋父情结（Electra complex）[2]]。虽然这种不

---

1. 希腊神话中莱乌斯（Laius）王和王后乔卡斯泰（Jocasta）的亲生儿子，曾解释斯芬克斯之谜。因不知底细竟杀死亲父，又娶了亲生母亲为妻，两不相知。后来发觉以后无地自容，其母自缢而死，他也自己刺瞎双目，流浪而死。——译注
2. 弗洛伊德用语，指女儿亲父仇母的情结，其中的伊莱克特拉（Electra）也是希腊神话中的人物，她是阿伽门农（Agamemnon）和克利坦奈斯泰（Clytemnesta）之女，怂恿其弟奥莱斯特斯（Orestes）杀死母亲和母亲的情夫，为被两人谋害的父亲报仇；与此相对的是儿子亲母仇父的恋母情结（Oedipus complex）。——译注

伦之恋在成年后完全受到了压抑，但是它们只是停止了活动而已，就像大火被扑灭后的余烬。于是，有许多精神病学家认为，当受到当头一击（或是其他还不清楚的释放机制）时，这种对母亲或父亲的受到压抑的性欲又死灰复燃。病人发现他自己突然而无法说明地受到他双亲的性吸引，因此对自己说："天哪！如果这是我母亲的话，我怎么会被她吸引呢？"或许要使自己多少能感到合乎情理的唯一方法是对自己说："这一定是另一个陌生的妇女。"类似地，"我永远也不会对我的亲爸产生这种性妒忌的感觉，因此这个男子一定是个冒牌货。"

这一解释和绝大多数弗洛伊德的解释一样巧妙，但是后来我见到一位卡普格拉病人，他对自己的宠物卷毛狗有类似的妄想：在他眼前的菲菲（Fifi）是一只冒牌货，真正的菲菲住在布鲁克林（Brooklyn）。在我看来，这一病例驳倒了弗洛伊德主义者有关卡普格拉综合征的解释。也许在我们所有人中都有某些潜在的兽欲，但是我想这不是阿瑟的问题。 [162]

要想更好地研究卡普格拉综合征需要更仔细地看一下神经解剖学，特别是脑中有关视觉识别和情绪的通路。请回忆一下在颞叶中有某些专门用于识别脸和对象的脑区（第4章中讲过的什么通路）。我们知道这一点是因为当什么通路中的特定部分受到损伤以后，病人就丧失了识别脸的能力了，[lxxxvii]甚至是自己的亲密朋友和亲人的脸也认不出来，萨克斯在他的名作《错把妻子当帽子》中对此有绝妙的介绍。在正常脑中，这些脸识别区（脑的两侧都有）又把信息传到脑中央深处的边缘系统，后者帮助对特定的脸产生情绪性反应（图8.1）。当我看到我母亲的脸时我会有爱的感觉，当我看到我老板或是情敌的脸时

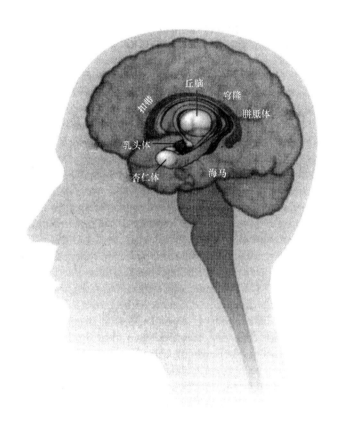

图8.1 边缘系统和情绪有关。它由许多核团（细胞聚集在一起形成的组织）通过很长的C形纤维束联结而成。杏仁体在颞叶的前端，它接受感觉区来的输入，并把消息发送到边缘系统的其余各处以唤起情绪反应。最后这种活动一环传一环直到下丘脑，并由此再传到自主神经系统，使动物（或人）准备采取行动

则愤怒，或是当我看到一个背叛了我而还没有获得我宽恕的朋友的脸时我会故作冷漠。在每种情况下，当我看到脸时，我的颞叶皮层认出这个影像是母亲、老板还是朋友，并把这一信息传到我的杏仁体（进入边缘系统的入口）以认清这张脸在情绪上的意义。当这一激活再传到我的边缘系统的其他部分时，我开始体验到适合于这张特定脸的种

种不同的情绪：爱、愤怒、沮丧。当然实际的事件序列还要复杂得多，
但是这大致上已把要点都讲了。

　　在仔细考察阿瑟的症状之后，我想到他的古怪行为也许是断开了
这两个区域（一个和辨识有关，而另一个则和情绪有关）的联系的结
果。也许阿瑟的脸识别通路还完好如初，因此他能认得出包括他父母
在内的每个人，但是他的"脸区"和杏仁体之间的联结受到了选择性
的损伤。如果真是这样的话，阿瑟能识别他的父母，但是感受不到当
他看到他们脸时应有的任何情绪。当他看到他亲爱的母亲的脸时没有
那种"温暖"的感觉，因此当他看到她时他会对自己说："如果这确是
我的母亲的话，为什么她的出现并没有使我感到我是和我母亲在一起
呢？"或许他解决这个两难问题的唯一方法，也就是在他脑的这两个
区域之间的联结断开的这种特殊情况下，他所能作出的唯一合情合理
的解释就是假定这位妇女只是外貌像他的母亲。她一定是一个冒名顶
替者。

　　到此为止这还只是一个吸引人的想法，怎么样来对此作检验
呢？虽然这一挑战看起来非常复杂，心理学家已经找到了一些测量　163
对日常生活中会碰到的脸、对象、场景和事件的情绪反应的简单方
法。为了弄懂这是怎样工作的，您得对自主神经系统略有所知，自主
神经系统是您脑的一个部分[1]，它控制着非随意的、表面上看起来是自

---

1. 这是作者为了通俗起见所做的不那么严格的说法，严格地说，自主神经系统是神经系统的一部
　分，神经系统包括中枢神经系统和外周神经系统两大部分，而中枢神经系统又包括脑和脊髓两大
　部分。自主神经系统除了其中一小部分属于脑的低级部位之外，绝大多数都属于脑以外的脊髓和
　外周神经系统，而不属于脑。不过在通俗读物中，人们常常对神经系统和脑不加区分，如果我们
　明白了上面的意思，那么只要不产生误解，这样说也许更容易为一般读者所接受，尽管从科学上
　说起来不够严谨。——译注

主的内脏、血管、腺体和您身体中许多其他组织的活动。当您情绪激动时，比如说，由于一张带有威胁性的或是性感的脸引起的情绪激动，信息从您的脸识别区传向您的边缘系统，再传到下丘脑中的一小串细胞，这是自主神经系统的某种命令中枢。神经纤维则从下丘脑发向心脏、肌肉甚至脑的其他部分，协助您的身体准备好对这一特定的脸采取适当的反应动作。不管您是想搏斗、逃跑还是交配，您的血压都会升高，心跳开始加快以输送更多的氧到组织里去。同时您也开始出汗，这不仅是为了散发在您肌肉里积聚起来的热量，而且也是为了使您有汗的手掌可以更好地抓住树枝、武器或是敌人的咽喉。

从实验的观点来看，您出汗的手掌是您对有威胁性的脸的情绪反应中最重要的方面。您手的潮湿程度确实透露出您对这个人的感觉究竟如何。此外，我们也能很容易地测量这个反应，这只要在您的手掌上安放两个电极并记录您的皮肤电阻的变化［这个变化被称为皮肤电反应（GSR），这个简单手续构成了著名的测谎器试验的基础。当您说一个小谎时，您的手掌微微出汗。因为潮湿的皮肤的电阻要比干燥的皮肤的电阻低，在电极上就有反应，您就因撒谎而被逮个正着］用在我们这儿，信不信由您，每当您看到您的母亲或父亲的时候，您的身体会感觉不到地微微出汗，而您的皮肤电反应就会一如预期地升高。

因此，当阿瑟看着他的母亲或父亲的时候会怎么样呢？我的假设预言尽管他觉得他们很像他的父母（记住，他脑的脸识别区是正常的），应该记录不到他的皮肤电导变化。他脑中联结的断开阻止了他的手掌出汗。

在得到了他的家人的允许之后，在一个冬日的雨天，我们在校园内地下室的实验室里对阿瑟做了测试。阿瑟坐在一只舒适的椅子里，就天气说些笑话，还开玩笑说，他预期在我们结束早上的实验之前，他父亲的汽车就会给漂走了。当我们在阿瑟的左手食指上安置两个电极时，他小口小口地喝着热茶驱赶身上的寒气，并看着监视器的屏幕。只要他手指上的汗有一点点增加，就会改变他的皮肤电阻，并以光点的形式在屏幕上有所表现。

下一步我给他看一系列照片，其中有他母亲、父亲、祖父的照片，中间杂以一些陌生人的照片；我也给6名大学生看同样的一串照片作为对照，把他们的皮肤电反应进行比较。在实验之前，告诉受试者要 [165] 给他们看一些脸的照片，其中有些是他们的熟人，有的是陌生人。在安放好电极之后，每张照片呈现2秒钟，然后等15秒到25秒再呈现另一张照片，这样可以使皮肤电导回到基线。

对大学生来说，我发现一如预期，当给他们看他们的父母的照片时他们的皮肤电反应有个很大的波，但看陌生人的照片时则没有变化。而另一方面，对阿瑟来说，皮肤电反应一直很低。对他的父母的反应也不增大，或是有时候在隔了好久以后才在屏幕上有一个很微小的光迹，就好像他起初没有反应，过了一会儿后才恍然大悟似的。这一结果是有关我们理论正确性的直接证据。很清楚，阿瑟对他的父母没有情绪反应，而这可能正是使他不出现皮肤电反应的原因。

但是我们怎么就敢确定阿瑟确实看到了这些脸了呢？或许他头部的损伤损害了颞叶中帮助他区分不同脸的细胞了呢，这才使他看母亲或是陌生人时 GSR 都成了一条平坦的线。但是这似乎不大可能，因为他很容易认出带他到医院来的人，也就是他的母亲和父亲看上去很像他的双亲。他在识别像克林顿和爱因斯坦这样的名人的脸方面也没有困难。尽管如此，我们还是需要更直接地对他的识别能力做检查。

为了获取直接的证据，我做最明显的事。我给阿瑟看 16 对陌生人的照片，每对照片要不是同一个人的略有不同的两张照片，就是两个不同的人的快照。我要他告诉我这对照片里的人是同一个人还是不同的人。他都把鼻子凑到了每张照片上注视各种细节，阿瑟在 16 对照片中说对了 14 对。

我们现在可以肯定阿瑟在识别脸和把它们区分开来方面没有什么问题。但是他之所以不能对他的父母产生强的皮肤电反应会不会只是他总的情绪能力受到了干扰的表现之一呢？我们怎么能肯定他的头部损伤就没有伤及他的边缘系统呢？也许他根本就没有情绪，就是这么回事！

这看来不大可能，因为在我和他相处的这几个月里，他表现出人的各种各样的情绪。他对我讲的笑话开怀大笑，并报之以他自己的滑稽故事。他表现出沮丧、恐惧和愤怒，偶尔我还看到他哭了。不管什么场合，他的情绪都是适当的。这样，阿瑟的问题既不是辨识脸的能力有问题，也不是能否体验各种情绪方面的问题；他缺少的是把这两者联系起来的能力。

到此为止一切都说得通，但是为什么这种现象只限于最亲密的亲属呢？为什么他不把邮递员说成是一个冒名顶替者呢，因为他的脸也很熟呀？

很可能任何正常人（包括车祸之前的阿瑟）在遇到了某个在感情上和他非常亲近的人，比如说父母、配偶、兄弟姐妹时，他期望会产生某种"强烈的感情"，这是一种温暖而难于言表的感情，尽管也有时候可能只能淡淡地感受到这种感情。因此没有了这种强烈的感情就显得非常奇怪，阿瑟对此的唯一办法就是产生一种荒谬的妄想，使之合理化或是给出某种解释。而在另一方面，当人们看到的是邮递员时，他们不会期待有一种强烈的温情，因此阿瑟也就没有必要产生一种妄想来解释为什么他没有这种"暖洋洋"的反应。一位邮递员就是一位邮递员而已（除非这种关系发生了某种谈情说爱的转折）。

虽然在卡普格拉病人中最常见的妄想是断言父母为冒名顶替者，但在旧的医学文献中还可以找到更为稀奇古怪的病例。事实上，在一例记录在案的病例中，病人相信自己的继父是一个机器人，他把继父的头斩了下来打开颅骨去寻找微电子芯片。或许在这个病人的情况下，识别和感情之间的分离非常极端，以至于驱使他产生了一种甚至比阿瑟的妄想更为荒唐的妄想：他的继父甚至不是一个人，而是一个没有心智的人形机器人！[lxxxix]

大约一年前，当我在拉霍亚的退伍军人管理局医院（the Veterans Administration Hospital）作一次有关阿瑟的演讲时，一位神经病学住院实习医生对我的理论提出了一个很聪明的反对意见。如果一个人生下来就有病，他的杏仁体（通向边缘系统的入口）钙化并萎缩了，或是一个人通过手术或是在事故中失去了两侧的杏仁体（我们每个人都有左右两个杏仁体），那又会怎么样呢？确实是有这样的病人，但是他们却并不表现出卡普格拉综合征，尽管他们对所有能引起情绪反应的刺激的GSR都是平坦的。类似地，额叶（它接收来自边缘系统的信息，并对此进行处理，从而作出精细的未来计划）受损的病人也经常缺乏GSR。然而，他们也不表现出卡普格拉综合征。

为什么他们会不表现出卡普格拉综合征呢？其答案可能在于这些病人对所有的情绪反应都普遍表现迟钝，因此就缺乏一条以资比较的基线。就像《星际旅行》（*Star Trek*）[1]里的纯种（purebred）瓦肯人（Vulcan）或达塔（Data），人们有理由认为他们甚至不知道什么叫情绪，而像阿瑟这样的卡普格拉病人在所有其他方面都有正常的感情生活。

167

这一思想教我们知道一条有关脑功能的重要原理，这就是我们所有的知觉，甚至于还可能是我们心智的所有方面都有赖于比较，而非绝对值。不管您讲的是很明显的现象，例如判断报纸上印出的字的亮度；或是很微妙的现象，例如检测您内心情绪背景上的波动，这条原理都是对的。这是一个意义深远的结论，它也有助于阐明我们的研究方法，也就是现在名之曰认知神经科学的整个学科的威力。您可以选择合适的病人，对他们做一些比较简单的实验，您就有可能发现脑是如何工作的重要的普遍原理，并开始触及一些深层次的哲学问题。我

1.一译《星际迷航》，是美国摄制的一部726集科幻连续剧和同名系列电影（12部）。按剧情中的说法，瓦肯人曾经是一个热情且暴力的外星种族，但他们最终用逻辑克制了个人情感。达塔是一个人形机器人，担任飞船上的总作战官。——译注

们从某个古怪的病例出发，提出某种新奇的理论，在实验室中加以检验，还遇到反对意见，由此学到更多的有关正常脑是如何工作的知识。

从这些猜想做进一步的引申，让我们来看一下一种称为科塔尔（Cotard）综合征的异乎寻常的失常，这种病人会断言自己已经死掉了，声称嗅到了腐肉的臭味或是爬满他皮肤的蛆。绝大多数人，甚至是神经病学家又会立刻下结论说这个病人疯了。但是这并不能解释为什么这种妄想会采取这种有高度特异性的形式。我倒要指出科塔尔综合征只不过是卡普格拉综合征的一种夸大了的形式，很可能有类似的根源。卡普格拉综合征的病人的脸识别区和杏仁体之间的联结断开了，而科塔尔综合征病人或许是他们的所有的感觉区和边缘系统之间的联结都断开了，因此使他们完全丧失了对世界的情绪联系。这是又一个例子，说明甚至绝大多数人都认为是精神问题的一种稀奇古怪的脑失常也可以用已知的脑回路来加以解释。而这些思想再次可以在实验室中加以检验。我要预言科塔尔综合征病人对所有外部刺激都完全没有GSR，而不仅仅只是对脸没有皮肤电反应而已。这种综合征使病人孤悬在一个毫无情绪的孤岛之上，这就非常接近人所能体验到的死亡感。

阿瑟看上去对到我们实验室来感到高兴。他的父母也因为对他的病情有了一种逻辑上说得通的解释而高兴，他并不就是"疯"了。我从来也没有对阿瑟透露过种种细节，因为我不能确定他会有什么样的反应。

阿瑟的父亲是位聪明人，有一次当阿瑟不在场时，他问我："如果

您的理论是对的话，医生，如果信息到不了他的杏仁体，那么您将如
168 何解释他是怎样在电话里毫无疑问地认出我们的？您觉得这可以解
释得通吗？"

我答道："是这样的，从颞叶听区的听觉皮层到杏仁体有另外一
条通路。有一种可能性是这条和听觉有关的通路并没有受到车祸的影
响，阿瑟只有视觉中枢和杏仁体失去了联结。"

这次谈话使我对杏仁体众所周知的其他功能和投射到杏仁体的
视觉中枢感到好奇。特别地，科学家通过记录杏仁体细胞的反应发现
它们除了对脸部表情和情绪起反应之外，还对眼睛凝视的方向起反应。
例如，有的细胞可能在别人盯着您看的时候有反应，而其邻近的细胞
则只有当那个人的视线偏离几分之一英寸时才有发放。还有另外一些
细胞则在视线偏往左面或右面时才发放。

考虑到目光注视方向[xc]在最基本的社交中所扮演的重要角色，例
如由于有负罪感、难为情或窘迫而避开目光，爱慕者火辣辣的直视或
是敌人威胁性的逼视，那么上述现象也就不足为奇了。我们往往容易
忘记虽然情绪只有自己才能体验到，但是也常常牵涉和他人之间的相
互作用，而我们相互作用的途经之一就是通过目光的接触。由于注视
方向、亲近感和情绪之间有联系，我想要知道阿瑟看脸的照片时在判
断目光方向方面会不会有什么缺陷。

为此，我准备了一套照片，其中每一张照片都是同一个模特儿，
她不是直接看照相机镜头，就是看镜头之左或之右一英寸或两英寸的

地方。给阿瑟的任务就是要他告诉我们这个模特儿是不是在直视着他。你我之辈能以惊人的精确度检测出目光的一点很小的偏移，而阿瑟却对此完全无能为力。只有当模特儿的眼睛往旁边看时，他才能正确地辨别出她并没有在看他。

这一发现本身很有趣，但是在知道了杏仁体和颞叶在检测目光方向中所起的作用之后，这是完全可以预料得到的。在让阿瑟看这些照片所做的第8次实验中，他的作为却完全出乎我们的意料。他以柔和而几乎是抱有歉意的声音声称照片中的模特儿给换了个人。他看到的是一个新人！

这意味着只要改变目光的方向就足以诱发卡普格拉妄想。对阿瑟来说，这"第二个"模特儿显然是一个新人，只是和"第一个"模特儿长得很像而已。

阿瑟坚定地说："这个人要老一些。"他仔细打量着这两张照片说："这是一位女士，而另一位则个姑娘。"当他再往后看下去时，[169]阿瑟进一步重复了上述情况，有一位模特儿年老一点，另一位年轻一点，而第三位则年纪还要更轻。到这次试验终了的时候，他依然坚持他看到了三个不同的人。两星期后我们用了一套全新的脸的照片对他再做同样的试验。

阿瑟看到的明明是同一个人的脸，他怎么会声称这实际上是三个不同的人呢？为什么只是改变一下视线的方向就会使阿瑟不能把这些相继呈现的照片联系起来呢？

要想回答这个问题就必须要讲我们如何形成记忆的机制问题，特别是我们是如何产生出一个有关脸的持久表征的机制问题。举例来说，假定有一天你到一家杂货铺去，在那里一位朋友介绍你认得一位新朋友乔（Joe）。你形成了有关这件事的一段记忆，并且把它存放在脑中。过了两个星期你又在图书馆中偶遇乔。他告诉了你有关你们共同的一位朋友的故事，你们一起笑了，你的脑又把这第二段经历存了起来。又过了几个星期你又一次在他的办公室中见到乔，他是一位医学研究人员，穿着一件白大褂，但是你根据早些时候和他的两次见面一下子就认出了他。这样你就有了关于乔的更多记忆，因之现在在你的头脑里就有了一个称为乔的"类别（category）"。每次当你遇到乔的时候，这一内心的图像都逐步细化和丰满起来，再加上不断增进的熟悉感，这就使你把他的影像和这些生活片段联系了起来。最后你产生出一个稳定的有关乔的概念：他很会说话，在实验室工作，很逗乐，精通园艺，如此等等。

现在再来看一下患有某种很少见而又很特殊的健忘症的人会怎么样？假定这位病人的海马（颞叶中的另一个重要的脑结构）受到了损伤。这些病人完全不能形成新的记忆，尽管他们对发生在海马受损以前生活中的一切事件都完全记得。由这一综合征所得出的逻辑结论并不是说记忆就真的存储在海马中（也就是保存旧的记忆），而是说海马对于在脑中形成新的记忆痕迹是至关紧要的。当这样一个病人相继三次（分别在超市、图书馆和办公室）遇见一个新人（乔）时，他会记不起以前曾经见过乔。他就是认不出他。每次他都会坚持说乔对他来说都完全是初次见面，不管他们之前打过多少次交道，说过多少次话，互相讲过多少故事以及诸如此类的事。

但是乔真的完全是一个陌生人吗？相当令人惊奇的是，实验表明 [170]
这种健忘症病人实际上还保留有形成新类别记忆的能力，这种新类别
记忆是对接连几次遇见乔的那些具体场景的抽象。假定我们的病人
见过乔10次，而每次乔都让他笑了，那么当他下一次再见到乔的时候，
他多半会不明就里地感到愉快或高兴，却依旧不知道乔是谁，但是病
人会承认乔让他高兴。这意味着健忘症病人和阿瑟不一样，他们能把
一连串经历联系起来产生某个新概念（下意识地期待着会高兴），虽
然他们对这些经历都记不起来，阿瑟记得起每次经历，但是却不能把
它们联系起来。

因此从某个方面来说，阿瑟正好是我们的健忘症病人的镜像。当
他遇到一位像乔这样完全陌生的人的时候，他的脑为乔与他和乔有
关的经历建立起一个档案。但是如果乔离开房间30分钟之后再回来，
阿瑟的脑并不是提取旧的档案和往里面添加新材料，而是在有时候建
立一个全新的档案。

为什么在卡普格拉综合征中会发生这样的事呢？这可能是因为
要想把前后相继的片段联结起来，脑需要来自边缘系统的信号，也就
是和一张认得的脸的"感情"或者亲密感以及许多记忆，而如果没有
了这种激活，脑就不能形成持久的类别。如果没有这种感情，脑每次
都建立起孤立的类别，这就是为什么阿瑟断言说他遇到的是一个新的
人，只是和他30分钟以前遇到过的人很像罢了。认知心理学家和哲
学家常常把样本（token）和类型区分开来，我们所有的体验可以分成
一般类别或类型（人或车）以及特定的个例（examplar）或样本（乔
或我的车）。我们对阿瑟所做的实验表明这种区分不只是学术性的，

而且还深深地植根于脑的构筑之中。

当我继续对阿瑟做检查时，我注意到他还有某些其他的古怪之处。例如，有时候阿瑟似乎在一般性的视觉分类方面也有问题。我们所有人在内心里都会对事件和对象进行分类：鸭和鹅都是禽类，但是兔子则不是。我们的脑即使没有受过正规的动物学教育也会做这些分类，这大概是为了易于存储记忆，并加强我们在注意时一瞬间就能提取这些记忆的能力。

而在另一方面，阿瑟常常说出一些表明他混淆不同类别的话。例
171 如他对犹太人和天主教徒几乎有一种顽固的成见，他常常把许多他新近遇到的人都当成是犹太人。他的这种习性使我想起另一种称为弗雷戈利（Fregoli）综合征的稀有的综合征，这种病人把在各处看到的人都认为是同一个人。他沿街走去，几乎每个妇女的脸都像是他妈妈的脸，或是每个年轻男子可能都像是他的兄弟。（我可以预言弗雷戈利病人的脸识别区到杏仁体的联结并没有受到损伤，而可能是太强了。每个脸都会使他觉得充满了亲密感和"温情"，这使他一再看到同一张脸。）

类似于弗雷戈利综合征这样的混淆在其他方面都正常的脑中是不是也有可能发生呢？这会不会是产生种族主义成见的基础呢？种族主义常常都是指向某种体型的人群（黑人、亚裔人、白人等）。也许和看上去属于某个种族的某个人有一次不愉快的经历就建立起和边缘系统的某种联结，而这又不恰当地推广到了这一种族的所有成员，而不为基于储存在脑高级中枢中的信息的"理智纠正"所动。确实，

由于这种情绪上的膝跳反应[1]，某个人的理智观点也有可能本身就带有有色眼镜（这里"有色"一词没有任何双关含义[2]），因此种族主义十分顽固。

我们从阿瑟出发开始我们的长征，我们的企图是给他奇怪的有人冒名顶替的妄想给出解释，并对如何在脑中存储和提取记忆提出新的见解。他的故事使我们能一窥我们每个人是怎样编造有关我们的生活和在其中遇到的各色人等的故事的。从某种意义上来说，您的生活也就是您的自传，这是一长串高度个体化的情景记忆，例如有关您的初吻、班级舞会之夜、婚礼、生小孩、垂钓旅行等的记忆。但还远不止此。很清楚，这里有一个个人认同感，也就是有一个统一的"自我"感，它就像一条金线一样贯穿我们的一生。苏格兰哲学家休谟（David Hume）[3]把个人和河流做了类比，河水一直在变化之中，但是河流本身却维持恒定。他问道，如果有个人把脚伸到河中去，半个小时以后再次把脚伸进去，此时这还是同一条河流吗？还是变成了另一条河？如果您认为这只是无聊地在语义上兜圈子，那么您是对的，因为其答案取决于您对"同一条"以及"河流"的定义。不过不管这个问题是否无聊，有一点很清楚。对阿瑟来说，由于他在把相继发生的情景记忆联系在一起方面有困难，那么对他来说还真的有可能觉得是两 172

1.膝跳反应是一种只通过一个突触的最简单的反射活动，意识根本就不参与在内，这里用作比喻说明这种情绪上的偏见也可能就像某个下意识的反射活动。——译注
2.原文为colored，它既可以解释为带有有色眼镜的意思，也可以解释为除白人以外的所有种族，即所谓的"有色人种"，这个称呼带有白人种族主义的色彩。而这里讲的又是种族主义的问题，因此作者要做这样的申明，特别是原文不像译文这样已经把作者的意思用比较清楚的话表达了出来。——译注
3.David Hume（1711—1776），英国哲学家、经济学家、历史学家，不可知论的代表人物，认为知觉是认识的唯一对象，否认感觉是外部世界的反映，主要著作有《人性论》《人类理智研究》等。——译注

条河流呢！要说得肯定一些，阿瑟在遇到脸时，他那容易把事件和对象当成复制品的倾向就更为明显，阿瑟不常把同一个东西说成是另一个东西的复制品。但是有时候当他把手指搔到头发里去时，他也会说自己的头发是假发，其中的部分原因是因为给他动神经外科手术所留下的疤痕让他对自己的颅骨有一种生疏感。在极少场合下，阿瑟甚至把国家也说成有复制品，他一度还曾经声称有两个巴拿马呢（当时他刚去过那个国家参加家庭聚会）。

最令人感到稀奇的是，阿瑟有时候甚至把自己也当成复制品！第一次发生这种情况的时候是，我从他的家庭相册中给他看一张他自己的照片，我指给他看一张车祸发生两年前拍的一张快照。

我问道："这是谁的照片呀？"

他答道："那是另一个阿瑟，他看起来和我很像，但这不是我。"我简直不敢相信自己的耳朵。可能阿瑟看出了我的惊异，因此他用下面的话来加强他的论点："您明白了吧？他有小胡髭，而我没有。"

但是当阿瑟照镜子看自己时却并不产生这样的妄想。或许他还是明智到能认识镜子里的脸不可能是其他人的脸。但是阿瑟"复制"自己的倾向，也就是把自己当成是和以前的阿瑟不同的一个人，有时候在谈话中会不由自主地冒出来。令我大为吃惊的是，有一次他主动说："是的，我的父母开了张支票，不过他们把支票给了那另一个阿瑟。"

　　但是阿瑟的最为严重的问题是他不能和对他来说最为重要的人，也就是他的父母作感情交流，这使他深为痛苦。我可以猜想在他的脑袋里面有一个声音在说："我之所以体会不到温暖一定是因为我并非真的阿瑟。"有一天阿瑟对他的母亲说道："妈妈，万一真的阿瑟回来了的话，您能答应我还会继续对我像一个朋友那样吗？还会继续爱我吗？"一位在其他方面都非常明智的神智清醒的人怎么会把自己当作两个人？自我就其本质来说就是不可分的一个整体，分裂自我似乎本身就有一些内在矛盾之处。如果我开始把我自己当成了好几个人，我会要想做其中的哪一个呢？哪一个才是"真正的"我呢？这对阿瑟来说是一个痛苦的两难问题。

　　多少世纪以来，哲学家总是告诉我们，对有关我们的存在问题来说，如果有什么不成问题的真理，那就是"我"历经时空而始终作为 173 一个单独的人而存在的简单事实。但是甚至这一有关个人存在性的基本公理基础都由于阿瑟而成了问题。

第9章
上帝和边缘系统

很难把这种（虔诚的宗教）感受解释给完全不相信的人听……所有时代在宗教上有巨大影响的人与众不同之处就是都有这类宗教感受，这种感受并不遵从什么教条……在我看来，艺术和科学的最重要的作用就是唤起这种感受，并使其活在接受它的人的心中。

—— 爱因斯坦

（上帝）是世上所知的最大的民主主义者，因为上帝使我们得以"自由地"在善与恶之间作出我们自己的选择。上帝也是从古至今已知的最大的专制主义者，因为上帝常常夺下我们的口中食，在自由意志的名义之下只是为了一己之乐却让我们付出代价，并给我们划定了完全不适当的界限。因此就有了印度教所说的一切皆是游戏（Lila），或是一切皆是虚幻（Maya[1]）……让我们随着上帝吹奏的长笛（bansi）[2]起舞，这样就一切都好。

—— 甘地（Mohandas K. Gandhi）

1.Maya是印度教中的玛雅女神，她是虚幻女神和湿婆神之妻。maya则是印度教中虚幻的意思，即空幻境界。译者怀疑这里应该用的词是maya而不是Maya。同样前一个括号内的也可能应该是lila而不是Lila。——译注
2.原文为bansi（flute），其中flute是英语单词"长笛"的意思，而在英语中并无bansi这个词，译者猜测这也和maya，lila等一样是印度教中的一个词。——译注

请想象一下您有一架机器，这是一个像头盔之类的东西，您可以把它戴在头上，刺激您脑中的任何一小块区域而不致引起永久性的损伤。您可以用这个装置来做什么呢？

这并不只是科幻小说里面才有的事。现在早有了这样的机器，称为经颅磁刺激器（transcranial magnetic stimulator），要造这样的机器相对说来也比较简单。当把它放在颅表上，它发出一束强度极大的迅变磁场作用在一小块脑组织上，由此把它激活而使我们得以猜测其功能。例如，如果您刺激的是您的某部分运动皮层，就会有不同的肌肉收缩起来。您的手指可能会抽动，或是您会感到一只肩膀突然像木偶般不由自主地耸了耸。

既然是这样，那么如果您有机会接触到这样的装置的话，您会愿意刺激您脑的哪个部分呢？如果您恰巧很熟悉有关中隔核（septum）（这是位于脑中心的丘脑前缘附近的一串细胞）神经外科的早期报道的话，那么您可能会想用磁刺激它。[xci] 在这个区域"受到照射"的病人声称体验到强烈的快感，"就像比性高潮还快乐千倍"。如果您生来就看不见东西，但是您脑中的视区并未退化，那么您可能会刺激自己视皮层的许多小块，这样您就可以知道人们所说的颜色或是"看见"是什么意思了。或者，根据已知的临床观察我们知道左额叶似乎和"好"的感觉有关，或许您要刺激您左眼上方的某个区域来看看您是否会感受到某种天然的飘飘然的感觉（high）。

当几年以前加拿大心理学家珀辛格（Michael Persinger）博士拿到了一台类似的装置时，他用它刺激自己颞叶的许多部分。令他惊异的是，在他有生以来第一次体验到了上帝。

我第一次是从我的同事丘奇兰（Patricia Churchland）那儿听说珀辛格博士的奇怪实验的，丘奇兰是从加拿大的一本科普杂志上读到相关报道的。她立刻打电话给我。"拉马，[1] 您不会相信的。在加拿大有个人刺激了自己的颞叶并体验到了上帝。您该怎么来解释这件事？"

我问道："他患有颞叶癫痫吗？"

"不，完全没有。他是个正常人。"

"但是他刺激了自己的颞叶？"

"文章里是这么说的。"

"嗨，我不知道如果您刺激一位无神论者的脑会怎么样。他也会体验到上帝吗？"我会心一笑，然后说道："嗨，也许我们应该把这个装置用到克里克[2] 身上。"

珀辛格博士的观察对我说来并非完全出乎意料，因为我一直猜想颞叶，特别是左颞叶以某种方式和宗教体验有关。每个医科生都知道病灶在脑的这一部分的癫痫病人在癫痫发作时可能体验到强烈的宗教体验，有时候甚至在不发作时或是发作间期也会变得一直在想宗教的或是道德上的问题。

---

1. 拉马钱德兰的简称。印度人的姓有很多很长，为了方便，熟人往往只用开头的两个音节来称呼。——译注

2. 克里克从青年时代起就是一位无神论者，也是拉马钱德兰和丘奇兰的共同朋友。——译注

但是这种综合征是不是意味着我们的脑中有某种专门负责宗教体验的回路呢？在我们的头脑中有没有某种"上帝模块"呢？如果真的有这种回路的话，那么它又是从哪儿来的？它会不会也是自然选择的产物呢？它会不会也就像语言或是立体视觉那样在生物学意义下也是人的一种天然的特性呢？还是如哲学家、认识论学家或神学家可能主张的那样，在这里面有些深层次的秘密在起作用？

176

　　有许多特性使我们成为独特的人类，但是没有什么能比宗教更令人难以捉摸的了，宗教就是我们倾向于信仰上帝或是某种超凡的高高在上的主宰力量。除了人以外，看来不大可能还有什么生物会去思索无穷或是想知道"这一切有什么意义"。请听弥尔顿（John Milton）[1]在《失乐园》（*Paradise Lost*）里是怎么说的：

> 虽然我们全身都是痛苦，
> 可谁愿意死亡，愿意使这
> 有理性的生命，彷徨于永劫中的
> 才智消灭于无知无觉，
> 麻木不仁的"暗夜"的大腹之中呢？[2]

　　但是这种感受是从哪里来的呢？也许每个能看到自己的未来和直面自己必有一死的有理性的科学家都迟早会陷入这种令人不安的沉思。我微不足道的生命在这宏伟的万物世界中真的有什么意义

---

1. John Milton（1608—1674），英国诗人，对18世纪诗人产生深刻影响，作品除短诗和散文外，主要是晚年写的长诗《失乐园》《复乐园》和诗剧《力士参孙》。——译注
2. 译文引自朱维之译《失乐园》，上海译文出版社，1984。——译注

吗？如果在那个决定命运的夜晚，我父亲的精子没有让那个特定的卵细胞受精，那么不就是不会有我了吗，宇宙存在的真正意义又在哪里呢？那不就成了像薛定谔所说的只是一场"没有观众的演出"了吗？如果我爸在关键时刻咳了声嗽，使得另一个不同的精子让卵细胞受精，那又会怎样呢？当我们思考到这些可能性时思想上会混乱起来。下面的悖论使我们不知所措：一方面我们的生命似乎是那么的重要，有着所有那些我们十分珍视的高度个人化的记忆；但是我们也知道从宇宙万物的角度来看，我们短暂的一生简直就什么都不算。因此人们该怎么来理解这一两难处境呢？对许多人来说答案是直截了当的，他们从宗教中寻求慰籍。

但是事情当然远不止于此。如果宗教信仰只是出于自己的主观想像（wishful thinking）和渴望永生相结合的结果，那么您又如何来解释颞叶癫痫病人体验到突发的强烈宗教激情，如何解释他们所声称的上帝直接和他说话？许多病人告诉我看到了"照耀万物的圣光"，或是懂得了"凡人所无法想象的终极真理，一般人整天忙忙碌碌于日常生活，而完全注意不到其中之美和壮丽辉煌"。当然他们的这些体验也可能只是像精神分裂症病人可能会体验到的那种幻觉和妄想，但是如果事情果真如此，那么为什么这种幻觉主要都是在有颞叶参与其中时才出现呢？更令人百思不得其解的是，为什么这些幻觉都是采取这种特殊的形式？为什么这些病人幻觉到的不是猪或猴子呢？

1935 年解剖学家帕佩兹（James Papez）注意到死于狂犬病的病人在临死前的几个小时里常常体验到一阵阵的狂怒和恐惧。他知道这种病是由于被狗咬了而感染的，他推断在狗的唾液里一定有什么东西，也就是狂犬病毒沿着被咬处附近的周边神经传输到脊髓，最后传到脑。
在解剖了病人的脑后，帕佩兹发现这些病毒的靶点是脑深处由一大束
C形纤维束联结起来的神经细胞串或者说核团（图9.1）。一个世纪以
前著名的法国神经病学家布罗卡（Pierre Paul Broca）把这个结构命名

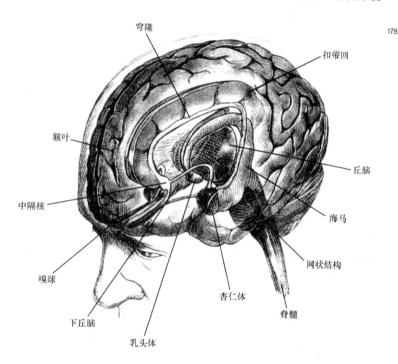

178

图9.1 边缘系统的另一种视图。边缘系统是由一系列相互连接的结构组成的，这
些结构环绕着前脑中心处里面充满液体的脑室，并且形成了大脑皮层的内侧边界。
这些结构包括海马、杏仁体、中隔核、前丘脑核、乳头体和扣带皮层。穹隆是联结
海马到乳头体去的长纤维束。图中也画出了胼胝体，这是联结左右两新皮层的纤维
束；还有小脑这一和运动调制有关的结构以及脑干。边缘系统和感觉及运动都没有
直接的关系，但是它构成了脑的一个中枢核心处理系统，它处理来自当时发生的事
件的信息、有关事件的记忆以及和这些事件有关的情绪信息。如果经验就是为了指
导未来的行为的话，那么这种处理就十分重要（Winson，1985）。据教育广播公司
（Educational Broadcasting Corporation）Bloom and Laserson（1988）*Brain, Mind and
Behavior* 一书复制，承蒙 W. H. Freeman and Company 慨允使用

为边缘系统。因为狂犬病人都受到一阵阵强烈的情绪折磨，帕佩兹由此推断这些边缘结构一定和人的情绪行为有密切的关系。[xcii]

所有的感觉系统，包括视觉、触觉、听觉、味觉和嗅觉系统都有输出传送到边缘系统。事实上嗅觉系统直接连线到边缘系统，它径直联结到杏仁体（这是一个杏仁形的结构，是到边缘系统的入口）。在低等动物中，嗅觉和情绪、领地行为[1]、攻击以及性活动都关系密切，因此这是不足为怪的。

正如帕佩兹所认识到的那样，边缘系统的输出主要用于体验和表达情绪。对情绪的体验是由往返于边缘系统和额叶之间的许多联结来介导的，您内心丰富多彩的感情世界中有许多大概都有赖于这种相互作用。而在另一方面，这些情绪的外在表现则需要有称之为下丘脑的一小串紧密地聚集在一起的细胞的参与，下丘脑是一个控制中枢，它有自己的三个主要输出。首先，下丘脑的许多核团发送激素和神经信号到达脑垂体腺（pituitary gland），人们常常把它比喻为内分泌交响乐的“指挥”。由这个系统所释放的激素几乎影响到人体各处，这在生物学上妙到极点，我们在分析心身相互作用（mind-body interaction）时还要再讨论这个问题（第 11 章）。其次，下丘脑还要下达命令到自主神经系统，自主神经系统控制着各种各样的植物性功能或身体功能，其中包括产生眼泪、唾液和汗，控制血压、心率、体温、呼吸、膀胱功能、排粪等。这样，下丘脑可以看作这个原始的、辅助性的神经系统的“脑”。第三个输出驱使人做出实际行为，为便于

---

1. 许多动物都在其居所附近划定某块区域作为自己的“领地”，当有“入侵者”进入其领地时，就要遭到它的驱赶。——译注

记忆起见常用"四个F's"来记忆，也就是战斗、脱逃、进食和性行为。[1]简而言之，下丘脑是身体的"生存中枢"，使身体时刻准备着处理紧急情况，而在有时候也是为了传宗接代。

我们有关边缘系统功能的许多知识都来源于脑此处的癫痫发作病人。当您听到"癫痫"这个词时，您通常会想到某个有一次发作或一阵阵发作的人，他身体上的所有肌肉都不由自主地强烈收缩，并跌倒在地。对被称为癫痫大发作的绝大多数众所周知的癫痫形式来说，这些症状确实有其典型性。这些发作通常都是由于脑中某处有一小串神经元行为失常，发放混乱，直到这样的活动像野火一样传遍整个脑。但是发作也可以只限于"局部"，也就是说，发作可以只局限于脑的单独一小块区域。如果这种局部发作主要是在运动皮层的话，那么其结果是在身体上依次发生一连串肌肉抽搐，也就是所谓的杰克逊发作（Jacksonian seizure）。但是如果这种发作正好是在边缘系统，那么最突出的症状就表现为情绪性的。病人说他们"感受像着了火似的"，从狂喜直到绝望、垂死感，甚或一阵阵极度的狂怒和恐惧，什么样的感受都有。妇女有时在发作时还会体验到性高潮，虽然由于某种还不知道的原因，男子从来也不如此。但是在这些症状中最引人注目的是有些病人有深深打动人心的宗教体验，包括感受到神的存在，以及他们是在和上帝直接对话的感觉。他们周围的一切都充满了宗教意义。他们可能会说："我终于懂得所有这一切了。这是我等待了一生的时刻。突然间，所有这一切都说得通了。"或者会说："我最终看透了宇宙的真正本质。"我发现令人啼笑皆非的是，这种大彻大悟感，这

179

1.这四个行为的英文词分别是fighting，fleeting，feeding，sexual behavior。前三个词都以字母f起头，最后一个以s起头，又一共有四个字母，所以说成"四个F's"。——译注

种绝对深信最终找到了真理的感觉竟然是来自和情绪有关的边缘结构，而不是来自脑有关思维的理性部分，须知我们一直为脑的这一部分区分真理和虚假的能力而自豪。

对我们这些"正常"人来说，只有当偶尔闪过某种深层次的真理时上帝才会惠顾（对我来说，只有当我倾听某些特别动人的音乐片段，或是当我用望远镜看木星的卫星时才会如此），但是这些病人每当他们癫痫发作时都为能直视上帝之眼而高兴。谁能够说清楚这种体验究竟是"真的"（不管究竟是什么意思）还是一种"病理"现象？您作为医生真的是想去医治这样的病人而让他失去见全能的上帝的权利吗？

这种发作或者说去见上帝通常都只持续几秒钟。但是这种短暂的颞叶风暴有时会永远地改变了病人的个性，以至于甚至在发作间期内他们也和旁人不同了。[xciii] 没有人知道这是怎么发生的，但是病人脑内重复发生的簇发放电（边缘系统中经常发生大规模的神经脉冲排放）会永久性地使某些通路"易化"，甚或开辟出新的通路，这就好像暴雨可能从山上倾泻而下，沿山坡开辟出新的小河、水沟和通道。这一称为激发（kindling）的过程有可能永久地改变了（有时也丰富了）病人内心的感情生活。

这些变化引起了某些神经病学家所称的"颞叶个性（temporal lobe personality）"。这些病人强化了他们的情绪，并从普通琐事中都看到了宗教意义。据称他们缺乏幽默感，完全以自我为中心（self-importance），并坚持精心记日记，在日记里非常细致地记下了种种日常琐事,这种特点被称为"多写症(hypergraphia)"。这些病人有时会给我看几百页日记,里面充满了神秘的符号和标记。有些这种病人执著地进行好争辩的、学究气和自我中心的谈话(虽然其程度还不及我在科学界的许多同事),他们顽固地全神贯注于一些哲学和神学问题。

每个医科生都被教导过不要想在病房里会看到"教科书里面所讲的那种病例",因为这些病例都是教科书的作者从大部头的医学专著里把许多典型的病例综合而成的。但是就在不久之前,当当地的慈善商店(Goodwill store)的32岁的助理经理保罗(Paul)走进我们的实验室时,我觉得他就像是从《布雷恩的神经病学教科书》(*Brain's Textbook of Neurology*)(这是所有临床神经病学家的必读圣经)中直接走出来的一样。他穿了件尼赫鲁[1]式制服,配以一条白色的可爱的裤子,保持着一种王者的架势,头颈上还挂了一个非常漂亮的镶有宝石的十字架。

我们实验室里有一张靠手软椅,但是保罗似乎不想放松一些。我看过的许多病人在一开始时都会显得局促不安,但是他似乎把自己当成被请来介绍他自己以及他和上帝之间的关系的证人专家。他很认真和专注于自我,并带有信教者所具有的傲气,却没有一丝虔诚教徒的谦卑感。无需我多讲,他就讲起了他的故事。

他开始说道:"在我8岁时第一次癫痫发作,我记得在我倒地之前

1. Jawaharlal Nehru(1889 — 1964),印度独立后首任总理(1947 — 1964),国大党主席(1929 — 1964)。万隆会议和不结盟运动倡导者之一。他的穿着也很有特点,从他所穿着的款式中产生了一些专门名词,如尼式上装(Nehru jacket, Nehru coat),这是一种高领、前胸有扣的紧身长上装,这里所讲的尼式制服也应该是这种款式的上装。——译注

看到了一道亮光，并且奇怪这道亮光是打哪儿来的。"几年后，他又有了另外的几次发作，这整个地改变了他的生活。他继续说下去："医生，突然间对我来说一切都像水晶一样地清澈了，再也没有什么可以怀疑的地方了。"他有一种被勾魂到天上极乐世界的感觉，与此相比其他一切都显得是那样的苍白无力。在这种狂喜的状态中有一种清澈感，领悟到了神，没有差别（no categories），没有边界，只有和造物主同在的和谐一致（Oneness）。所有这一切他都仔细地一一道来，181 显然不想漏掉任何细节。

这一切都使我深感兴趣，我请他继续讲下去。"您能讲得更具体点吗？"

"这个么，这没有那么容易，医生。这就好像要想给一个还没有到达青春期的孩子解释性的销魂极乐。我这样比喻是不是使您明白点了？"

我点点头说："关于性的极乐您是怎么想的？"

他说道："好吧，坦白说，我对此再也不感兴趣了。这对我说来没有多少意思。和我看到过的神光一比，它完全枯燥无味。"但是就在那个下午的晚些时候，保罗厚颜无耻地和我的两位女研究生调情，并还想要她们的家庭电话号码。这种一方面缺乏性欲，另一方面又有着性本能的天性的自相矛盾的混合在颞叶癫痫病人中并不少见。

第二天保罗带着一大本有华丽装饰的绿色封皮装订起来的手稿

回到我的办公室，这是他写了好几个月的一份计划。在这里面阐明了他有关哲学、人神灵交（mysticism）[1]和宗教的看法；还有三位一体的本质、大卫之盾（Star of David）[2]的图像、精心绘制的有关宗教题材的图画、奇形怪状的神秘符号和图像。我被强烈地吸引住了，但是也很困惑。这样的材料我通常很少看到和加以评判。

当我最后抬起头来时，保罗的眼睛里面放出一种奇异的光芒。他两手十指交错地紧扣着，然后用他的食指敲了下自己的面颊。他说道："我还应该指出另外一件事，我还能有绝妙的往事重现。"

"什么样的往事重现呀？"

"是这样的，那一天当癫痫发作时，我记起了多年前我读过的一本书里面的每一处细节，一行行，一页页，一个字一个字都记起来了。"

"您能肯定吗？您有没有拿起那本书，把您的记忆和原书进行对比？"

"没有。这本书丢了。但是这类事在我身上发生过多次，不只是那一本书。"

我被保罗的话深深地吸引住了。我以前从别的病人和医生那儿也多次听到过类似的论断，这些支持了保罗的话。在那段时间里，有

1.神秘主义者所说的人和神或超自然界之间的直接交往。——译注
2.犹太人的标记，由两个反向而立的正三角形所构成的一颗六角星。——译注

一天我想对保罗惊人的记忆能力做一次"客观测试"。会不会他只是想象他在重温每一个微小的细节呢？还是当他发作时，他会不会失去了正常记忆所有的修改或是编辑能力，以致他被迫记录下每一个琐碎的细节，这就使他的记忆反常地好了呢？要想肯定这个现象的唯一方法是重新找到他所讲的那本原书或者段落，并对他进行测试。这些结果可能给了我们重要的机会去认识记忆的痕迹是如何在脑中形成的。

有一次，当保罗在回忆他的往事重现现象时，我突然插进去问道："保罗，您信不信上帝呀？"

他看上去大感困惑，并说道："除此之外还能有些什么呀？"

但是为什么像保罗那样的病人会有宗教体验呢？我能想到的有四种可能性。第一种可能性是上帝真的见了这些人。要是这是真的话，事情就是如此。我们中有谁能质疑上帝的无限智慧呢？不幸的是，仅仅根据经验，既不能证实也不能完全排除这种可能性。

第二种可能性是因为这些病人体验到了各种各样稀奇古怪而又无法解释的情绪，就好像一只锅里的水已经极度沸腾，或许他们的唯一出路就是从宗教的宁静之水中去寻求洗礼（ablution）。或者是把混杂在一起的各种情绪误解成了来自天外的神秘消息。

根据两条理由我觉得这后一种解释很少可能。首先，还有另一些神经病学或精神病学上的失常，例如额叶综合征、精神分裂症、狂躁性忧郁症或单纯的忧郁症，病人的情绪也受到了干扰，但是很少在这种病人身上看到同样程度的宗教痴迷。虽然精神分裂症病人偶尔也会谈到上帝，但是这种感受通常都是一闪而过，在他们身上看不到和颞叶癫痫病人同样强烈的狂热或是那种顽固而刻板的特性。因此光用情绪变化本身还不足以完全解释这种对宗教的痴迷。[xciv]

第三种解释求助于感觉中枢（视觉和听觉）和杏仁体之间的联结。杏仁体是边缘系统的一部分，它是专门用来辨识外部世界中所发生的事件在情绪上的重要性的。显然，您在日常生活中碰到的每个人或每件事不会都对您响起警钟。否则您将会变得无所适从而很快就疯掉了。要想应付世界的不确定性，您必须要有一种方法去判断这些事件的突出性（salience），以决定是不是要把它们传送到边缘系统的其他部分，并转而传送到下丘脑，告诉它是否要为您做好或战或逃的准备。

但是请想一下，如果由于边缘系统癫痫活动所产生的虚假信号沿着这些通路传输的话，那又会怎样呢？您就会产生我前面说过的那类激情。这些"突出性"通路就会受到加强，增加脑结构之间的通信。脑中那些看人和事件以及听声音和噪声的感觉区就会变得和情绪中枢联系得更为紧密。结果如何呢？每样东西和每个事件，而不只是那 183 些突出的东西和事件都会变得富含深刻的意义，因此病人就会"从一粒沙中看到整个宇宙"，并且"掌握无限性"。他就会浮在宗教狂热的海面上，被一股万能之潮冲到了极乐世界之岸。

第四种假设带有更多的猜测性。是不是有可能人类真的进化出了专门为了介导宗教体验的特异化的神经回路呢？人对超自然现象的信仰遍布全世界的所有社会，这使人们不禁要问：有这种信仰的倾向是不是也可能有生物学基础呢？[xcv]如果真是这样的话，您就必得回答一个关键问题：是什么样的达尔文选择性压力迫使产生这样的机制呢？如果真有这种机制的话，那么是不是有一个基因或一组基因主要是和宗教信仰有关的呢？而无神论者则可能没有这种基因，或者学会了抑制这种基因（只是开开玩笑！）？

这类论点在一门称为进化心理学的比较新的学科中很流行。（以前人们习惯于把它称为社会生物学，这一术语由于政治原因而败坏了名声。）这一学科的核心原则是说，许多人类特征和习性，甚至包括那些我们通常可能会倾向于归之为"文化"的习性，事实上可能都是由自然选择之手根据其在适应上的价值而特别挑选出来的。

下面是很能说明这方面问题的一个例子：男子有一夫多妻和乱交的倾向，而妇女则更倾向于一夫一妻制。在遍及全世界的几百种人类文化中，只有一种，也就是印度南部的托达斯（Thodas）正式认可一妻多夫制（实行一位妇女可以有几个丈夫或男友）[1]。事实上，有一句老话"哈夫妻制，呼夫妻制，妇女拥护一夫一妻制；呼夫妻制，哈夫妻制，男子拥护一夫多妻制"[2]就反映了这种情况。这一切从进化的角度讲起来有其道理，因为妇女为每个后代都要花费许多时间和努力，

---

1. 以前在我国西藏也有过这样的婚姻形式，一名妇女可以有多个丈夫，这些丈夫往往是亲兄弟，但是现在这样的婚姻已经不再合法了。——译注
2. 据说是19世纪末、20世纪初美国伟大的心理学家詹姆斯，在一次睡梦中，也有传说是在服用了鸦片之类的毒品做试验时，脑中闪过一个他觉得非常有意义的想法，就随手写了下来，等清醒以后才发现写的是一首打油诗："Higamous hogamous, women are monogamous; hogamous higamous, men are polygamous."其中higamous和hogamous都是生造的词，没有什么意义，但是词尾gamous和一夫一妻制以及一夫多妻制的词尾是一样的，当然也是押韵的。——译注

长达9个月之久的有风险的艰巨的妊娠，因此她在选择性伴侣方面必须要善于识别。而对于男子来说，最佳的进化策略就是把他的基因传播得越广越好，因为每次好合对他说来都只要几分钟（甚至几秒钟，天哪）。这种行为方面的倾向不大可能是文化性的。不管怎样，正如我们都知道的那样，文化都是禁止或者尽量限制此类事，而不是鼓励。

另一方面，我们必须小心不要把这种"进化心理学"的论点引申太远。不能只是因为某个特性具有普遍性，也就是说，在所有的文化 [184] 中都有，其中也包括一些从来没有过交往的文化都有，由此就得出结论说这些特性是由遗传决定的。例如，我们所知道的几乎每一种文化都有某种形式的烹饪，不管这种烹饪有多么原始（是的，甚至英国人也有他们的烹饪）。[1] 但是没有人会由此认为在脑中有一个通过自然选择产生出来的烹饪基因决定的烹饪模块。烹饪的本领几乎可以肯定说是由许多别的相关技巧衍生出来的，这些技巧包括灵敏的嗅感和味感，按照配方逐步去做的本领，还有很好的耐心。

那么宗教（或至少是对上帝和神灵的信仰）究竟是像烹饪那样，文化因素在其中起主导作用的呢？还是更像一夫多妻制那样似乎有很强的遗传基础的现象？进化心理学家怎么来解释宗教的起源呢？有一种可能性是人们有一种普遍的倾向要寻求某些有权威的人物，由此产生有组织的教会（priesthood），参加宗教仪式、唱歌跳舞、献祭仪式，并遵守道德准则，也就是鼓励守规矩的行为和对自己所在的社群或是"家族"（有共同基因的人）的稳定性做出贡献。因此有利于培

---

1. 正宗英国菜的款式比较少，其中最著名的菜可能就是炸鱼和薯条了。英国菜常常因其简单和不善烹饪而受到嘲笑。——译注

养守规矩习惯的基因就会兴盛和增殖，而没有这种基因的人就会因为他们离经叛道的行为而受到排斥和处罚。也许要想保证这种稳定性和守规矩的最方便的方法就是信仰某个掌控我们命运的超越人世而高高在上的权威。无怪乎颞叶癫痫病人会体验到全能感和崇高感，就好像在说："我就是上帝选定的那个人，我有责任和权利向芸芸众生传达上帝的意志。"

无可否认，这一论点即使从很不严格的进化心理学的表征来说也只是猜测性的。但是不管您信不信有宗教信仰的"基因"，有一点是很清楚的，这就是颞叶的某个部分比起脑的其他任何部分来说，在产生宗教体验方面都要发挥更为直接的作用。如果可以根据珀辛格医生的个人体验来作判断，那么不仅是对癫痫病人，就是对你我来说也是如此。

我要赶紧补充一句话，那就是当讲到病人时，他们身上发生的不管什么变化都是真有其事，有时甚至还是他们所需要的，但是医生没有权利为他们个性上这种神秘的虚构出来的种种细节贴上价值的标签。人们是根据什么来判定某种神秘的体验究竟是正常，还是异常的？人们通常容易把"不寻常"或"少有"等同于不正常，但是这在逻辑上是说不通的。天才很少有，但这是一种非常有价值的特性；牙齿蛀蚀是很普通的事，但是显然谁都不希望有。虚构出来的体验该属于这两类中的哪一类呢？为什么显示出来的这种超自然体验的真理无论从哪种意义上来说，就该比我们这些科学家所研究的更普通的真理要"低人一等"呢？说真的，如果您真的想要一下子就得出这个结论，那么请记住您也可以用颞叶和宗教有关的同样证据来支持存在上帝的说法，而不是否定这一说法。可以做这样的类比，请想一下这样的事实，也就是绝大多数动物都没有色觉所需要的感受器或是神经结构。只有少数动物才有，那么您会不会想由此得出并不真有颜色的结论呢？显然不是，但是如果对这个问题的回答是否定的话，那么为什么就不能把这一论点用到有没有上帝的问题上去呢？或许只有"上帝的选民"才有所需要的神经联结。（不管怎么说，"上帝总是以神秘莫测的方式工作的。"）换句话说，作为一名科学家，我的目的是去揭示脑中是如何和为什么会产生宗教感的，但是这一点也不牵涉是不是真有上帝的问题。

因此关于为什么颞叶癫痫病人会有这种体验，我们就有了若干种彼此竞争的假设了。尽管所有这些理论用到的都是同一些神经结构，它们提出的却是很不一样的各种机制，如果能找出一种方法来把它们一一加以区分，那就太好了。有一种想法认为这种激发不加区分地加强了从颞叶皮层到杏仁体的所有通路，这种想法可以通过直接测量病人的皮肤电反应来加以研究。通常辨识对象的脑区是颞叶的视区。而其情绪上的重要性（这是一张友善的脸还是一头凶猛的狮子？）则是由杏仁体发出信号，并传输到边缘系统，这样就唤起了您的情绪反应并开始出汗。但是如果这种激发强化了这些通路中的所有联结，那么每件事都变得非常重要了。不管您看到的是什么东西，无论是一位无法形容的陌生人、一只椅子还是一只桌子都会强烈地激活边缘系统，并使您出汗。因此和你我不同，我们只在看到我们的妈妈、爸爸、配偶、狮子或是一声惊雷时才会增强GSR反应，而有颞叶癫痫的病人则对世界万物都有强的皮肤电反应。

为了检验这种可能性，我去找了两位同事，他们都是诊断和治疗癫痫的专家，一位是伊拉贵（Vincent Iragui）医生，另一位是泰科马（Evelyn Tecoma）医生。由于对"颞叶个性（temporal lobe personality）"的整个概念还有着激烈的争论（并不是每个人都同意这种个性在癫痫病人中见得更多），他们对我的想法很感兴趣。几天之后，他们找到了两位病人，这些病人表现出明显的这种综合征的"症状"：多写症、宗教倾向以及执著地总是谈论他们的感受以及宗教和玄学论题。他们会愿意作为志愿者参加一项实验吗？

两人都急切地愿意参加。这个实验可能是直接对宗教信仰所做的第一次科学实验，在这个实验中我让他们坐在舒适的椅子中，并在他们的双手上安置没有任何害处的电极。当一切都在计算机的屏幕前安排妥当以后，随机地显示给他们看各种各样的文字和图像，例如表示日常的无生命的物体的词汇（一只鞋子、花瓶、桌子等），熟悉的脸（父母、兄弟姐妹）、不熟悉的脸、唤起性欲的词汇和图画（色情杂志中的裸体美女），和性、极端的暴力和恐怖有关的四个字母的词汇（生吞活人的鳄鱼、自焚的男子）以及宗教词汇和标记（例如单词"上帝"）。

如果让你我去做这个实验，我们会对暴力的场景和明显地和性有关的词汇和图画表现出巨大的GSR，对熟人的脸表现出相当大的反应，而对其他类型的刺激通常什么反应都没有（除非您是一位鞋迷，在这种情况下您对鞋会有反应）。

那么这些病人的表现如何呢？激发假设预言对所有各类刺激都

会有同样大的反应。但是令我们吃惊的是我们发现做实验的这两位病人主要都只对宗教词汇和标记有很大的反应。他们对其他类型的刺激，包括和性有关的词汇和图画都没有什么反应，而后者在正常人身上都能激发出很大的反应。[xcvi]

因此结果表明并不是所有的联结都普遍增强了，事实上，如果说有什么不同的话，还有减少的呢。但是，相当令人惊奇的是对宗教性的词汇反应选择性地增大了。人们不禁会想到是否可以用这种技术作为某种"虔诚"指标，从而得以把对宗教只有一些皮毛了解的人或是宗教骗子（"隐秘的无神论者"）和真正的信徒区分开来。可以通过测量克里克的皮肤电反应把他的值作为这一指标尺度一头的绝对零值。[1]

我要强调指出并不是每个颞叶癫痫病人都会变得信仰宗教。在颞叶皮层和杏仁体之间有许多平行的神经联结。根据究竟牵涉的是哪条特定的联结线路，某些病人可能使他们的个性偏向其他方向，结果变得痴迷于写作、会话、争论哲学问题，或是很少有的是痴迷于性。很可能他们的GSR在对这些刺激而非对宗教标记的反应中会向上急剧升高，在我们实验室和其他实验室中都在对此进行研究。

187

---

1. 克里克在其自传体作品《狂热的追求》（*What Made Pursuit*）一书中关于自己对宗教的态度有这么一段回忆。他记得他的双亲的宗教信仰很一般，家里不做什么祈祷，虽然一般说来星期天早上全家也去教堂，但是并不那么虔诚。"我记不清究竟从什么时候开始，我失去了早期的宗教信仰。我想大约是在12岁时，肯定是在青春期开始之前。我也记不清是什么事情使我的观点发生了根本改变。…… 不管是什么原因，从那时起我就成了一个宗教上的怀疑论者，强烈地倾向于无神论。""我失去宗教信仰以及对科学兴趣的增长，对我后来的科学事业无疑具有重要影响。…… 我早就认识到，详细的科学知识会使宗教信仰站不住脚。关于地球实际年龄和化石记录的知识会任何一个智力正常的人不相信圣经中所说的、基督教徒信仰的一切。如果圣经中有一部分是明显荒谬的，那人们怎么能自然地接受其他部分呢？"［译文引自吕向东、唐孝威译（1994），《狂热的追求》，中国科学技术大学出版社］——译注

上帝是通过GSR机器直接向我们说话的吗？我们现在是不是有了一根直通天堂的热线了呢？不管究竟是什么原因使得增大了对宗教词汇和标记的反应，这一发现排除了我们所提出的对这些体验的种种解释中的一种解释：这些人之所以变得信教只是因为他们周围的一切都变得很突出和意味深长。与此相反，这一发现意味着只是对某类刺激（例如宗教性的词汇和标记）才选择性地增强了反应，而对诸如和性有关的其他类型的刺激反应在实际上减小了（这和有些这种病人报告说他们的性欲变弱了是一致的）。

那么这些发现是不是意味着颞叶中有些神经结构是专门负责宗教信仰的？癫痫过程是不是选择性地加强了它们？这是一个诱人的假设，但是其他假设也有可能。因为我们都知道，引起这些病人宗教狂热的变化可以发生在任何一处，而并不一定只限于颞叶。这种活动最后仍会一路传到边缘系统，而使您得出完全一样的结果，也就是对宗教图像的GSR增强了。因此一个强的GSR本身并不能保证颞叶就直接和宗教有关。[xcvii]

但是还有另一个实验可以一劳永逸地解决这个问题。这一实验利用了下面这一点，这就是当癫痫变得使病人严重丧失工作能力、危及生命和药石无效时，常常需要手术切除部分颞叶。因此我们可以问下面的问题：如果我们切除了病人的一块颞叶组织，那么病人的个性，特别是他的宗教倾向会发生什么变化？他习得的个性变化中有一些会不会发生"逆转"呢？他会不会突然失去了人神灵交的体验而变成一名无神论者或者一名不可知论者了呢？我们这样是不是做了某种"上帝切除术（Godectomy）"了呢？

　　我们还有待去做这样的研究，但是另一方面我们从我们的GSR实验里也早已学到了些东西，这就是癫痫发作永久性地改变了病人内心的精神生活，常常对他们的个性产生了很有趣而有高度选择性的扭曲。不管怎样说，我们很少在其他精神病失常中看到这样巨大的情绪剧变或是对宗教的痴迷。对癫痫病人所发生的变化的一种最为简单的解释是由于选择性地增强了某些联结而削弱了别的联结而永久地改变了颞叶回路，这样就使得病人的全部感情生活中产生了新的兴奋点和新的无动于衷之处。

188

　　那么，底线在哪里呢？从所有这一切中可以清楚地得到的一个结论是：人脑中有些回路是和宗教体验有关的，而这些回路在某些癫痫病人中变得超常地活跃。我们依然不知道这些回路是不是专门为宗教而进化出来的（进化心理学家可能就会这样认为），还是它们产生别的情绪，而宗教信仰则只不过是由这些情绪衍生出来的（虽然还不能解释为什么许多病人所持有的信仰会如此强烈）。因此要想表明脑中有一个可能由遗传决定的"上帝模块"，路还远着呢，但是对我说来令人感到兴奋的是，我们甚至可以开始科学地研究有关上帝和神灵的问题了。

> 于是我向喃喃而语的上帝本身呼喊，
> 问道："命运女神用什么灯来引导
> 　　　她的子民在黑暗中蹒跚而行？"
> 上帝答道："盲从！"
>
> 　　　　　　——《奥马尔·海亚姆四行诗选集》

　　对于我们在前几章中讨论过的许多问题：幻肢、忽略综合征和卡普格拉综合征，根据我们所做的实验，我们现在都有了合理的解释。但是一到要想寻找和宗教体验及上帝有关的中枢，我明白我已走进了神经病学中的"微明区（twilight zone）"。有关脑的有些问题非常神秘，就像难解之谜一样，以至于绝大多数严肃的科学家简直就羞于去接触这些问题，就好像在说："研究这些问题的时机还不成熟。"和"如果我开始这一探索，那我就成了傻瓜了。"但是正是这些问题才使我们为之神魂颠倒。当然，这些问题中最明显不过的一个就是宗教问题，这是一个典型的只有人才有的性质，但是这还只是有关人的本性的未解之谜之一。只有人才有的其他一些特性，例如我们有关音乐、数学、幽默和诗歌的能力又复如何呢？是什么使莫扎特能够在他的头脑里完成整部交响乐的作曲呢？或是像费马（Fermat）[1]或拉马努詹（Ramanujan）[2]那样不需经过一步步的形式证明就能"发现"无懈可击的猜想和定理又是怎么回事呢？而在像狄兰·托马斯（Dylan Thomas）[3]那样的人的脑中又发生了些什么呢？是什么让他写出使读者与他感情共鸣的诗歌呢？他们的这种创造力是不是只不过是上天授给我们每个人都有的能力的一种表现呢？令人啼笑皆非的是，解决

---

1. Pierre de Fermat（1601或1607 — 1665），法国律师和业余数学家。他已经有了当时还未为人所知的微积分的许多基本概念，他对数论、解析几何、概率论和光学方面都有贡献。最为著名的是1637年他写在一本算术书边上的一条定理注记，这条定理现在就称为费马大定理（Fermat's Last Theorem）。按照这条定理，没有一个大于2的整数能满足方程 $a^n + b^n = c^n$。他声称他已经得出证明了，只是由于书边太小了写不下。在以后的358年中无数的数学家企图证明这条定理，但是无一成功，一直到1995年才最终由怀尔斯（Adrew Wiles）给出了证明。这一定理在吉尼斯世界纪录中被称为最困难的数学问题之一。——译注
2. Srinivasa Ramanujan（1887 — 1920），自学成才的印度数学家。他几乎没有受到过纯数学的正规训练，远离当时世界上数学研究的中心，在相当隔绝的条件下独立地在数学分析、数论、无穷级数等方面都做出了巨大的贡献，英国大数学家哈代（G. H. Hardy）把他称为是可以和欧拉、高斯比肩的大数学家。——译注
3. Dylan Marlais Thomas（1914 — 1953），威尔士诗人和作家。十几岁时就开始发表作品，1934年发表了他的成名作 Light breaks where no sun shines，一举成名。——译注

这些问题的线索来自一种称为"白痴低智特才综合征"[或者用一种 ¹⁸⁹ 策略上更好一点的表述"低智特才综合征(savant syndrome)"]的奇怪情形。这些人(弱智而又在某一方面极有天赋)给了我们宝贵的机会去洞察人类本性的进化,这一问题使19世纪的一些最伟大的科学家为之神魂颠倒。

维多利亚时代¹见证了两位杰出的生物学家达尔文和华莱士(Alfred Russel Wallace)之间激烈的学术争论。达尔文的名字当然是家喻户晓的。所有人都把发现自然选择是生物进化的主要驱动力的理论归功于他。可惜的是,除了生物学家和科学史家之外,几乎没有什么人知道华莱士,尽管他也是一位同样杰出的学者,并且独立地得出了同样的思想。事实上,第一篇有关自然选择进化的科学论文就是由达尔文和华莱士共同署名的,并由胡克(Joseph Hooker)在1850年进呈给林奈学会(Linnean Society)²。不像现在的许多科学家为了争夺优先权而争吵不休,他们高兴地承认对方的贡献,华莱士甚至写了一本名为《达尔文主义》(Darwinism)的书以宣传他称之为"达尔文的"有关自然选择的理论。达尔文在听说了这本书之后,他的反应是:"请您不要讲什么达尔文主义,因为这同样可以称为华莱士主义。"

那么这一理论究竟讲了些什么呢?它有三个内容:^{xcviii}

1.因为后代的数目超过了现有资源所能供养的范围,

因此在自然界中必定不断地进行着生存斗争。

　　2.对每个物种来说，没有两个个体是一模一样的（除了同卵双胞胎这种极少的例外）。事实上由于在细胞分裂时所发生的基因随机洗牌（shuffling），总会在体形上发生某些随机变异，尽管这种变异可能很小，这种洗牌保证了后代之间彼此有所不同，和其双亲也有所不同，因此就为进化变化增加了可供选择的范围。

　　3.那些有利的基因组合使个体略微更能适应特定的当地环境，这种组合在群体中就会增多和传播开来，因为它们增加了这些个体存活和繁殖的机会。

达尔文相信他的自然选择原理不仅能够解释为什么会产生像手指或鼻子这样的形态特性，而且也能解释脑的结构和由此而来的智力。换句话说，自然选择可以解释我们在音乐、艺术、文学和别的人类智力成就方面的天赋。华莱士对此表示不能苟同。他承认达尔文原理也许可以解释手指、脚趾，或许甚至还可以解释某些比较简单的智力特性，但是像数学和音乐天赋这样的某些精妙绝伦的人类能力不大可能单靠运气盲目产生。

但是为什么就不可能呢？按照华莱士的看法，人脑的进化遇到了一个新的同样强有力的力量，这就是文化。他认为一旦出现了文化、语言和书写，人的进化就变成了拉马克式（Lamarckian）[1]的了，这也

---

1. Jean-Baptiste Pierre Antoine de Monet，Chevalier de Lamarck（1744—1829），通常人们把他的名字简称为拉马克，是一位法国的博物学家，也是进化观念的先驱。他提出了"获得性的遗传理论（theory of inheritance of acquired characteristics）"，这一理论也常被称为软遗传（soft inheritance）、拉马克主义（Lamarckism）或用进废退理论（use/disuse theory）。——译注

就是说，您可以把您一生积累起来的智慧流传给您的后代。这些后代要比没有受过教育的后代聪明得多，这并不是因为您的基因发生了变化，而只是因为您的脑把这种知识（采取文化的形式）传给了您孩子的脑。就这样，脑和文化是共生的，这两者就像寄居蟹和它的壳，或者有核细胞和它的线粒体一样互相依存。在拉马克看来，文化推动了人的进化，使我们绝对地在动物界独树一帜。他说道，我们是唯一的一种心智要远比其他任何身体器官重要得多的动物，心智由于我们所称的"文化"而显得极为重要，这一切不是太神奇了吗，更有甚者，我们的脑在实际上还帮助我们免于进一步的特异化。[xcix]绝大多数生物的进化都是在它们生存于一个新的环境小生境中时变得越来越特异化，不管是长颈鹿的长头颈还是蝙蝠的声呐都是如此。与此相反，人则进化出脑这样一个器官，它使我们得以回避特异化。我们可以生活在北极而无需像北极熊那样通过几百万年进化出一身皮毛，因为我们可以去杀了北极熊，拿过它的皮毛裹在自己身上。以后我们还可以把它传诸子孙。

华莱士反对"莫扎特的天赋只是盲目地碰巧产生的"的第二个论点是和或许可以称之为"潜在智能（potential intelligence）"的能力（这个术语是格雷戈里采用的）有关的。比如说吧，假定您从当代的一个原始社会中带出一位没有受过教育的年轻部族居民（或者甚至用一台时间机器去找到一位克罗马努人[1]），然后让他在里约、纽约或东京的一所现代化的公立学校里接受教育。当然他会和生长在这些城市中的其他孩子没有什么差别。按照华莱士的看法，这说明这位部族

---

1. 1868年在法国南部克罗马努山洞中发现的一种旧石器时代晚期的新人。——译注

居民或是克罗马努人具有潜在智能，这种智能远远超过了他在他的自然环境中可能需要的任何能力。可以把这类潜在智能和历程智能（kinetic intelligence）进行对比，后者是通过正规教育获得的。但是为什么竟然要进化出这样的潜在智能呢？它绝不会是为了在用英语进行教学的学校里学习拉丁文而产生的。它也不可能是为了学微积分而进化出来的，尽管几乎每一个真想努力学它的人都能掌握它。是什么样的选择压力产生了这种潜在的能力？自然选择只能解释生物实际表现出来的能力，而决解释不了潜在的能力。当某种能力有用并帮助存活，这种能力就会传给下一代。但是究竟是什么才会产生一种为了潜在的数学能力的基因呢？给没有受过教育的人这种能力有什么好处呢？这看起来好像太过分了。

华莱士写道："哪怕是词汇贫乏的低等野蛮土著（也有）能力发出各种不同的发音清晰的声音，并且能够对这些声音做几乎是无限的调制和变调，这些能力从各方面来说都不输于高等（欧洲）人种。因此一种能力是远在其所有者真的需要它之前就已经有了。"而对于像数学或音乐天赋这样神奇的其他的人的能力不但也可以应用同一论点，甚至说服力更强。

难就难在这儿。一种能力是远在其所有者真的需要它之前就已经有了，但是我们知道进化并不能预见！这个例子说明进化似乎有了预存的知识（foreknowledge）。这怎么可能呢？

华莱士竭尽全力想解开这一难题。对只有人才有的数学技巧的潜在改善怎么会影响到一个有这种潜能的种族存活了下来，而另一个没有这种潜能的种族则灭绝了呢？华莱士写道："当代的作家都承认人的历史很久远，同时他们中的大多数人又坚持智力是最近才发展起来的，他们没有仔细想一下史前时期的人也可能有和我们同样的智力，这多少有点奇怪。"

但是我们知道这些史前时期的人确实如此。尼安德特人[1]和克罗马努人的颅容量实际上比我们的还要大，因此如果说他们的潜在智能可能和现代人（智人，Homo sapiens）一样大甚至还要大并非不可想象。

因此史前脑的这些惊人潜力怎么可能仅仅在最近的一千年里才得以实现呢？华莱士的回答是：这是上帝做的！"一定有更高的智能在指导着发展出人本性的过程"。因此人的荣耀只是"神的荣耀（divine grace）"在人世间的体现。

这一点正是华莱士和达尔文分道扬镳之处，达尔文坚定地坚持自然选择是进化的基本动力，并可以解释为什么甚至会产生最神奇的智力特性，而无需借助上帝之手。

现代的生物学家如何来解决华莱士的悖论呢？他们可能会说像音乐和数学这样神奇和"高级"的人的特性是通常所称的"一般性智能（general intelligence）"的具体表现，而一般性智能本身则是在过去的三百万年里脑在大小和复杂性方面爆炸性"失控（runaway）"的 192

1.旧石器时代中期的古人类分枝，其化石分布于欧洲、北非、西亚和中亚，最初发现于德国杜塞尔多夫附近的尼安德特河流域的洞穴中，故得名。——译注

结果。[c]他们进一步认为由于一般性智能的进化，因此人们得以交流，狩猎猎物，把食物储藏在粮仓中，参与精心设计的社交仪式并做人们喜欢并且有助于其生存的无数事情。但是一旦有了这种智能，您就可以用它来做其他各种事，例如微积分、音乐和设计科学仪器以拓展我们的感官能力。让我们用一个类比来说明问题，请想一下人的手吧：尽管手的惊人的多才多艺的能力是从握树枝进化出来的，但是现在我们可以用手来计数、写诗、轻轻摇动摇篮、挥动权杖和操纵皮影戏。

但是当问题牵涉心智的时候，这一论点在我看来没有太大意义。我并不是讲这一论点就是错了，但是那种认为用矛刺羚羊的能力不知道怎么一来就变得用于计算微积分多少令人觉得可疑。我想提出另外一种解释，为此我们不仅要回到以前提到过的低智特才综合征的问题，还要牵涉在正常人群中不时会偶然出现某个天才的这样更为一般性的问题。

"低智特才"指的是其智力或者说一般性智能极度低下，然而在某些孤立的方面却有惊人天赋的人。例如，在记录中有些低智特才的智商低于50，在正常社会里几乎什么事都不会做，但是他们却能轻而易举地产生8位数的素数，他们的这种技能令绝大多数终身数学教授都望尘莫及。有位低智特才能在几秒钟里就算出6位数的立方根，并且在几秒钟里把数8 388 628连续翻倍24次，算得结果140 737 488 355 328。这种人给出了活生生的例子说明那种认为专才只不过是聪明地运用了一般性智能的说法是不对的。[ci]

在艺术和音乐领域中会不时地冒出一些低智特才，他们的天才使一代又一代的听众和观众为之惊诧和倾倒。萨克斯描写过一位名叫汤姆（Tom）的13岁男孩，他是一位盲人，甚至不会系自己的鞋带。虽然从来也没有人教过他音乐，也没有受过这方面的教育，他却仅仅靠听别人弹钢琴而学会了演奏。当他听人唱咏叹调和圣歌就立刻理解了，并且不管是哪一段乐曲，他第一次试弹就能和积年老手弹得一样好。他的最令人目瞪口呆的绝技之一是可以同时演奏三段音乐。他用一只手演奏《渔夫角笛舞》（Fisher's Horn Pipe），另一只手弹《扬基歌》（Yankee Doodle Dandy）[1]，而在同时则口唱《迪克西》（Dixie）[2]。他还能 193 够背对键盘弹钢琴，他反手在琴键上上下翻飞。汤姆也自己作曲，但是正如一位同时代的观察者所言："当要他演奏时，他看上去就好像有一位下意识的代理人在动作，而他的内心则是一个空的接收器，大自然把许多珍宝储藏在内，高兴时就拿了出来。"

纳迪亚（Nadia）的智商在60到70之间，她是一位艺术天才。在她6岁时就表现出严重的自闭症的一切证候：墨守成规的行为、不和他人打交道以及寡言少语。她几乎不会把两个词连在一起。但是从很小的时候起，纳迪亚就会把她周围的人、马，甚至复杂的视觉场景栩栩如生地画出来，完全不像她的同龄儿童那样画那种幼稚涂鸦。她的素描非常生动，好像就要从画布上跳将出来，她的画作可以挂到麦迪逊大街（Madison Avenue）[3] 的任何画廊里而毫不逊色（图9.2）。

---

1. 早在美国革命以前，《扬基歌》的曲调和歌词的某些段落就已经流行。英军曾唱《扬基歌》来嘲笑当时北美殖民地的人民。歌词的早期版本是嘲笑这些殖民地居民的勇气以及他们粗俗的衣着和举止。"Yankee"是对新英格兰土包子的轻蔑之词，而"Doodle"的意思即蠢货或傻瓜。然而，在美国革命期间，美军却采用《扬基歌》作为他们自己的歌，以表明他们对自己朴素、家纺的衣着和毫不矫揉造作的举止感到自豪。歌词有许多不同版本。多年来，这首歌一直被当作非正式的国歌，而且是人们最喜欢的儿歌。——译注
2.《迪克西》是美国19世纪的一首著名歌曲，南北战争时曾是南方邦联的国歌。——译注
3. 纽约最高档的繁华大街之一。——译注

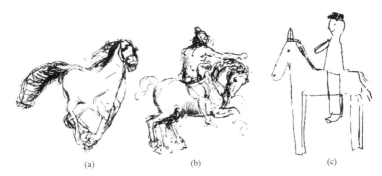

(a)　　　　　　　　　　　　(b)　　　　　　　　　　　　(c)

图9.2　（a）纳迪亚画的马，这位患有自闭症的低智特才当时只有5岁。（b）达·芬奇画的马。（c）一个正常的8岁小孩画的马。请注意纳迪亚的画要比正常的8岁大的孩子画的马好得多，几乎和达·芬奇的马一样好（或许还要更好一些！）。（a）和（c）由塞尔夫（Lorna Selfe）根据纳迪亚重印，慨蒙 **Academic Press（New York）** 的允许

还有些低智特才具有不可思议的特殊天赋。有一个男孩可以不用看任何钟表就告诉您是什么时候，甚至精确到秒。他甚至在睡着时也能如此，有时他会在睡梦中喃喃说出确切的时间。他头脑里的"钟表"就像劳力士一样精确。另一个人可以在20英尺外正确地估计出一个物体的宽度。您或我会讲出一个大概的数字。而她则会说："那块石头的宽度正好是2英尺11英寸又四分之三。"而她是对的。

这些例子表明种种神奇的特殊天赋并不是自发地从一般性智能中产生出来的，因为如果真是如此的话，那么一个"白痴"怎么会表现出这些天赋呢？

要说明这一点，我们不一定非得求助于低智特才的极端病例，因为在每个有天赋的人或每个天才身上都有这种综合征的某些因素。和流行的错误观念相反，"天才"并不是超人智能的同义语。我有幸认识的绝大多数天才比起他们自己愿意承认的程度都更像白痴低智特

才，他们在某些方面极具天赋，而在别的方面则很普通。

请听一下为人津津乐道的印度数学天才拉马努詹（Ramanujan）的故事吧，在19世纪和20世纪之交，他在马德拉斯（Madras）海港当一名伙计，该地离我的出生地只有几英里之遥。他只进过初中，而在学习期间他的所有课程的成绩都很差，他也没有受到过高等数学的正规教育。但是他在数学方面极具天赋，并且对数学如痴如醉。他穷到买不起纸，他在没人要的废信封上涂写他的数学方程式，在他22岁之前就发现了若干新的定理。因为他不认得任何印度的数论专家，[194]他决定把他的发现和国外的一些数学家进行讨论，其中也包括英国剑桥的数学家。哈代（G. H. Hardy）是当时世界上顶级的数论专家，他也收到了拉马努詹的涂鸦，并且当即认为他是一个狂人。在看了一眼以后，他就打网球去了。但是在打网球时，他怎么也丢不开拉马努詹的方程。他在脑子里一直看到那些数字。哈代后来写道："我从来也没有看到过哪怕是一点点像这样的东西，它们一定是对的，因为没有人会想到这么做。"因此他立刻回去核查写在信封背面的一些艰深方程是不是对，他发现绝大多数都是对的，他立刻给他的同事利特尔伍德（J. E. Littlewood）发了一个短笺，后者也看了一遍手稿。两位学术泰斗很快就认识到拉马努詹很可能是有最高水平的一位天才。他们邀请他来剑桥，并在那儿工作多年，他的贡献在原创性和重要性方面最终都超过了他们。

我讲这个故事是因为假定您外出和拉马努詹共进晚餐，您会觉得他没有什么与众不同之处。他除了数学技能超乎寻常（有人说这几乎是超自然的）之外，他就像其他任何人一样。如果数学能力也只是一

195 般性智能的功能之一，也是脑从总体上来说变得更大也更好的结果，那么更有智力的人应该在数学方面也更好，反之亦然。但是假定您真的见到拉马努詹，您就会知道事实并非如此。

那么答案何在呢？拉马努詹自己的"解释"对我们没有多大帮助，他说是主管乡村的女神纳玛吉莉（Goddess Namagiri）在他的睡梦中悄悄地告诉他所有那些方程的。但是我可以想到还有两种可能性。

第一种不那么靠谱的观点是，一般性智能确实就是许许多多不同的智力特性，这些特性各有其基因，而这些特性自身又影响到彼此的表达。因为在群体中基因随机地组合起来，不时您会碰巧得到一些优良的特性组合，比如说栩栩如生的视觉想象力和出色的数字技能组合了起来，这种"洗牌"就会产生出各种各样意料之外的相互作用。这样就产生出了非同寻常的我们称为天才的天赋，例如爱因斯坦能"看到"他的方程的才能，或是莫扎特能不只是听到而且还能看到他的音乐作曲就在他的心灵之眼前面徐徐展开。这种天才之所以很少，只是因为这种幸运的基因组合很少。

但是这个论点有一个问题。如果天才是基因碰巧组合的结果，那么怎么来解释像纳迪亚和汤姆的天赋？要知道他们的一般性智能非常差。（事实上，自闭症低智特才的社交技能甚至还不如倭黑猩猩。）此外也很难明白为什么在低智特才中有这种独特的天赋的人实际上比普通群体中更普遍，要知道不管怎么说，普通群体在每代中都有大量健康的特性可以洗牌。[在患有自闭症的孩子中10％有极棒的特才（pitch），而在一般人群中这个比例只占到1％～2％。]

此外，这种个体的这些才能还必得要很精确地环环相扣，而且这种相互作用还要使其结果非常优秀而不荒唐，这种观点之所以不大可能，就正像说一群蠢人聚在一起会产生出艺术或是科学天才的作品一样。

这就给了我第二种解释，以说明一般情况下的天才问题和特殊情况下的低智特才综合征问题。一个连系鞋带和正常会话都不会的人怎么会计算素数呢？其答案可能就藏在左半球一个称为角状回的区域里，当角状回受到损伤时，就会使病人不会做简单的计算，例如从100中减去7（例如就像第1章中所讲到的那位空军飞行员比尔，他不会做减法）。但是这并不就意味着左角状回就是脑中的数学模块，虽然公正地说，我们应该承认这一结构在数学计算中起着十分重要的作用，而对语言、工作记忆或是视觉来说却并不十分重要。您解决数学问题时似乎确实需要左角状回。 196

请考虑下列可能性：低智特才在出生前或刚出生后不久脑部就受到了损伤。那么他们的脑会不会就像在幻肢病人中所见到的那样发生了某种形式的映射重组呢？出生前或刚出生后的损伤会不会引起非同寻常的重新接线呢？在一些低智特才中，由于某种还不清楚的原因，脑的某一部分可能接收到比一般情况下要多的输入或是其他等效刺激而变得更为稠密也更大，比如说有一个更大的角状回。这对数学才能会产生什么后果呢？这会不会就此造就了一个能产生8位数的素数的孩子呢？坦白地讲，我们现在对于一群神经元如何进行这种抽象运算还不知道，因此也很难预测这种变化可能会产生什么样的后果。角状回的大小翻倍很可能不只是使数学才能翻倍，而是作对数[1]或成百倍地增大。您可以想象脑体积的这种简单然而是"异常"的增大会引起天赋的爆炸性加强。对于绘画、音乐、语言，实际上对人的任何才能都可以适用上述同一论点。[cii]

这一论点有点怪，坦白讲纯属猜测之词，不过它至少是可以加以检验的。一位数学低智特才应该有一个大的或是超复杂的左角状回，而一位艺术低智特才则可能有一个超大或超复杂的右角状回。就我所知，这样的实验还从来没有人做过，尽管我们确实知道损伤了角状回所在的右顶叶皮层会大大破坏艺术技能（正如损伤左角状回会影响到计算能力一样）。

用同样的论点也可以解释在正常人群中会偶尔出现天才或异乎寻常的天赋，或是回答下列这个特别使人伤透脑筋的问题：这种能力在进化中第一次是怎么会偶然出现的？可能当脑达到了某个临界的质量，一些并非由自然选择特殊选定的、新的、出乎预料的才能和性质涌现了出来。或许脑是为了某些别的有更明显的适应性理由，例如扔长矛、说话或是定向，不得不变大，而要达到这个目的最简单的途径就是增加一或两种和生长有关的激素或成形素（morphogens）（改变发育中生物体大小和形状的基因）。但是因为这种基于激素或是成形素的急剧增长不可能选择性地只增大某些部分的大小，而对其他部分弃置不管，其额外收获就是脑整个都增大了，其中也包括大得多的角状回，和随之而来的数学能力的成十倍以至成百倍的增强。请注

---

1. 怀疑为"指数"之误，因为按照上下文看，作者强调的是角状回的增大会引起数学才能不成比例的大幅增强，如果是按对数增大的话反而比按比例增大小了。——译注

意，这一论点和下列广为人接受的信念有很大的区别：您先是发展起某种非常"普遍性"的能力，然后把这种能力用之于某种特殊的技巧上。[197]

把这一猜测往前更推进一步，是不是有下列可能性：人发现这种神奇的才能，不管是音乐、诗歌、绘画还是数学，都对异性有吸引力，因为这些都可以作为某种外部标记，显示该主体有一个巨大的脑。这就像孔雀的巨大而灿烂的尾巴或是雄象的雄伟的长牙，这些都是对这些动物健康情况的"货真价实的宣传（truth in advertising）"，因此人低吟一曲或写下十四行诗可能都标志着有个高超的脑（"货真价实的宣传"在择偶中可能起主要作用。道金斯确实半认真地说过，男人勃起的大小和力度可能是他总的健康情况的标志。）

沿这条思路推下去可以得出一些很吸引人的可能性。例如您或许可以向人胚胎的脑或新生儿的脑中注射激素或成形素以试试是否能人为地增大脑的大小。这样做的结果会不会产生一种有超人天赋的天才种族呢？无需多讲，在人身上做这样的实验是违反伦理的，但是某个邪恶的天才可能会禁不住诱惑而在大猩猩身上试试这种实验。如果真的这样做了的话，[1] 那么您会不会在这些猿猴中看到突然出现了有异乎寻常智力的天才呢？您是否有可能通过把遗传工程、激素介入（hormonal intervention）和人工选择结合起来加速类人猿的进化呢？

我有关低智特才的基本论点，即脑的某些特异化的区域可能以其他脑区为代价而增大，最后有可能证明是对的或者错了。但是即使

---

1. 原文为"Is so"，疑为"If so"之误，今按"If so"翻译。——译注

这是对的话，也必须牢牢记住没有一个低智特才会成为毕加索第二或爱因斯坦第二。要想成为一个真正的天才，您还需要一些其他的能力，而不只是某个孤立的天赋。绝大多数低智特才并不真正具有创造性。如果您看一下纳迪亚的画作，您在其中确实能看到有艺术的创造力。[ciii] 但是在数学和音乐方面的低智特才中并没有这种例子。这里似乎缺失了一种难于用言语表达的品质，这就是所谓的创造性，正是创造性才是人之所以为人的实质所在。有些人断言创造性就是把看上去风马牛不相及的思想随机地联系起来，但是这肯定还不够。大家都听说过猴子有一台打字机最终也能打出莎士比亚剧本的说法，但是这只猴子在得以打出单个有意思的句子之前，它需要有一百万倍长的寿命，更不要说打出一首十四行诗或是一个剧本了。

不久之前当我告诉一位同事我对创造性很感兴趣时，他重复了那种认为我们只是把种种想法乱放在脑袋里，从而产生种种随机组合，直到最后产生出一种令人满意的想法的陈词滥调。因此我就故意为难他，要他通过把某些词和想法乱放在一起，提出一种形象的隐喻来表明"把事物推到荒谬的极端"或"做过头"。他抓了抓头，想了半个小时以后，承认还是想不出只属于他自己的隐喻（我要补充一句，他的文字智商很高）。我向他指出莎士比亚在一句单句里就一下子写下了5个这种隐喻：

> 只不过是给纯金镀金，给睡莲涂粉，给紫罗兰添香，
>
> 给冰面磨光，给霓虹敷彩……是一种浪费，是可笑的多余。[1]

---

1. 译文引自孙法理译《约翰王》第四幕第二场，载译林版《莎士比亚全集》第三卷（史剧卷一上）。——译注

这听上去有多简单。但是莎士比亚怎么会想到这些，而别人却想不出来？我们每个人都可以随心所欲地说出这些词来。这里也没有什么复杂的或是神奇莫测的思想。事实上，一旦说了出来，它就像水晶般清楚，并使我们普遍都有那种"为什么我就想不到？"这样最为美丽而有创造性的想法。但是你我都绝不能靠搜索脑子里所有的词汇并把它们随机地组合在一起就提出同样华美的隐喻。这里缺少的是天才的创造性火花，这种才能直到今天对我们来说还是一个谜，正像当年华莱士百思不得其解一样，也难怪他被迫乞灵于神的干预。

第 10 章
狂笑到死的女人

上帝是一位在怕笑的观众面前演出的喜剧演员。

—— 尼采（Friedrich Nietzsche）[1]

上帝是一位不高明的门外汉（hacker）。

—— 克里克

1931年的一天早上，伦敦的一位25岁的水暖工威利·安德森（Willy Anderson），身穿一套新的黑色礼服、干净的白衬衣和一双从他兄弟处借来的高级皮鞋，参加他母亲的葬礼。他深爱他的母亲，人们可以明显地看出他的悲痛。家庭人员流着泪彼此拥抱，在一所教堂里静坐了一个小时进行悼念仪式，教堂里既热又闷。最后威利（Willy）走出教堂，墓地里冷飕飕的空气使他如释重负，他和其他的家人和朋友一起低着头。但是就在掘墓人开始用绳索把他母亲的棺木沉入墓穴的时候，威利开始笑了起来。开始是一阵压低了的噗哧笑声，后来却变成了咯咯傻笑。威利把头垂得更低，把他的脸颊埋到衬衣领

---

1. Friedrich Nietzsche（1844—1900），德国哲学家、诗人，唯意志论的主要代表，创立"权力意志说"和"超人哲学"。主要著作有《悲剧的诞生》《查拉图斯特拉如是说》《权力意志》等。——译注

子里，他把右手举到嘴边想阻止这礼仪不容的欢笑。但是这并不管用。不由自主并且使他窘困异常的是，他开始高声大笑，笑声一阵复一阵，直到他笑弯了腰。当这位年轻人蹒跚地后退，绝望地想找一条退路时，葬礼上的每个人都目瞪口呆。他弯着腰退走，好像在恳求大家原谅他那不绝的笑声。参加追悼的人可以听到他在墓地远处的笑声，他的笑声在墓碑之间回荡。

那天傍晚，威利的堂兄弟带他去看医生。尽管笑声在几个小时之后终于平息了下来，但是因为这不合时宜的笑声是如此莫名其妙和令人目瞪口呆，每个家庭成员都觉得他应当去看急诊。那晚的值班医生 A. 克拉克（Astley Clark）检查了威利的瞳孔和生命体征[1]。两天之后，一位护士发现威利躺在床上失去了意识，他得了严重的蛛网膜下出血，他再也没有恢复意识而就这样死去了。尸检发现在他脑基部的动脉上有一个很大的动脉瘤破裂了，这一动脉瘤曾经压迫了下丘脑、乳头体和脑基部的其他结构。

然后再来讲一位费拉德尔菲亚的58岁的图书馆员露丝·格里诺（Ruth Greenough）吧。虽然她得过一次轻度的中风，她还是能让她那小小的分馆运转正常。但是在1936年的一天早上，露丝突然产生剧烈的头疼，不过几秒钟她就两眼上翻，并且禁不住大笑起来。她开始笑得全身发抖而且停不下来。她很快地一下接一下地吐气，露丝的脑变得缺氧，她大汗淋漓，不时地把手伸向咽喉就好像给噎住了一样。没有哪一种办法可以使她停止狂笑，甚至医生给她注射吗啡都不管

---

1. 一般指脉搏、呼吸、体温、血压等。——译注

用。狂笑一直延续了一个半小时。在整个这段时间里，露丝的双眼一直上翻并且睁得很大。她意识清醒，也能执行医生的许多指令，但是连一个词也说不出来。到了一个半小时的末了，露丝躺倒在地完全筋疲力尽了。她还在笑，但是已经没有了声音，差不多只表露出一脸怪相。突然间她陷入昏迷，又经过了 24 小时露丝就死了。我可以毫不夸张地说她真的是笑死了。尸检发现她脑中央的一个腔体（称为第三脑室）中充满了鲜血。她丘脑底部大出血并压迫了邻近的几个结构。英国神经病学家马丁（Purdon Martin）医生介绍了露丝的病例，他说道："这种笑其实并非真笑，它只是在那个时候模仿了笑的样子，但是这是一种最拙劣可笑的模仿，病人被迫去笑，就好像是对自己噩运的一种凶兆。" civ

更近的一个案例是英国杂志《自然》（Nature）上的一篇报道，这
201 篇报道讲的是外科手术时电刺激脑引起发笑的一个近代病例。这位病人是一个名叫苏珊（Susan）的 15 岁女孩，她是因为癫痫药石无效才动的手术。医生们希望切除她发作的病灶组织，并对其邻近区域进行检查以保证他们不会破坏任何特别重要的功能。当医生刺激到苏珊的辅助运动皮层时（接近额叶中接收来自脑的情绪中枢输入的一个区域），他看到一个出乎意料的反应。苏珊就在手术台上开始无法控制地笑了起来（她在这整个过程中是清醒的）。特别令人奇怪的是，她把她的发笑归因于她所看到的在她周围的一切，其中包括一匹马的图画，她还补充说站在她旁边的人看上去都滑稽透顶。关于医生们，她是这么说的："你们这些人站在边上有多么可笑啊。" cv

·

像威利和露丝那样病理的笑是罕见的，在医学文献中报道过的病

例也就只有几十例而已。但是当你把它们搜集在一起的时候，你立刻就可以看到一个惊人的事实：使得病人咯咯傻笑不止的那种不正常的活动或是损伤几乎总是位于边缘系统的一些部分，这些结构包括下丘脑、乳头体和扣带回，这些结构都和情绪有关（参阅图8.1）。鉴于笑的复杂性及其在文化方面的深意，我觉得相当小的那么一串脑结构（某种"笑回路"）就决定了这种现象，这是非常令人感兴趣的。

但是确定这种回路的部位并不能告诉我们为什么要笑，或者说笑的生物学功能可能是什么。（你绝不可以说因为笑使你感到愉快所以就进化出了笑，这样说就成了一种循环的论点，这就像说之所以要有性，就是因为性使你感到愉快一样。反过来应该说性使你感到愉快是因为它促使你传播你的基因。）追问为什么会进化出某种特性（不管是打哈欠、笑、哭或跳舞），这对于认识其生物学功能绝对是重要的，但是研究有脑损伤的病人的神经病学家却很少问这个问题。考虑到脑是由自然选择塑造而成的，就像肾、肝或胰腺等身体中的其他器官一样，这个问题真是令人惊奇。

幸运的是情况正在发生变化，这部分要归功于"进化心理学"，我在最后一章中还要提到这一新学科。[cvi] 这一饱受争议的领域的一个中心原则就是人行为中的许多突出的方面都是通过特异化模块（智力器官）介导的，而这些模块则是由自然选择特异化地塑造而成的。当我们更新世的祖先以小群在古代的热带草原中嬉戏追逐时，它们的脑 [202] 进化出处理其日常生活中要遇到的问题的解决方法，这些问题包括识别亲属、寻求健康的性伴侣或是避开有恶臭的食物。

举例来说，进化心理学家会争辩说您之所以讨厌粪便完全不是由于您双亲的教导，而大概是在您脑中早就布好了线的。因为粪便中可能含有传染病菌、寄生虫及其卵，那些有"讨厌粪便"基因的人形动物祖先存活了下来，并得以传宗接代，而那些没有这种基因的则被淘汰了（这和屎壳郎不一样，它们可能觉得粪便盛宴是挡不住的诱惑）。这一思想甚至还可以解释为什么传染有霍乱、沙门菌病或是志贺菌痢疾的粪便特别臭。[cvii]

进化心理学是那些易于使科学家两极化的学科之一。您要不是支持它就是激烈地反对它，在它背后总是有许多人为之摇旗呐喊或是发出一片不屑的嘘声，在人群中先天论者（基因决定一切）和经验论者（脑是白纸一张，其中的连线都是后来由环境决定的，其中也包括文化）旗鼓相当。但是最后证明真实的脑要远比这种头脑简单的两分法复杂得多。对脑的有些特性来说，而我就要说明笑也是其中之一，进化论观点十分重要并有助于解释为什么会存在特异化的笑回路。而对另一些特性来说，这样想纯属浪费时间〔正如我们在第 9 章中指出过的那样，那种认为可能有某种烹饪基因或是智力器官（mental organ）的想法是愚蠢的，尽管烹饪是人类普遍都有的一种本领〕。

比起其他任何一种学科来说，在进化心理学中，区分事实和想像之间的界线更容易模糊，而对绝大多数"进化心理学（evo-psych）"[1]的解释完全无法进行检验，则使得这个问题更是雪上加霜：您无法做一个实验去证明或证伪它们。人们提出的某些理论，例如我们有某些

---

1. 原书为 ev-psych，疑漏印了一个 o。——译注

遗传决定的机制帮助我们寻找会生育的配偶，或是妇女妊娠早期的呕吐保护胚胎免受食物中有害物质的毒害，这些都是很有见地的。而另一些想法则是荒谬而靠不住的。有一天下午我心血来潮，坐下来写一篇有关进化心理学的游戏文章，其目的只是为了惹恼我在这一领域中的同事。我想看看对于一般人都认为是起源于"文化"的人的行为的许多方面，用完全任意的、专门的、无法检验的进化论解释能够走多远。其结果是写了一篇讽刺性的题为《为什么男士更偏爱金发女郎？》的文章。出乎我的意料，当我把这篇信手拈来的随笔投寄给一份医学杂志之后，很快就被接受了。而使我更为惊奇的是，我的许多同事并没有觉得这篇文章有什么逗笑，对他们来说，这完全就像是煞有其事的论点，而不是一个玩笑。[cviii]（如果您觉得好奇的话，我在尾注中对此加以介绍。）

笑究竟是怎么回事呢？我们有没有可能提出一种进化论的解释呢？还是有关笑的真正意义永远会是一个谜？

如果有一位外星人行为学家来到地球上并观察我们人类，他可能会对我们行为的许多方面困惑不解，但是我敢打赌笑在这方面必定名列前茅。当他注意看人际交流时，他会注意到我们会不时地突然把手头正在做的事停下来，并对各种各样很不相同的情形报以一脸怪相和重复发出很响的声音。这种奇怪的行为究竟可能是起什么作用的呢？文化因素无疑会影响到幽默感和人们觉得什么事可笑，一般人认为英国人深通幽默之道，而据说德国人或瑞士人则很少觉得有什么事情是可笑的。但是即使这种说法当真的话，是不是所有的幽默依然可能有某种"深层结构"作为基础呢？这种现象在细节上因文化背景而异，并且也受到人是怎样养育起来的方式的影响，但是这并不意味着笑就没有遗传决定的机制，这是各种各样形式幽默的共同基础。事实上，有许多人认为这种机制是确实存在的，有关幽默和笑的生物学起源的理论有很长的历史，一直可以追溯到叔本华（Schopenhauer）[1] 和康德这样两位极少幽默感的德国哲学家。

请听一下下面两个笑话。（不足为奇，很难找到不带有种族主义、性别歧视之类的例子。经过一番努力我找到了一个不带这种歧视的例子，而另一个则不是。）

有一个人坐在加利福尼亚的一个卡车加油站的饮食店里用午餐，突然有一只大熊猫走了进来，并要了一份汉堡包加薯条，再要了一杯巧克力奶昔。大熊猫坐了下来，把食物吃了（eats），然后站了起来，开枪射击（shoots）其他的顾客，扬长而去（leaves）。这个人吓坏了，但是服务员看上去完全不为所动。这位顾客问道："他妈的这是怎么回事呀？"服务员答道："喔，这个么，这没有什么好大惊小怪的，只要查查词典里关于大熊猫是怎么说的就知道了。"因此这个人就到图书馆里借了本词典查"大熊猫"这一条目，词典里是这么说的："一种大的毛色为黑和白的动物，生活在中国的雨林中。它以竹笋（shoots）和叶子（leaves）为食（eats）。[2]

---

1. Arthur Schopenhauer（1788—1860），德国哲学家，唯意志论的创始人，认为意志是人的生命的基础，也是整个世界的内在本性。著有《意志和表象的世界》《论自然界的意志》等。——译注
2. 原文为"It eats shoots and leaves"，翻译成中文就是"它以竹笋（shoots）和叶子（leaves）为食"。但是也可以把这句句子读成是"It eats, shoots and leaves"，翻译成中文就成了"它吃了，开了枪（shoots）然后就离开了（leaves）"。这个笑话的"包袱"就在最后一句的原文中，关键是英文中"shoots"和"leaves"有两种完全不同的意思，翻译成中文就不成其为"包袱"了。——译注

有一个人拿着一个棕色纸袋走进一家酒吧，要了杯酒。酒吧侍者微笑着给他倒了杯酒，接下来他按捺不住好奇心，问道："纸袋里装的是什么呀？"这个人略微笑了笑说道："您真的想看？好吧，您可以看看纸袋里是什么东西。"然后他伸手到纸袋里去摸出了一架很小的钢琴，它的高度不超过6英寸。侍者问道："那是什么呀？"这个人不再说什么，他只是第二次又把手伸到袋里去，这次他摸出一个一英尺高的小人，并让他在钢琴旁坐下。侍者完全惊呆了，他说道："哇，我一生中从来也没有看到过像这样的怪事。"这个小人开始演奏起肖邦（Chopin）的乐曲。侍者叫道："天哪！您这是从哪儿搞到他的呀？"这个人叹了口气说道："是这样的，您要明白，我找到了这盏神灯，里面有一位魔仆。他可以给您任何您想要的东西，但是只能满足您的一个愿望。"侍者皱起眉头不快地说："喔，原来如此，您真是这样的吗？您这是想骗谁呢？"这个人感到多少受了点冒犯并说道："您竟然不相信我吗？"他伸手到大衣口袋里拿出一盏有装饰曲柄的银灯。"就是这盏灯。这就是那盏里面有魔仆的灯。如果您不相信我的话，您就拿过去擦它一下。"这样侍者就把灯拉到柜台上自己那一边，怀疑地看着那个人，擦了擦灯。噗的一声，一个魔仆现身酒吧间，他向侍者躬身说道："我的主人，您的愿望就是对我的命令，我要帮您实现一个愿望，但是只能实现一个愿望。"侍者倒抽了口气，旋即镇定了下来并说道："好吧，好吧，给我一百万块钱（bucks）！"魔仆挥舞了一下他的魔杖，突然间，屋子里挤满了成千上万只嘎嘎乱叫的鸭子（ducks）。各处都是，叫声震耳欲聋：嘎，嘎，嘎！侍者转身对那个人讲："嗨！这个魔仆是怎么回事呀？我要的是一百万块钱，而我得到的是一百万只鸭子。他是聋了还是有什么别的问题？"这个人看着他答道："好吧，您真的以为我会要他给

204

我一个12英寸高的钢琴家吗？"[1]

　　为什么这些故事可笑呢？它们和其他笑话有什么共同之处呢？尽管所有的笑话表面上看起来各不相同，但是绝大多数笑话和滑稽的事都有下列逻辑结构：通常您总是引领着听众沿着一条期望小径前行，一点一点地积累起紧张情绪。而到了最后一刻，您却出人意料地峰回路转，对以前讲过的所有的话都给予了另一种全新的解释，这种解释尽管完全出人意料，但是却犹如最初所"期望"的解释一样对所有的事实都做了同样"合理"的解释。在这方面，笑话和科学创造性有许多共同之处，库恩把此称之为对单个"包袱（anomaly）"的"范式转换"。（许多最有创造性的科学家都富有幽默感，这也许并非只是一种巧合。）当然，笑话中的包袱是某个传统意义上的关键语句，只有当听众灵光一闪听懂了这一关键语句，从中明白了怎样对全盘事实都重新解释来符合那出乎常理的结局，这个笑话才会好笑。这种期望小径越是长而迂回曲折，当最后讲出关键语句时也就越是"可笑"。好的喜剧都利用这一原理，其中用了许多时间来营造故事情节的紧张气氛，因为没有什么东西能比过早抛出关键语句更能使幽默感荡然无存的了。

　　为了产生幽默的效果，在末了引入突然的转折虽然是必要的，但还不充分。假定我所乘的飞机正准备在圣迭戈降落，我系紧了安全带准备着陆。驾驶员突然宣布他（和我）早些时候误以为是遇到了不稳

---

1. 翻译笑话总是很难完全传神的，这里bucks和ducks在英语里发音接近，而译成中文，发音就相差很大了，如果不回到英语就不能看懂包袱出在哪里了，当然这个笑话的最后一句才是最大的包袱。另外在英制里1英尺＝12英寸。——译注

定的气流所产生的"颠簸"其实是由于发动机故障，因此我们需得在着陆之前清空燃料。这时在我的头脑里发生了范式转换，但是这当然不会使我发笑。与此相反，这使我面对异常情况，并准备采取行动来对付这种异常情况。或者假定我正待在衣阿华城（Iowa City）某个朋友家里。他们出去了，只有我一个人独处在陌生的环境里。夜已经深了，就在我正要入睡时，我听到楼下有重击声。我想道："大概是风吧。"过了几分钟，又是砰的一声，比上一次还要响。我又一次给这个响声以一个"合理"的解释，回去继续睡觉。20分钟后，我听到一声巨响，持续发出"砰"的巨响，我从床上跳了起来。究竟发生了什么事呢？或许是一个窃贼吧？自然，我的边缘系统给激活了起来，我"要探个究竟"，拿起手电跑到楼下。至此毫无可笑之处。然后我突然注意到一只大花瓶倒在地上成了碎片，旁边是一只大斑猫，它显然就是这一切的罪魁祸首！和飞机事故不同，这次我开始放声大笑，因为我认识到我所找到的"异常事故"和接着而来的范式转换都只是一些不足为奇的结果。所有这些事实现在都可以用猫论来解释了，而无需用那吓人的窃贼理论来解释了。

根据这个例子，我们可以把幽默和笑的定义下得更精确一些了。当人沿着期望小径漫步并在末了突然转折，而这个转折给了同一些事实以全新的解释，并且这种解释和含义非常普通而一点也不恐怖，接踵而来的就是不禁失笑。

但是为什么要笑呢？为什么要发出这种爆发性的、一再重复的声音呢？弗洛伊德的观点认为笑是释放受到压抑的内心紧张，这种观点如果不求助于某种精心编造的牵强附会的水力学隐喻的话就没有多

少意义。他认为在某个管道系统里积聚起来的水会按有最小阻力的
路径寻找出路（当系统中的压力积聚太高时通过打开安全阀门的方法
来解决问题），而笑也可能提供了某种类似的释放精神能量（psychic
energy）（不管这个术语究竟是什么意思）的安全阀门。对我来说这
样的"解释"真的没有什么意义，这属于一类梅达沃称之为"止痛
（analgesics）"的解释，它只是"缓解了因不明所以而带来的伤痛，却
没有治本"。

而另一方面对行为学家来说，任何有固定形式的发声几乎总是意
味着生物体是要想和社群中的其他成员进行交流。那么在笑的情形下，
这可能意味着什么呢？我认为笑的主要目的可能是让个体得以告知
社群中的其他成员（通常是亲属）他所发现的异常之处是平常事，不
值得大惊小怪。笑的人实际上是在宣布他发现的只是虚惊一场，其他
人不值得浪费宝贵的精力和资源去应付虚假的威胁。[cix]这也解释了为
什么笑有那么强的感染力，当笑声在社群中传播时这种信号的意义会
得到放大。

幽默的"虚警理论（false alarm theory）"可能也可以解释"硬滑
稽（slapstick）"。您看着一个人，尤其是一个道貌岸然而倨傲矜持的
人走在大街上突然踩在一块香蕉皮上而仰天一跤。如果他的头因磕在
人行道上而头破血流，当您看到他血流如注时您不会发笑，您会冲过
去救助他，或是到最近有电话的地方去叫救护车。然而要是他漫不经
心地站了起来，从脸上把残余的香蕉擦去并继续走路，您大概会禁不
住大笑起来，由此让站在附近的人知道他们用不着跑过去给他救助。

206

当然，当观看劳雷尔（Laurel）和哈代（Hardy）[1]或是憨豆先生（Mr. Bean）[2]时，我们对于无助的受害者所受到的"真正"伤害或受伤不太在乎，因为我们完全清楚这只不过是影视剧而已。

虽然这些典型例子解释了笑的进化起源，但是绝不是说这就解释了现代人中幽默所起的所有作用。但是一旦有了这种机制，就很容易被移作他用。（这在进化中是经常有的事，鸟类进化出羽毛，开始时是为了隔热，但是后来却适用于飞行。）在有了新的信息之后对事件重作解释的能力通过许多世代的改进，帮助人们开玩笑式地把一些更为重要的思想和概念进行类比，这样就有了创造性。这种从一个新的视角去看熟悉的思想的能力（这也是幽默的一个关键因素）可能是对保守思想的一剂解毒剂，也是对创造性的催化剂。笑和幽默可能是为创造性所作的彩排，如果真是这样的话，那么在我们小学低年级的课程表里就应该设置有关笑话、双关诙谐语和其他形式的幽默的课程。[cx]

虽然这些设想可能有助于解释幽默的逻辑结构，但是它们并没有 [207] 解释为什么幽默本身有时会用作心理防卫机制。举例来说，涉及像死亡或者性那样的潜在的可能引起不安的主题的笑话在数量上不成比例地多，这是不是仅仅只是一种巧合呢？有一种可能性是笑话就是企图把真正令人不安的异常故意当作不会产生恶果而淡然处之；您可以

---

1. Laurel and Hardy 是好莱坞早期喜剧片中的一对最著名的搭档，Stan Laurel（1890 — 1965）是一位英国瘦子，而 Oliver Hardy（1892 — 1957）则是一位美国胖子。他们因其从20世纪20年代末到40年代中的胡闹喜剧片中的表演而脍炙人口，当时国内也常放映他们的片子，并以劳莱和哈代而闻名，不过现在年轻的读者可能从来也没听说过他们，所以对 Laurel 的译名我们没有采取40年代的译名，而是据新闻社的规范译名翻译。——译注
2.《憨豆先生》是一部英国的系列电视情景喜剧，从1989年中开播直到1995年末播出最后一集。——译注

利用虚警机制使您从忧虑中解脱开来。就这样，一个原来是为了抚慰社群中其他成员而进化出来的特性现在却内化成了处理真正引起紧张的情形，并可能产生所谓的神经质的笑。因此在有了此处讨论过的某些进化论思想，甚至像"神经质的笑"这样神秘的现象也开始找到合理的解释。

微笑作为笑的一种"弱一点"的形式很可能也有类似的进化起源。当您的一个灵长类祖先遇到另一个从远处朝他走来的个体时，他很可能在开始时会基于一个相当合理的假设：绝大多数陌生人都是敌人，露出犬齿做出一副威胁性的怪相。但是一旦当他认出来者是"朋友"或"亲属"时，他很可能会半途放弃做鬼脸而改成了微笑，而这又进化成了某种仪式化了的打招呼："我知道您对我没有危险，而我也同样以此相报。"[cxi]因此按照我的理论，微笑就像笑一样是一种半途而废的朝向反应（orienting response）。

·

我们迄今为止探讨过的那些想法有助于解释幽默、笑和微笑的生物学功能和可能的进化起源，但是它们并没有回答笑的神经机制有哪些可能性的问题。威利究竟是怎么回事呢？他在母亲的葬礼上咯咯直笑。露丝又是怎么回事呢？她真的给笑死了。他们的古怪行为提示我们，主要是在边缘系统的有些地方有笑回路，而它们的靶区则在额叶。众所周知，边缘系统在对潜在的威胁或警告产生朝向反应中起作用，因此边缘系统在对虚警所作出的半途而废的朝向反应——笑中起作用或许也就不足为怪了。这些回路的某些部分处理情绪，也就是伴随欢笑的愉悦感，而另一些部分则和这一动作本身有关，但是在目前我们对究竟是哪些部分在做哪些事情还不清楚。

但是，还有另外一些奇怪的神经病学失常，称为痛觉麻痹（pain asymbolia），这种失常为产生笑的神经结构又提供了进一步的提示。有这种病的病人当用针尖刺手指时并不觉得疼痛难忍。他们并不会 [208] 叫起来："哎呀！"而是说："医生，我可以有痛的感觉，但是这一点也不算什么。"很明显他们一点也体验不到痛那种令人难受的情绪作用。同时奇怪的是，我还注意到许多这种病人开始咯咯直笑，就好像是在对他们呵痒痒，而不是针刺似的。例如，在印度马德拉斯的一所医院里我最近检查了一位教师，作为神经病学例行检查的一部分我对她进行了针刺，她告诉我这使她感到很滑稽，虽然她说不出为什么她会有这样的感觉。

我变得对痛觉麻痹深感兴趣起来，这主要是因为痛觉麻痹为我在本章中所提出的笑的进化理论提供了进一步的支持。当病人在一个称为脑岛皮层（insular cortex）的结构中有损伤时常常可以看到这种综合征。脑岛皮层深埋在顶叶和颞叶之间的褶皱中，和威利以及露丝受到损伤的结构有紧密的联系。这一结构从皮肤和内脏接收包括痛觉在内的感觉输入，并把输出送到边缘系统的某些部分（例如扣带回），因此人会对疼痛体验到一种强烈的厌恶反应（aversive reaction）——剧痛。现在请想象一下如果损伤断开了脑岛皮层和扣带回之间的联系，那会发生什么样的情形呢？病人脑的一部分（脑岛皮层）告诉他："此处有某些引起疼痛的东西，这是一种潜在的威胁。"而脑的另一部分（边缘系统的扣带回）则在稍后的几分之一秒里告诉他："哦，不用担心，这根本就不是什么威胁。"因此在这里所有两个关键因素——威胁以及随后的解除威胁都存在，因此病人解决这种悖论的唯一途径就是笑，这正如我的理论所预言的一样。

同样的推理可能也可以帮助解释人们在呵痒痒时为什么会笑。[cxii]
您逼近一个小孩，气势汹汹地把手伸向这个小孩。小孩会想："他会伤
害我吗？是要摇我呢还是要用手戳我？"但是都不对，您的手指只是
轻轻地一阵接一阵地碰她的肚子。还是那一套，先是有威胁接着又解
除了威胁，于是孩子就笑了，就好像在通知其他小孩："他并不想伤害
我，他只是闹着玩！"顺便说一句，这可能有助于小孩练习成人幽默
所需的那种智力游戏。换句话说，我们所称的"巧妙的认知上的"幽
默和呵痒痒有同样的逻辑形式，因此也是由同一些神经回路产生的，
也就是说是由和脑岛皮层、扣带回以及边缘系统别的部分有关"显得
有威胁性却是无害"的检测器产生的。无论是在智力特性还是体力特
性的进化中，这种共用一种机制的现象是普遍规律而非例外（虽然在
现在这种情况中，共用机制的是有关的高级功能，而不是完全不同的
功能）。

　　这些思想也和最近10年来在进化生物学家尤其是进化心理学家
之间所进行的激烈争论有关。我有这样的印象，在这些科学家中分成
了两个敌对的阵营。其中的一个阵营（其中也有人口头否认）实际上
认为每一种智力特性（或至少有其中的99％）是由自然选择特别选取
出来的。而另一个以古尔德为代表的阵营则把第一个阵营中的成员称
为"极端达尔文主义者（ultra-Darwinists）"，他们认为还必须注意别
的因素。（有些因素就属于实际上的选择过程本身，而另外的一些因
素则属于自然选择所作用的原始材料。他们对自然选择的思想作了补
充，而并非与之对立。）我所认识的每一位生物学家都对这可能有哪
些因素持有坚定的观点。下面是一些我喜欢举出的例子：

·您现在看到的可能只是当初为了完全不同目的选择出来的特性有用的副产品。例如，鼻子是为了嗅气味，对空气加热和加湿而进化出来的，但是现在也可以用它来戴眼镜。手是为了抓树枝而进化出来的，但是现在也可以用它来数数。

·某种特性可能是对另一种当初是为了完全不同的目的选择出来的特性的进一步改进（通过自然选择）。羽毛是从爬行动物的鳞片进化出来维持鸟的体温的，但是后来却被借用来变成了翅膀上的羽毛而用于飞行，这被称为预适应（preadaptation）。

·自然选择只能从已有之物中进行选择，而现有之物可供选择的范围往往很有限，它受到生物体之前的进化史以及某些发展道路（其中有些已经永久性地关闭了，而另一些则依然保持开放）的制约。

如果这三条有关构成人本质的许多智力特性的说法不在某种程度上是正确的话，我将不胜惊奇。事实上，还有许多这一类不能用"自然选择"一词加以涵盖的其他原则（当然也包括运气和偶发事件）。[cxiii] 但是极端达尔文主义者坚持下列观点：除了那些明显地是由学习而得的特性之外都是自然选择的具体成果。对他们来说，预适应、偶发事件之类在进化中都只起微不足道的作用，它们只是"证明规则时的一些例外"。此外，他们还相信从原则上来说可以根据对环境和社会约束的观察逆向推断（reverse engineer）人的许多智力特性。["逆向工 [210] 程（reverse engineering）"的思想认为：通过追究进化出这种特性要应对的是什么样的环境挑战，就可以最好地认识它是怎样工作的；然后反过来再思考应对这种挑战的可能有用的解决方案。这种思想在工程师和计算机编程员中甚为流行是不足为怪的。] 作为一名生物学家，我倾向于赞同古尔德的思想，我相信自然选择当然是进化的最为重要的驱动力量，但是我也相信每一种情形都需要个别地加以考察。换句话说，对于您在某个动物或人身上所观察到的某种智力或体力特性是否是通过自然选择挑选出来的问题是一个经验问题。此外，要想解决某个环境问题有好几十种途径。除非您知道您正在研究的动物的进化史、分类系统和古生物学，否则您就无法确定某种特定特性（就像羽毛、笑或听）进化到目前这种形式采取的是哪条具体途径。这在技术上就被称为是这种特性在"通过适应性地貌（through the fitness landscape）"时所经过的"轨迹（trajectory）"。

　　关于这种现象我最津津乐道的一个例子是我们中耳中的三块小骨——锤骨、砧骨和镫骨。这些小骨现在都用于听觉，但是其中有两块（锤骨和砧骨）原来是我们的爬行动物祖先的下颚骨的一部分，这些动物是用它来咀嚼的。爬行动物需要灵活的、多部件和多关节的颚骨，这样它们就可以吞咽巨大的猎物；然而哺乳动物则宁肯要单个坚强的骨头（牙骨）以咬碎坚果和咀嚼像谷物这样粗糙的东西。因此当爬行动物进化成哺乳动物时，颚骨中有两块就被用到中耳里去放大声音了（其部分原因是因为早期的哺乳动物是夜行的，其生存在很大程度上有赖于听觉）。这是一种非常特别而古怪的解决方法，除非您很熟悉比较解剖学或是发现了中间环节动物的化石，您决不会仅仅依靠思索生物体的功能需要就能得出这样的推论。和极端达尔文主义者的观点相左，逆向工程在生物学中并不总是行得通，这是因为上帝不是一位工程师，而是一位不高明的门外汉（hacker）。

但是这一切和像微笑这样的人类特点有什么关系呢？所有这一切都有关系。如果我有关微笑的论点是正确的话，那么尽管微笑是通过自然选择进化而来的，并不是微笑的每个特性都是为了适应当前的要求。这就是说，微笑之所以采取这样特定的形式并非只是由自然选择决定的，而是因为它是从笑的正好相反的方面，也就是从带有威胁性的怪相进化而来的。如果您不知道有犬齿这回事，不知道非人类的灵长类动物通过露出它们的犬齿作出一副威胁的样子，也不知道这种威 211 胁的样子又是从表现真正的威胁（大的犬齿确实是很危险的）进化而来的话，那么您决不能通过逆向工程推导出这一点来（或是找出其通过适应性地貌的特定轨迹）。

我发现下面这个事实是很有讽刺意味的：每当有人向您微笑时，她其实是通过露出她的犬齿进行半威胁。当达尔文出版他的《物种起源》一书时，他在其最后一章中含蓄地暗示我们也可能是从像猿猴那样的祖先进化而来的。英国政治家迪斯累里（Benjamin Disraeli）[1] 为此暴跳如雷，并在牛津举行的一次会议上问了一个有名的极尽其夸张能事的问题："人究竟是野兽还是天使？"要想回答这个问题，其实他只要看看他妻子在朝他微笑时露出的犬齿就可以了，他应该认识到在人这一简单而普遍的表示友好的的姿势中，其实隐蔽地残留有我们未开化的过去的无情痕迹。

正如达尔文自己在《人类起源》一书中所下的结论：

---

1. Benjamin Disraeli（1804 — 1881），英国首相（1868，1874 — 1880），保守党领袖，作家，写过小说和政论作品，其政府推行殖民主义和扩张政策，发动侵略阿富汗和南非的战争。——译注

　　我们在这里关心的并不是希望和恐惧，而只是真相。在我看来，我们不得不承认，尽管人有许多高贵的品质，对底层人民的同情心，以及不仅对人甚至对最卑微的生物体所表露出来的善心，犹如上帝一般的智力，这使人得以认识太阳系的运动和构造，尽管拥有所有这一切非凡的能力，但是在人的身体结构里依然带有其卑微起源的难于清除掉的印记。

第 11 章
"您忘了接生我的孪生子了"

> 我一直信守自己的一条座右铭，当你排除了所有不可能的情况后，不管还剩下什么，即使看起来有多么的不大可能，却必定是真实的。[1]
>
> —— 福尔摩斯

玛丽·奈特（Mary Knight）是一位32岁的妇女，一头红发盘成了一个圆发髻，她走进门罗（Monroe）医生的办公室坐了下来露齿一笑。她怀孕已经有9个月了，到那时为止一切看上去都很正常。她早就想要个孩子了，但是这还是她第一次去看门罗医生。那是1932年，钱很紧张。[2] 玛丽的丈夫没有一份稳定的工作，因此玛丽只是非正式地和一位街头的接生婆谈过。

但是今天情况有所不同。玛丽感到胎动有一段时间了，她猜想要分娩了。她要门罗医生对她进行检查，确定胎儿的位置是否正常，并指导她顺利通过这妊娠的最后阶段。该是准备接生的时候了。

---

1. 原文出自柯南·道尔所著 The Adventure of the Beryl Coronet 一文。对该故事有兴趣的读者可参阅陈羽纶译，《绿玉皇冠案》载《福尔摩斯探案集（二）》，群众出版社，1980。不过这儿的引文没有采用陈羽纶的译文，因为该译文和原文在意思上有出入，甚至有自相矛盾之处，关键是他把意为"不大可能"的 improbable 译成了"不可能（impossible）"。——译注
2. 这段时间正值世界经济大萧条的时期。——译注

门罗医生检查了这位年轻的妇女。她的肚子很大并下垂，这表明胎儿已经向下动了。她的乳房胀大，乳头有杂色。

213 但是有些事情不对头。听诊器听不到胎儿清楚的心跳声。也许胎位很不正常，也许胎儿有什么问题，但是，问题并不在于此。玛丽的肚脐完全不对头。妊娠的一个确定无疑的标记是肚脐外翻或突出。而玛丽的肚脐就和正常的一样是内陷的。她的肚脐"内陷（innie）"而非"外翻（outtie）"。

门罗医生轻轻地吹了声口哨。他在医学院学到过有关假孕或假妊娠的知识。有些渴望怀孕的妇女，偶然也有些非常恐惧怀孕的妇女会表现出真的怀孕的所有标志和证候。她们的肚子明显地凸了出来，辅之以脊柱前凸的姿势，再加上不知道什么原因在腹部积聚了许多脂肪。她们的乳头也像孕妇似地颜色变深。她们的月经停止了，分泌乳液，呕吐，并感到胎动。除了没有胎儿这件事之外，每件事都像真的一样。

门罗医生知道玛丽得的是假孕，但是他怎么告诉她这一点呢？他怎样才能向她解释这一切都只是她的想象呢？他怎样才能使她相信她身上的显著变化都是幻想出来的呢？

他柔声说道："玛丽，孩子快出世了，今天下午就要生了。我要给您点乙醚，这样您就不会痛了。但是分娩过程已经开始了，我们就来进行下去吧。"

玛丽兴高采烈，并接受了麻醉。按分娩常规给她进行了麻醉，而她也期望如此。

过了一会儿，当玛丽清醒过来以后，门罗医生握着她的手，轻轻地拍了拍。他停了几分钟好让她平静下来，然后说道："玛丽，我非常抱歉不得不告诉您这一点。这是个坏消息。胎儿是个死产儿。我竭尽我之所能但都没有用。我真的非常非常遗憾。"

玛丽放声大哭，但是她接受了门罗医生的说法。就在产台上，她的肚子开始缩小了。孩子死掉了，她身心交瘁。她不得不回家去告诉自己的丈夫和母亲。这对整个家庭都是多么巨大的失望啊。

一个星期过去了。使门罗医生惊愕不已的是，玛丽挺着大肚子又冲进了他的办公室，肚子就和以前一样大。她喊道："医生！我又回来了！您忘了接生那个双胞胎了，我可以感觉到他在那里踢动呢！" cxiv

.

大约3年以前，我偶然在一本破旧的20世纪30年代的医学专著中读到有关玛丽的故事。这一报道是由费拉德尔菲亚的医生米切尔（Silas Weir Mitchell）写的，也正是他创造了"幻肢"这一术语。毫不足奇，他把玛丽的情况当作是幻想出来的妊娠，并对此起了个术语"假孕（pseudocyesis）"［假隆起（false swelling）］。要是这一故事是出自几乎其他随便哪个人之笔的话，我可能都会不屑一顾，但是米切尔是一位敏锐的临床观察者，并且在过去的那些年头里我一直关注着他的著作。我想到他的报道和当前有关心智和身体相互影响问题上的争论之间的关系。

　　因为我生在印度、长在印度，人们常常会问我是否相信心智和身体之间有联系的问题，这是西方文化所不能领会的。瑜伽修行者是怎样对自己的血压、心率和呼吸实施控制的？其中的顶级者能倒转自己的蠕动是不是真有其事（暂且不去管人为什么要去这样做的问题）？疾病是由慢性紧张造成的吗？冥想能不能帮您延年益寿？

　　如果您是在 5 年之前问我这些问题，我会勉强地承认说："当然是这样，心智会影响到身体。乐观的态度通过增强您的免疫系统帮助您加快从病中康复过来。还有所谓的安慰剂效应，这是我们还没有完全搞懂的，这种效应使人只要信任某种治疗，那么即使不能真的改善身体健康，至少看来也能改善人的心情。"

　　但是说到可以用意念医治不治之症的讲法，我一直深表怀疑。这不只是由于我所受到的西医训练，我也发现有许多经验性的说法很不靠谱。因此，如果平均说来有更为积极态度的乳腺癌病人比否认其疾病的病人能多活两个月，这又说明了什么呢？当然多活两个月总比一天也不多活好，但是和像青霉素这样的抗生素对改善肺炎病人成活率方面的效果比较起来，这简直不值一提。（我知道近来赞扬抗生素不大时行，但是只要看到仅仅打几针青霉素就能救活一个得了肺炎或是白喉的孩子，都会相信抗生素确实是一些神奇的药物。）

　　但是还在学生时代，老师就教过我们有一部分不可救药的癌症不经任何治疗就自行消失了（当然这只占极小一部分），"有许多被诊断得了恶性肿瘤的病人甚至比他的医生还活得长久"。我依旧记得当 215 我的教授对我解释这种称为"自发缓解"的情形时我所持的怀疑态度。

因为科学讲的都是原因和后果，那么在科学中怎么会有现象能是自发发生的呢？特别是像恶性癌消失这样引人注目的事更是如此。

当我提出这一反对意见时，有人提醒我"生物变异性（biological variability）"这一基本事实，这也就是说，许多微小的个别差异积累起来的效应可以产生无数出乎预料之外的反应。但是要说肿瘤的消退是由变异性引起的等于什么也没有说，这并没有给出什么解释。即使这真的是由变异性引起的，当然我们还一定得问下面的问题：对任何一个特定的病人来说，导致肿瘤消退的关键变量是什么？因为如果我们能解答这个问题，那么我们根据该事实就发现了治疗癌的一种方法！当然，也有可能最后发现这种缓解是由于若干种变量碰巧组合在一起引起的，但是这并不妨碍这个问题的得以解决，只不过是使得解决起来更为困难罢了。因此，为什么不把更多的注意力放到这些病例中癌是怎么产生的问题上，而只是把这些病例当作奇迹看待呢？能不能仔细地研究这些罕见的存活下来的病人，由此寻找抵抗恶性因素的线索或是寻求重新启动抑制因素以改变肿瘤抑制基因的线索呢？这一策略已被成功地应用到了获得性免疫缺陷综合征［艾滋病（AIDS）］的研究上去。从长期的存活者身上发现了他们带有某种基因变异，这种变异阻止了病毒侵袭他们的免疫细胞，这一发现现在已经得到了临床应用。

但是现在还是让我们回到心身医学（mind-body medicine）的问题上来。观察到有时有些癌也会自发地消退，这一点并不一定就证明了催眠或是积极的心态就能产生这种好转。我们一定不要蠢到把所有神秘的现象都混为一谈，仅仅只是因为这些现象都很神秘，而它们可能只有这一个共同之处。要想使我信服，我需要一个意念会直接影响到肉体过程的能加以证实的例子, 这样的例子要是一清二楚而又是可以重复得出的。

当我偶然见到玛丽的病例时, 我意识到假孕或者说幻妊娠很可能就是我在寻找的那种联系的例子。如果人的意念就能像魔法般地产生像是怀孕这样复杂的假象的话, 那么脑还能在身体的其他方面上施加什么样的影响或是为身体做些什么呢? 心身相互作用的极限到哪里为止呢? 又是什么样的通路介导了这些奇怪的现象呢?

特别值得引人注意的是, 幻妊娠的妄想会伴随有妊娠所有的全部生理上的变化, 包括月经停止、乳房增大、乳头颜色变深、异食癖(pica, 即想吃一些奇怪的食品)、呕吐, 而最令人惊奇的是肚子也逐渐增大和就像在真实分娩疼痛中积聚起来的那种"胎儿在母体内蠕动的感觉"! 有时候, 但并非总是如此, 连子宫和子宫颈也增大了, 但是放射检查的结果是否定的。我在还是一名医科生的时候就知道即使是有经验的产科医生也会为临床表现而上当[cxv], 除非他们十分小心, 过去有许多假孕病人还做了剖宫产。正如门罗医生在给玛丽做检查时所发现的那样, 她的肚脐泄露了真相。

现代对假孕很熟悉的医生认为这是垂体或卵巢肿瘤的结果, 这些肿瘤促使激素分泌, 从而产生了一系列类似于妊娠的迹象。很小的、临床上检测不出的、分泌催乳激素的肿瘤 [腺瘤 (adenomas)] 可能会遏制排卵和月经, 并由此引起了其他症状。但是如果这是真的的话, 那么为什么有时这种症状也会消失? 什么样的肿瘤才能解释发生在玛丽身上的现象呢? 她就要"分娩"了, 而她的肚子也缩小了。但是她的肚子由于那个"双胞胎"而又大了起来。如果某个肿瘤会引起这一切，那么这就会产生一个比假孕更神秘的问题。

因此产生假孕的原因究竟何在呢？文化因素无疑起到主要的作用[cxvi]，可能可以因此解释为什么在18世纪末假孕的发生率为二百分之一，而到了今天已经降低到孕妇中的万分之一。在过去，许多妇女都经受要有孩子的巨大社会压力，而当她们觉得自己怀孕了的时候，没有超声可以排除这种判断。没有人可以肯定地说："听着，您没有怀孕呀。"与此相反，今天的孕妇一次又一次地进行检查，因此极少可能误判。当碰到一位这样的病人时，只要超声波的物理证据通常就足以打消这种妄想和相关的身体变化。

不可否认，文化对发生假孕确有影响，但究竟是什么引起了身体上真的发生了的变化呢？根据少量对这种稀奇的心身难题研究的结果，肚子胀大起来本身可能是下列5种因素组合在一起的结果：肠道气体的积聚、膈膜下垂、脊柱骨盆部分的前移、大网膜（小肠前疏松地垂挂着的一层脂肪）的急剧增大，以及在极少情况下子宫真的增大了。下丘脑是脑中内分泌的调节中心，它也可能失常而产生了过多的激素，从而表现出几乎所有的怀孕迹象。此外，这是一个双向通道：身体对心智的影响也和心智对身体的影响一样大，这样就形成了一个 [217] 复杂的和产生并维持假孕有关的反馈环路。例如，也许可以用经典的操作条件反射来解释由气体产生的肚子膨起以及妇女的"怀孕体姿"。玛丽想要怀孕，当她看到自己的肚子胀大而觉得隔膜下垂时，她下意识地学会了使隔膜进一步下垂，这样她就越像怀孕了。类似地，大概也能下意识地学会把吞入空气［吞气症（aerophagia）］和胃肠道括约肌的自主收缩（这又增加了气体的滞留）组合在一起。玛丽的"胎儿"和"失去了双胞胎兄弟"就这样通过某种下意识的学习过程从稀薄的空气中像魔法般地变了出来。

到此为止讲到的都是有关肚子膨起的问题。但是关于乳房、乳头和其他变化又是怎么回事呢？对于您在假孕中所看到的全部临床症状的最为简单的解释是：渴望有个孩子和与此有关的忧郁可能会降低多巴胺和去甲肾上腺素的水平，这些激素都是脑中的"愉悦递质（joy transmitter）"。而这又减少生成引起排卵的保卵泡激素（FSH）和一种称为催乳激素抑制因子（prolactin-inhibition factor）的物质。[cxvii]当这些激素水平很低时，就会停止排卵和月经，并提高催乳激素（孕妇激素）的水平，而这就使得乳房增大和分泌乳液、乳头胀痛和孕妇的行为（虽然对人而言，这些还有待证明），另外，卵巢还增加分泌雌激素和孕激素，这又加强了怀孕的总体印象。这一看法和下列众所周知的临床观察是一致的：严重的忧郁会停止月经，这是进化的一种策略，避免当您在没有能力的时候或者忧郁时浪费掉为排卵和妊娠所需的宝贵资源。

但是在忧郁时停经是很普遍的，而假孕则很少。也许在一种对有孩子看得很重的文化环境中因为没有孩子所引起的忧郁有什么特别之处。如果这种综合征只有当有和幻想怀孕有关的忧郁时才会发生，那么这就提出了一个非常诱人的问题：一种源自新皮层的非常特殊的愿望或者妄想怎样被下丘脑转变为减少FSH而提高催乳激素，如果这确实就是其原因的话？而更令人困惑不解的是，您如何来解释有观察报道说有些假孕病人的催乳激素的水平并没有升高？又怎样解释许多病人正好在9个月时开始产生分娩阵痛？如果没有胎儿在长大，那么是什么因素触发了分娩的收缩？不管最后得出的是什么样的答案，假孕都给了我们一个宝贵的机会来探索介于心智和肉体之间的无人区。[218]

在妇女中发生假妊娠和假分娩就已经非常奇怪了，但是甚至还有一些记录在案的例子报道在男子中也会有假孕！在某些男子中竟然也会有全套变化（其中包括肚子膨大、乳液分泌、渴望某些奇怪的食物、恶心，甚至还有分娩阵痛）作为一种综合征出现。但是比较常见的情况是发生在那些对其怀孕的配偶感同身受的男子身上，产生了所谓的同情心妊娠综合征或拟娩（couvade）综合征。我常常怀疑是否男子对孕妇的感同身受（或许是来自她的外激素）不知道通过什么途径在丈夫的脑中释放出催乳激素，这是一种最重要的怀孕激素，从而产生了这一系列的变化。[这一假设实际上并不像听上去那样奇怪，当雄性的小绢猴猴（tamarin marmosets）接近正在哺乳的母猴时催乳激素会升高，而这可能鼓励父爱或对子女的慈爱，并减少杀害子女的可能性。]我非常想对参加心理助产法学习班的男子进行访谈，并测量那些体验到某些类似于拟娩综合征症状的人的催乳激素水平。

．

假孕给人深刻的印象。但是这是不是心身医学的一个孤立的绝无仅有的例子呢？我想答案是否定的。我想起了一些其他的故事，其中也包括一个我还是在医学院时第一次听到的故事。有一位朋友说道："您知道不知道，按照L.托马斯的说法，您可以催眠某人并除去他身上的赘疣？"

我嗤之以鼻地说道："胡说八道。"

她说道："不对，这确有其事。有病例记录在案。[cxviii] 对您进行催眠几天后，有时甚至过了一个晚上赘疣就消失了。"

这件事从表面上听起来似乎十分愚蠢，但是要是这是真的的话，它对现代科学将有深远的影响。赘疣本质上是一种由乳头状瘤病毒所产生的肿瘤（良性的癌）。如果它可以用催眠暗示消除的话，那么子宫颈癌也是由乳头状病毒（尽管是另一种毒株）产生的，为什么就不能也用催眠来治疗呢？我这并不是在宣称这就一定行，也许由催眠所影响的神经通路到达皮肤，但是并不到达子宫颈内，不过如果我们不做有关的实验的话，我们永远都不会知道答案。

为了便于讨论起见，让我们就假定可以用催眠来消除赘疣，那么问题来了，人怎么可以仅仅想想就把肿瘤给"想掉了"呢？至少有两种可能性。其中的一种可能性和自主神经系统有关，自主神经系统是帮助控制血压、出汗、心率、排尿、勃起和别的不受有意识的思想直接控制的生理现象的神经通路。这些神经形成许多特异化回路完成身体各个节段的不同功能。这样一来，有的神经控制毛发的竖立，另一些引起出汗，而有些则产生血管的局部收缩。是不是有这样的可能性存在，心智通过自主神经系统的作用收缩赘疣所在部位紧邻的血管，使其萎缩而消失，从而确实把赘疣闷死？这一解释隐含有自主神经系统能进行出人意料之外的精确控制的假设，也隐含了自主神经系统能"懂得"催眠暗示并把它们传到赘疣所在部位的假设。

第二种可能性是催眠暗示不知通过什么途径得以调动起免疫系统，由此消灭掉病毒。但是这不能解释至少有一例记录在案的病例，那是一位受到催眠的病人只有半边身体上的赘疣消失了。免疫系统为什么或者说怎样能选择性地消除半边身体上的赘疣，这是一个谜而需要进一步的猜想。

·

心身相互作用的一个更常见的例子是关于免疫系统和来自周围世界的知觉线索之间的相互作用。30多年以前，老师常常告诉医科生不仅吸入玫瑰花的花粉可以引起哮喘发作，有时候只要看到玫瑰花，甚至是一朵塑料的玫瑰花都会引起哮喘，激起所谓的条件过敏反应。换句话说，当人暴露在一朵真的玫瑰花及其花粉之中时，脑就在玫瑰花的视觉外形和支气管收缩之间建立起了"习得性"关联。这一条件反射究竟是怎样具体实现的？这一消息怎样从脑的视区出发一路过去直到肺支气管内壁上的肥大细胞（mast cells）？这里具体要牵涉哪些通路呢？心身医学尽管已经有30多年的历史了，我们还是没有一个清楚的答案。

20世纪60年代末，当我还是一个医科生的时候，有一次我问过一位来访的牛津生理学教授有关这一条件反射过程的问题，并问他是否有可能把这种条件关联应用到临床上去。"如果只给病人看一朵塑料玫瑰花就能通过条件反射诱发出哮喘发作，那么从理论上说起来，应该也有可能通过条件反射的方法消除或中和这种发作。举例来说，比如说您患有哮喘，而在每次我给您诸如去甲肾上腺素（或者抗组胺药或是类固醇）这样的支气管扩张剂的时候都给您看一朵塑料的向日葵。您可能把向日葵花的影像和哮喘缓解联系了起来。过了一段时间，您可能只要随身带一朵向日葵在口袋里，当您感到哮喘快要发作时，您就摸出它来看上一眼。"

220

　　当时这位教授（后来成了我的导师）觉得这是一个巧妙然而愚蠢的想法，我们两个都大笑了一场。这一想法听上去不大靠谱和想入非非。因为收到了批评意见，我就这样把我的思想保留在心中，不过私下不禁还要想是不是真有可能对某个免疫反应建立条件反射，而如果能这样做的话，那么这种条件反射过程的选择性又会如何？例如，我们都知道如果您给一个人注射了灭活后的破伤风菌，他立刻就会产生对破伤风的免疫性，但是为了保持这种免疫性有效，这个人需要每隔几年都补上一针。但是如果每当补上一针的时候都摇铃或给绿色闪光，那又会怎样呢？脑能学会这种联系吗？您最后是否有可能不再需要补上一针，而只要摇摇铃或是给道闪光就能选择性地增生免疫活性细胞，因此恢复此人对破伤风的免疫性？这样的发现对临床医学来说，其意义会是巨大的。

　　直到今天我还在为自己没有试一试这样的实验而抱憾。这一思想一直留在我的心中，直到几年之前，就像科学上经常发生的那样，有人偶然作出了发现，从而证明我错过了机会。当时麦克马斯特（McMaster）大学的阿德（Ralph Ader）博士正在研究小鼠对食物的厌恶问题。为了引起动物的呕吐，他给它们一种催吐药环磷酰胺（cyclophosphamide），同时也给它们服用糖精，他想知道在下一次实验中当他只给它们糖精时它们会不会也表现出呕吐的迹象？事情确实如此。正如他所期望的那样，动物表现出对食物的厌恶，在这一场合下是对糖精的厌恶。但是出乎意外的是，小鼠也得了一场大病，发生种种感染。大家知道环磷酰胺除了催吐之外，还大大地抑制了免疫系统，但是为什么单单糖精也有同样的效应？阿德正确地推论说，只是把无害的糖精和抑制免疫系统的药物配对在一起就使小鼠的免疫系统"学会"了这种关联。一旦当这种关联给建立起来以后，每当小鼠遇到这种糖的替代物时，其免疫系统的功能就急剧下降，使它面对感染不堪一击。这是又一个心智影响肉体的有说服力的例子，这被欢呼认可为医学和免疫学历史上的一个里程碑。[cxix]

我之所以要提到这些例子是出于三条理由。首先，不要听从您的 [221] 教授们，即使他们是从牛津来的 [或者如我的同事泽基（Semir Zeki）所讲的那样，尤其是如果他们是从牛津来的]。其次，这些例子说明了我们的无知，并说明对被绝大多数人无端忽略的问题需要进行实验研究；有古怪的临床现象的病人只是一个例子而已。最后，或许现在是时候了，我们应该认识到在医科生的教育中，把心智和肉体分割开来的做法就和某种教学设备差不多，这种观念对认识人的健康、疾病和行为来说没有什么用。和我的许多同事所信奉的正好相反，像乔普拉（Deepak Chopra）和韦尔（Andrew Weil）这样的医生所鼓吹的道理并不只是新时代教派（New Age）式的心理呓语（psychobabble）[1]。这些道理中包含了对人机体的洞见卓识，值得严肃地做详细的科学考察。

人们开始对西医的贫乏和缺乏同情心越来越不耐烦，这可以解释为什么近来"替代医学（alternative medicine）"[2] 又复活起来。但是，不幸的是，尽管受到新时代大师吹捧的治疗法带有貌似有理的光环，但是很少能经得起严格的检验。[cxx] 尽管连最坚定的怀疑论者都会同

---

1. 指肤浅地滥用心理学和精神病学概念和术语的言论或写作，这曾在20世纪60年代的嬉皮士中广为流行。——译注
2. "替代医学"是西方医学界中的一个术语，指的是还没有找到现代自然科学基础而在实践中有某些疗效的治疗方法，例如针灸等。这是从西医角度看出来的"非传统医学"，我之所以没有把"Alternative medicine"译为"非传统医学"，是因为针灸和中医在我们中国人眼里却正是"传统医学"，为了避免这样的混淆，就译成了"替代医学"。——译注

意其中可能有些有意思的东西，但是我们现在还完全不清楚这种治疗法哪些真能行（如果真有这种治疗法的话），而又有哪些则不行。如果我们要想取得任何进展的话，我们就必须对这些说法小心地加以检验，并且要探讨产生这种效应的脑机制。现在已经清楚地建立起了免疫条件反射的一般原则，但是您能把各种不同的感觉刺激和不同类型的免疫反应一一配对吗（例如铃声引起对伤寒的反应，而口哨则引起对霍乱的反应）？还是这种现象是更为弥散性的，只是在总体上加强了您的所有免疫功能？这种条件反射究竟影响的是免疫性本身呢还是只是影响后继的对病原的炎症反应？催眠和安慰剂用的是不是同一条通路呢？[cxxi] 除非我们对上述这些问题都有了清楚的解答，否则西医和替代医学就始终是毫不相干的两回事，在它们之间没有什么交点。

　　既然所有这些证据都已经摆在了面前，那么为什么西医的开业医生继续无视这许多表明心身之间有直接联系的明显例子呢？

　　要想明白究竟为什么会这样，感受一下科学知识是怎样逐步积累起来的将会有所帮助。科学中绝大多数的日常进展都只是在科学大厦上添砖加瓦，这是一些单调乏味的活动，已故历史学家库恩[1] 称之为"常规科学（normal science）"。在每种情况下，这种知识素材再加上许多广为接受的信念就被称为是一种"范式（paradigm）"。年复一年不断有新的观察添加到已有的标准模型中去。绝大多数科学家是砌砖匠，而不是建筑师，他们会因为给大教堂添加了一块石块而兴高采烈。

---

1. Thomas Samuel Kuhn（1922 — 1996），美国物理学家、历史学家和科学哲学家。他1962年出版的名著《科学革命的结构》（The Structure of Scientific Revolutions）无论在学术界还是公众中都有深刻的影响，正是在这本书中他提出了"范式转换（paradigm shift）"的概念。——译注

但是有的时候，新的观察根本就和已有认识格格不入。它"反常"，和已有的结构不一致。这时科学家可以有三种态度。第一种态度是无视这种反常，把其打入冷宫，这也是心理学上"否认症"的一种形式，令人惊奇的是这种态度甚至在一些杰出的研究者中也很普遍。

第二种态度是对原有的范式做些小修小补，试图使反常之处适应他们的世界观，而这依旧是常规科学的一种形式。或者他们也可以做出一些专门的辅助性假设，这些假设就像是从一棵树上长出了许多枝条。但是很快这些枝条变得又粗又茂密而使树本身有被压垮的危险。

最后一种态度是他们干脆拆毁原有的整栋大厦，而重建一栋新的大厦，这所新的大厦和原来的大厦毫无相像之处。这就是库恩所称的"范式转换"或是科学革命。

在科学史上有很多不合常理的例子，它们在开始时被当作无足轻重而被忽视，甚至被当成是假象，但是后来却发现它们有着根本的重要性。这是因为绝大多数科学家从天性上来说是保守的，当新的事实出现而威胁到要压垮整所大厦时，最初的反应是忽视或者否认这些新事实。这种态度并不像初看上去时那样蠢。因为大多数反常最后证明只是虚惊一场，因此保险一点和不予理会并非是一种坏策略。如果我们试图把每一件有关外星人劫持或凭意念使汤匙弯曲的报道都安放到我们的框架里面去，科学就不可能发展到今天这个样子：它取得了极大的成功，其中的各种信念都有着内在的一致性。怀疑主义是这整个事业的一个极其重要的部分，就像革命总是占了报纸的头版头条。

例如，请想一下元素周期表吧。当门捷列夫（Mendeleyev）按照元素的原子量依序排列而创立了周期表时，他发现有些元素不"遵守规律"，它们的原子量好像错了。但是他并没有放弃他的模型，他的选择是对反常的原子量不予理会，他认为这些元素在一开始测量原子量时可能就错了。而事实也正是如此，以后发现由于这些元素有一些同位素而歪曲了对其原子量的测量，当时大家都认可的原子量确实错了。爱丁顿（Arthur Eddington）爵士[1]的听上去很奇怪的名言是相当有道理的："实验结果除非能得到理论的证实，否则就不要相信这些结果。"

但是我们也决不要对所有的反常都一概视而不见，因为其中有些很可能会带来范式转换。我们的智慧就在于能够区分哪些反常是没有价值的，而哪些则是潜在的金矿。不幸的是，还没有什么简单的公式可以区分渣滓和黄金，但是作为一条经验法则，如果一个不寻常的标新立异的观察已经有了好长一段时间，但是尽管一再有人严格地予以重复而始终不能得到经验性的证实，那么它很可能就是没有价值的。[我把传心术（telepathy）[2]和不断有报道说看到埃尔维斯（Elvis）还活着[3]看作属于这一范畴的例子。]而另一方面，如果有问题的观察虽经人多次想要证伪但都无果而返，而它之所以被认为奇怪完全是因为没

---

1. Sir Arthur Stanley Eddington（1882—1944），英国天体物理学家，科学哲学家和科普作家。——译注

2. 传心术是指研究人与人之间不通过任何已知的感觉通道或物理相互作用就能传输信息现象的一种说法，尽管至今仍不断有这方面的传言，但是始终得不到严格科学实验的证实。——译注

3. Elvis Aaron Presley（1935—1977）是美国歌手、音乐家和演员，常被称为"摇滚乐天王"，由于多年的滥用处方药严重损害了他的健康而在1977年年仅42岁就英年早逝。但是许多人还是相信他并没有死，而只是出于某种原因隐姓埋名至今。甚至有人还说在他据说死后还看到过他，20世纪80年代末在密歇根州的卡拉马祖（Kalamazoo）有好大一阵传说看到了他。由此甚至有了一个术语"看到埃尔维斯（Elvis sighting）"。——译注

法用我们现有的概念体系来解释，那么您大概碰到了一个真正的反常之处。

这方面的一个著名例子就是大陆漂移说。在19世纪和20世纪之交（1912年），德国气象学家魏格纳（Alfred Wegener）注意到南美洲的东海岸和非洲的西海岸"吻合"得就像是一幅巨大拼图中的两块。他也注意到有一种小的淡水爬行类动物"中蜥蜴（mesosaurus）"的化石在地球上只在两处有发现，这就是巴西和西非。他感到奇怪的是一种淡水蜥蜴怎么能游得过大西洋？是不是可以想象在远古时这两块大陆事实上是整个一大块陆地的两个部分，后来它们裂了开来并漂移分开了？他怀着对这一想法的坚定信念又去找进一步的证据，他发现又是在西非海岸和巴西东海岸的相同岩层中散布着同类的恐龙化石。这确实是令人信服的证据，但是令人惊奇的是，他的观点受到了整个地质界权威人士的一致反对，他们反驳说恐龙一定是从在古代联结这两块大陆而现在已经没入水中的陆桥上走过去的。直到1974年，当我对英国剑桥的圣约翰学院（St. John's College in Cambridge）的一位地质学教授提到魏格纳时，他还大摇其头，恼怒地说道："一派胡言。"

但是我们现在知道魏格纳是对的。以前人们之所以反对他的思想只不过是人们想不出有什么机制能使整个大陆发生漂移。如果有什么大家都一致公认的事的话，那就是陆地是稳定的。但是一旦当人们发现了板块地质构造学说，也就是研究刚性的板块在其下火热而黏稠的地幔上移动的学说，魏格纳的思想就变得令人信服而为世人所普遍接受了。

这个故事给我们的一个教训就是决不应该仅仅只是因为您想不

224 出一种机制来解释某个新奇的思想就断然否定它。无论您在谈大陆、遗传、赘疣或是假孕时，这一论点都是对的。不管怎么说，远在清楚地认识到遗传机制之前，达尔文就提出了进化论并被普遍接受。

第二个真正反常的例子是多重人格失常或简称为 MPD，在我看来，这一例子在医学中的重要性犹如大陆漂移说之于地质学。尽管这一失常为心身医学之得以成为一门学科领域提供了一个宝贵的可用以进行检验的基础，但是医学界直到今天依然无视这一现象。这一综合征由于史蒂文森（Robert Louis Stevenson）的小说《化身博士》（*Dr. Jekyll and Mr. Hyde*）而名垂千古，它指的是一个人可以有两个或多个不同的人格，其中的每一个都完全觉知不到，或是很模糊隐约也觉知到其他的人格。再者，在临床文献中也偶有报道声称某个人格患有糖尿病，而换了个人格就没有糖尿病了，或是这两个不同人格的各种重要的标记和激素成分（hormone profiles）也各不相同。甚至还有报道说其中一个人格对某种物质过敏，而另一个人格则不过敏；还有一个人格可能有近视，而另一个人格的视力则是 20 / 20。[cxxii]

MPD 有悖常识。在同一个身体之中怎么能生活着两个不同的人格呢？在第 7 章中，我们讲过心智总是一直努力要根据各种各样的生活经历创建起某个协调一致的信念系统。当有些许不一致的地方，您通常会重新调整您的信念，或是如弗洛伊德所讲的那样作某种否认并加以合理化。但是考虑一下下面的情形：如果您有两套信念，每一套就其内在的内容而言都是一致而合理的，但是这两套彼此之间则完全不能相容，那时会怎么样呢？最好的解决方案可能就是把这些信念巴尔干化，创立两个人格而把它们分隔开来。

在我们所有人当中当然也都有这种“综合征”的某些因素。我们会谈到妓女/圣母玛利亚幻想（whore/Madonna fantasies）[1]，并说像下面这样的话：“我三心二意。”“今天我觉得不像我自己。”或者“您一到，他就像换了个人似的。”有可能这种分裂变成货真价实，结果您就有了两个“各不相干的心智”。假定有一套信念说道：“我是休（Sue），是住在波士顿埃尔姆（Elm）大街123号的一个性感女士，晚上到酒吧去搭讪猛哥，喝不搀其他东西的‘野火鸡（Wild Turkey）’牌威士忌酒[2]，并且从来也不做什么艾滋病检查。”而另一个则说道：“我是佩吉（Peggy），是一个住在波士顿埃尔姆大街123号的百无聊赖的家庭主妇，晚上看看电视，除了草药茶之外我什么都不喝，只要有一点小毛病我就会去看医生。”这两个故事截然不同，它们显然讲的是 225
两个不同的人。但是佩吉·休（Peggy Sue）有一个问题：她同时是这两个人。她是在同一个身体之中，实际上是在同一个脑中！或许要使她避免在内心中发生激烈冲突的唯一途径就是像肥皂泡一样把她的信念“分裂”成两串，结果就产生了奇怪的多重人格现象。

按照许多精神病学家的看法，某些MPD的病例是儿童时代受到性侵或是体罚的结果。这样的孩子在长大之后觉得这种受到虐待的经历在感情上不可忍受，她逐渐把这种经历隔离到休的世界之中，而不

1. 这是一个心理分析用语，多指在忠贞的爱情关系中不能维持性唤起的一种情结。弗洛伊德首先提出有这种情结的男子把妇女不是看成圣洁如圣母玛利亚，就是看成堕落如妓女。这种男子只对堕落的性伴侣（妓女）才有情欲，而对他所敬重的伴侣（圣母玛利亚）则不会有情欲。弗洛伊德说道：“这种男子对他所爱的人没有情欲，而使他有情欲的他又不爱。”临床心理学家哈特曼在2009写道，有这种情结“在今天的病人中依然十分普遍”。——译注

2.“Wild Turkey”是美国肯塔基州出产的一种用玉米酿造的威士忌酒的品牌。——译注

是佩吉的世界。但是真正吸引人之处是她为了始终维持这种幻觉，她实际上让每种人格有其不同的声音、音调、动机、习性甚至免疫系统，人们不禁要说这几乎就是两个不同的身体。或许她需要的就是以这种巧妙的手段来保持把这些心智分隔开来，从而避免这两种不同的心智在一起而发生无法忍受的内心冲突这样一种始终存在的危险。

我很想对像佩吉·休这样的人做实验，但是由于缺乏一个我称之为明确的 PMD 病例而到目前为止还未能成功。当我打电话给精神病学界的朋友问他们要病人的名字时，他们告诉我他们见过这样的病人，但是他们中的绝大多数人都有好几个人格，而不只是两个人格。有一个人看起来内心中有 19 个 "不同者（alters）"。此类说法使我对这整个现象深表怀疑。限于时间和资源，每个科学家都得在把时间浪费在含糊不清和不能重复的 "效应"［就像冷聚变、聚合水（poly-water）[1]或是电子摄影术（Kirlian photography）[2]］上和保持头脑开放［记住从大陆漂移说或小行星撞击说（asteroid impacts）[3]中所得到的教训］之间取得平衡。或许最佳策略是把精力集中在比较容易证明或证伪的问题上。

<hr>

1. 聚合水是一种假设的水的聚合形式，这一概念在 20 世纪 60 年代末曾引起许多科学争论。1973 年科学家终于发现所谓的聚合水其实不过是含有某些普通有机化合物的水而已。——译注
2. 1939 年苏联科学家科连（Semyon Kirlian）偶然发现当把一个接到高压电源上的物体放在照相底版上时会产生边上带有光晕的像。因此这种照相术就被称为电子摄影术或科连摄影术。后来有些人企图以此来测量生物的 "能量场"，以为这些 "场" 能反映受试者的身体和情绪状态。这一技术也被一些人用来研究一些现在还没有任何科学根据的假想出来的人体功能甚至通灵术，走上了伪科学的邪路。——译注
3. 一颗足够大的小行星如果撞击地球，按照其撞击的位置可能会引起巨大的海啸、风暴性大火、严冬等灾难。现在普遍认为 6 600 万年之前一颗大约宽 10 千米的小行星撞击地球造成了奇克苏卢勃（Chicxulub）陨石坑和白垩纪——早第三纪（Cretaceous-Paleogene）物种大灭绝。2013 年发生在车里亚宾斯克的陨石撞击事件则提供了无可辩驳的证据。——译注

如果我真的找到了一个只有双重人格的MPD病人,那么我就会给这个人两张账单,这样就可以打消我的怀疑。如果他两张账单都照付不误,我就知道他真的有双重人格。而如果他不是这样的话,那么他就是个冒牌货。不管是哪种情形我都不会输。

如果说得更严肃一点,当病人处在两种不同的状态时,通过测量特殊的免疫反应 [例如由刺激细胞分裂的因子分裂素(mitogens)引起淋巴细胞和血液中的巨噬细胞产生细胞分裂(cytokine),以及引起T细胞产生白介素(interleukin)] 来系统地研究免疫功能会是非常有意思的。这种实验听起来似乎既枯燥乏味又非常专业难懂,但是只有通过做这些实验我们才能把东方和西方的思想交融起来在医学中创造一场新的革命。我的绝大多数教授对像阿育吠陀医学(Ayurvedic medicine)[1]、密教经典和冥想这样的古印度靠触摸和感觉(touchy-feely)的医术嗤之以鼻。但是颇具讽刺意味的是,如果要想追踪某些我们现在用得最多的非常有效的药物的前身的话,那么一直可以追溯到古代的民间方剂,例如柳树皮(阿司匹林)、洋地黄干叶和利血平。说真的,据估计,西医中所用的药物中有30%以上源自植物制剂。 [如果您把真菌也看作是某种"草药"的话,那么这个比例还要更高一些。在古代的中医中,常常把真菌擦到伤口上去。]

所有上面所讲的意思并不是说我们就应该盲目地相信"东方的智慧",而是说在这些古代的实践中也必定有许多有价值的洞见卓识。

---

1. 阿育吠陀(梵文: Āyurveda,意为"长生之术"),也译为寿命吠陀或阿苏吠陀,是印度的传统医学。在这种治疗体系中,人体被认为是自然不可分割的一部分,当身体与自然不调和时,人体的各项机能便会受到阻碍,进而导致生病。在阿育吠陀医疗方法中,主要有三种实施方法:药草疗法、推拿疗法及瑜伽疗法。——译注(引自《维基百科》)

但是，除非我们对此进行系统的"西式"实验，我们永远也不会知道哪些是真正行的（催眠和冥想），而哪些又无效［水晶疗法（crystal healing）］。全世界有若干个实验室正准备进行此类实验，而在我看来，21世纪的上半个世纪将作为神经病学和心身医学的黄金时代而铭记于史。对于刚进入这一领域的新的研究人员来说，这将是一个可喜可贺的时代。

第 12 章
火星人看到红色了吗？

现代哲学中所讲的一切都只是重复、发掘和放弃前人讲过的东西。

—— V. S. 拉马钱德兰

为什么思维这一脑的分泌物要比重力这一物质的性质更为神奇呢？

—— 达尔文

21世纪的上半个世纪，科学将面临对它的最大挑战，这就是要回答一个几千年来都笼罩在神秘主义和玄学氛围中的问题：自我的本质[227]是什么？我生在印度，并按印度传统养育长大，大人教导给我的有关自我的概念是：在我身体里的那个"我"就是游离于宇宙之外并俯视周围世界的一个幻影，是称为虚幻（maya）的一片迷雾。人们教导我说，为了寻求通过智慧到达涅磐之彼岸就要拨开这层迷雾，并领会到您确实就是"拥有整个和谐宇宙体系的那个人"。说来似乎颇具讽刺意味的是，在广泛地接受了西医训练，并对神经病人和视错觉做了15年以上的研究之后，我开始领会到在上述观点中也有不少真理在内：关于有一个统一的自我"居住"在脑中的想法可能确实只是一种幻觉。从我对正常人和脑的不同部位受到损伤的病人所进行的广泛研究中，所有我学到的事实都引向一个令人困惑的概念：您只是从许多信息碎[228]

片中建立起您自己的"现实"，您之所"见"只是世界中所存在着的东西的一个可靠的，然而并不总是精确的表征；您完全觉知不到您脑中所发生的绝大多数事件。事实上，您的绝大多数动作都是由您体内的许许多多和您（您这个"人"）和平共处的下意识的无魂人大军来执行的！我希望迄今为止您所听到的故事已经可以使您相信自我问题远不只是一个玄学之谜，而在现在已成熟到可以进行科学研究了。

但是许多人对于下面这种说法感到困惑：所有我们那些丰富的精神生活，包括我们所有的思维、感受、情绪，甚至我们私密的自我都完全是由脑中小小的原生质的活动产生的。这怎么可能呢？像意识这样谜团重重的东西怎么可能是从头颅里的一团物质中涌现出来的呢？几千年来，有关心智和物质、实体和精神、幻觉和现实的问题，无论在东方还是西方的哲学中都一直是主要的论题，但是几乎没有出现过什么有传世价值的成果。正如英国心理学家萨瑟兰（Stuart Sutherland）曾经说过的那样："意识是一种非常吸引人但是很虚幻的现象：不可能明确说明意识究竟是什么，它究竟是做什么的，或是为什么会进化出意识。有关意识还没有人写出过什么值得一读的著作[1]。"

我并不想装出一副已经解决了这些秘密的样子，[cxxiii]不过我确实认

---

1. 现在这种情况已有所改观，虽然萨瑟兰在这里提到的这些基本问题都还远未解决，但是还是有不少科学家正在用自然科学的方法在这些方面或者更基础一些的方面进行不懈的探索，并出版了一些引入思索的专著。例如 Damasio A R（1999）*The Feelings of What Happens : Body and Emotion in the Making of Consciousness*. Harcourt Brace.（有中译本，但译者不推荐读者阅读该译本）；埃德尔曼和托诺尼著，顾凡及译（2003）《意识的宇宙——物质如何转变为精神》，上海科学技术出版社；Crick F and Koch C（2003）A framework for consciousness. *Nature Neuroscience* 6 : 119-126；科赫著，顾凡及、侯晓迪译（2013）《意识探秘》，上海科学技术出版社；科赫著，李恒威、安晖译（2015）《意识与脑：一个还原论者的浪漫自白》，机械工业出版社。伊格曼著，唐璐译（2013）《隐藏的自我》，湖南科学技术出版社。还有一些权威期刊上也出了一些专刊，例如 *Scientific American* special issue" *The Hidden Mind* "。都值得一读。——译注

为有研究意识问题的新途径，这就是不要把意识问题当作一个哲学问题、逻辑问题或者概念问题来进行研究，而是把它当作一个经验问题。

除了一些怪人（称为泛灵论者，他们相信宇宙万物都有意识，其中包括像蚁丘、恒温器和贴塑桌面这样的东西）之外，绝大多数人都相信意识是由脑产生的，而不是在脾、肝、胰腺或其他器官中产生的。这是一个良好的开端。但是我要把调查范围进一步缩小，我认为意识并不是由整个脑产生的，而只是由执行某种特定形式的计算的某种特异化的脑回路中产生的。[1] 为了说明这些回路的本质和它们所执行的特殊计算，我要从本书中早已讲过的知觉心理学和神经病学的许多例子中举一些出来。这些例子将表明体现出生动的意识主观性质的回路主要是在颞叶的许多部分（例如杏仁体、中隔核、下丘脑和扣带皮层）以及额叶皮层中单个的投射区，也就是扣带回。而这些结构的活动必须满足三条重要的判据，我把它们称为"主观体验特性三定律"（我要向牛顿表示歉意，正是他提出了物理学的三条基本定律）["主观体验特性"的意思就是知觉到的原始感受，像"疼痛"或者"红色"[229]或者"香菇团子（gnocchi with truffles）"这样的在主观上感受到的性质]。我举出这三个定律和实现它们的特异化结构的目的是促进对意识的生物学起源的进一步研究。

就我所关心的问题而言，宇宙中最核心的秘密列举如下：为什么对宇宙总可以有两种平行的描述方法：第一人称陈述（"我看到了红

---

1. 克里克和科赫把这称为"意识的神经相关机制"，并且认为这应该是目前条件下研究意识问题的突破口。关于这个问题的详细介绍，可参阅拙译科赫所著《意识探秘》一书。当然也不是所有用自然科学方法研究意识问题的科学家都同意这一观点。相反的一种观点是认为意识需要全脑的参与。——译注

色 ")和第三人称陈述("当波长为600纳米的光刺激了他脑中的某个通路时他说他看到了红色")？这样两种陈述为什么会那样的不同，但是却又互为补充？为什么并不只有第三人称陈述这样一种陈述呢？因为按照物理学家和神经科学家的客观世界观来说，只有第三人称陈述所讲的内容才是实际存在的。（我们把持有此种观点的科学家称为"行为主义者"。）在他们的"客观科学"的方案中确实甚至不需要有第一人称陈述，这意味着根本就不存在意识。但是我们都清楚事情不是这样的。这使我想起了一个有关行为主义者的俏皮话：一个行为主义者正在热恋之中，他看着他的恋人说道："亲爱的，很明显这对您说来很好，但是这对我说来也很好吗？"这种要想把对宇宙的第一人称陈述和第三人称陈述调和起来的需要（"我"的观点对"他"的观点）是科学上最重要的一个还未解决的问题。如果拆除了这一壁垒，比如说印度的神秘主义者和哲人就是这样想的，那么您就会明白把自我和非我割裂开来只不过是一种幻影，您真的就是那个拥有整个宇宙的人。

哲学家们把这一难题称为主观体验特性（qualia）或主观知觉之谜。在小颗胶状物也就是我脑中的神经元中的离子流和电流怎么会产生像红色、温暖、冷或疼痛这样的知觉的整个主观世界的呢？物质是靠什么魔力转换成了看不到摸不着的感受和知觉的呢？这个问题实在令人困惑，以至于并不是所有人都同意这也算是一个问题。[1] 我要用两个哲学家们很喜欢用的那类简单的思想实验来阐明这一所谓的主

---

1. 查默斯（Chalmers）把意识研究分成"简单问题（easy problem）"和"困难问题（difficult problem）"，前者指的是如意识的神经相关机制这样的问题，他认为神经生物学能解决这样的问题，这一问题也确实在近年来取得了很大的进展，但是问题也还没有完全解决，甚至在一些很基本的问题上，例如意识的神经相关机制究竟是只需要部分脑呢，还是需要整个脑；而后者则是指物理的脑怎样产生主观知觉的问题，其中最基本的就是脑怎样产生主观体验特性的问题，更深一层则还要牵涉自我的问题。这些问题至今还是科学研究上的大难题。——译注

观体验特性之谜。这种想入非非的假想实验在现实生活中实际上是做不到的。我的同事克里克对这种思想实验抱有高度怀疑的态度，我也同意他的看法，认为这类实验很可能有很大的误导作用，因为它们往往隐含着某些回避问题（question-begging）的假设。但是我们也还是可以把它用来阐明逻辑论点，这里我就要把这种方法用来生动地介绍主观体验特性的问题。

首先，请把您自己想象成是将来的某位超级科学家，您对人脑的整个工作机制了如指掌。但不幸的是，您是一位全色盲。您连一个视锥感受器都没有，视锥细胞是视网膜中使您得以区分不同颜色的结构，但是您确实拥有视杆（能看到黑白），并且您在您脑的深处也有完好的处理颜色的结构。因此如果您的眼睛能够区分得出颜色的话，那么您的脑也就能作区分了。

现在假定您这位超级科学家研究我的脑。我有正常的色觉，我可以看到天是蓝的，草是绿的，而香蕉则是黄的。您要想知道我在用到这些颜色的名词时究竟是什么意思。当我看着某些物体，并且把它们说成是绿松石色、苹果绿色或是朱红色时，您对我讲的话就完全是一头雾水。在您看来所有这些东西都只有不同深度的灰色而已。

但是您对这种现象充满了好奇心，因此您就用一架光谱仪测量一只成熟了的红苹果表面。光谱仪指出从这个水果表面发出波长为600纳米的光。但是您依然对这对应于什么颜色毫无概念，因为您体验不到这种颜色。您对此感到困惑，因此您研究了我眼睛中的光敏色素以及我脑中的色觉通路，最后您提出了一种对波长处理定律的完整描述。

您的理论使您得以追踪颜色知觉的整个过程，从我眼睛中的感受器开始，一路向上直到我的脑，您还监视了我脑中产生"红"这个字的神经活动。简而言之，您完全知道色觉定律（或者说得更严格一点，是有关波长处理的定律），您也能预先告诉我，我会用哪个字来描述苹果、橙子或柠檬的颜色。作为一名超级科学家，您一点也不会怀疑您所讲的都完全正确。

您感到很满意，带着您画的流程图走近我说道："拉马钱德兰，这就是在您脑中发生的事情。"

但是我一定会反驳说："当然，这是我脑中发生的。但是我还看到了红色。红在您这张图的什么地方啊？"

您问道："这是什么东西啊？"

"这是那种确有其事的，但是难于用言语表达的颜色体验之一，因为您是全色盲，看来我永远也没有办法给您解释清楚。"

这一例子导致到有关"主观体验特性"的定义：从我的观点看来，这是我的脑状态的一些方面，这些方面看来使得科学描述不完整。

作为第二个例子，请想象有一种亚马孙河里的电鱼，这种电鱼非常聪明，事实上其聪明程度不在您我之下。但是它有我们所缺乏的某些东西，这就是通过其皮肤上的某些特殊器官感觉到电场。就像上个例子中的那位超级科学家一样，您可以研究这种鱼的神经生理学，并发现它身体两侧的电器官如何转换电流，如何把这些信息传输到脑，脑的什么部分对这些信息进行分析，而鱼又是怎样利用这些信息来躲开捕食者，找出食饵等。但是，如果它会说话的话，那么它会说道："好吧！不过你们永远也不会知道感觉电力的感受是怎么回事。"

这些例子清楚地说明了为什么我们认为主观体验特性从本质上来说就是私密的问题。这些例子也说明了为什么主观体验特性的问题并不必然是一个科学问题。您要记得您的科学描述是完整的。只不过您的陈述从认识论的角度来说是不完整的，因为您永远也不会知道有关电场或是红色的真实体验。对您来说，它会永远停留在"第三人称"陈述的阶段。

多少世纪以来，哲学家们都假定在脑和心智之间的这一鸿沟向人们提出了一个深刻的认识论问题：这是一道无法逾越的壁垒。但是真的就是这样吗？我承认至今还从未逾越过这一壁垒，但是由此能不能得出结论说这道壁垒就永远也无法逾越呢？我要争辩说，事实上根本就没有这样的壁垒，在心智和物质、实体和精神之间就其本性来说根本就没有巨大的垂幕将它们割裂开来。事实上，我相信这种壁垒只是表面上的，它只是由语言问题引起的。这类障碍只有在需要把一种语言翻译成另一种语言时才会发生。[cxxiv]

如何把这种思想应用到脑和对意识的研究上去呢？我认为我们在这里处理的是两种相互间难于理解的语言。一种是神经脉冲的语言，也就是神经活动的时空模式，它使我们得以比如说看到红色。第二种语言是那种使我们得以告诉别人我们看到了什么的语言，这就是像英语、德语、日语这样的自然口语，也就是在您和听众之间的空气中传播的疏波和密波。这两者从严格的技术意义上来说都是语言，这也就是说，它们都是富含信息的消息，它们都是要想传达一些意思，在一种情况下是在不同的脑区之间通过突触传导，而在另一种情况下则是在两个人之间传导。

问题是在于，我能告诉您这位色盲的超级科学家有关我的主观体验特性（我看到红色的体验）的描述只是用了口语。但是在这一翻译过程中丢失了难于用语言表达的"体验"本身。您永远也不知道有关红色的那个实际上的"红"究竟是怎么样的。

但是如果我跳过了作为交流媒体的口语，而取一条神经通路（由组织培养产生的或者从另一个人那儿取来的）从我脑中的颜色处理区直接连接到您脑中的颜色处理区（要知道虽然您的眼睛因为没有颜色感受器而不能区分波长，但是您的脑中依然有可以看到颜色的结构），那又会怎么样呢？这条线路使得颜色信息从我的脑直接传到您脑中的神经元，而不需要中介翻译。这是一个现在很难实现的设想，但是从逻辑上说是完全可能的。

先前当我说"红"的时候，对您说来这完全是不知所云，因为这只不过是用了个"红"字，这早就涉及了一种翻译过程。但是如果您跳过了翻译而用一条连线，因此神经脉冲本身直接传到了色觉区[1]，这

---

1. 事实上，现在已经有了一种这种思想实验的一个简化了的现实版本，这就是对视网膜受损而致盲的病人，把摄像机扫描得到的电信号绕过光感受器直接刺激视神经，从而刺激脑的视区，这时病人就可以恢复部分很粗略的视觉，恢复程度的好坏在相当程度上取决于刺激视神经的电极数。有些这种病人甚至能和别人做"剪刀、石头、布"的游戏。——译注

时您或许会叫起来:"喔,天哪,我真正明白了您说的是什么意思了。我正在经历这种奇妙的新体验。"[cxxv]

这一方案推翻了哲学家认为要想认识主观体验特性存在不可逾越的逻辑壁垒的论点。从原则上来说,您能够体验到别的生物的主观体验特性,甚至电鱼的主观体验特性。如果您能够找出鱼脑中感受电的部分在做些什么,假定您能够用某种方法把这些活动转接到您脑中有关的部分,并保持所有适当的相关联结,那么您也许会开始体验到鱼对电的主观体验特性。[1] 好了,我们现在可能牵涉有关是否您一定得是一条鱼才能有它的体验,或是您作为一个人是否也能体验到鱼的体验的哲学辩论中去了,但是这一辩论和我想要讲的论点没有多大关系。我在这里所作的逻辑论点只是关于电的主观体验特性,而不是做一条鱼的整个体验。

这里的关键点是,主观体验特性的问题并不是只对心身问题才有的。这个问题从本质上来说和任何由翻译所产生的问题是一样的,因

---

1. 译者对作者这段话有所保留,尽管译者同意作者所说的原则上有可能让一个人体验到另一个人的主观体验特性,这是因为所有的人脑的结构和功能大体上都是相同的。但是人脑中并没有感受电的脑区,如果把鱼的电感受区的活动(神经脉冲)直接传送到人脑的任何一个部分,它所引起的将是这一部分原来的功能(就像当神经脉冲传到了幻肢病人的业已丧失了的肢体的感觉区时会引起该失去了的肢体在受到刺激的幻觉,但是决不会是一种人类从来也没有感受过的感觉。作者在这里把难于体验他人的主观体验特性归结为不同"语言"之间的翻译问题虽然很有启发,但是在笔者看来,这里的问题并不仅仅限于翻译问题,还有一个接收端把传来的客观神经脉冲转换为相应的主观体验特性的问题。另外,在电鱼问题上即使我们确实产生了一种我们前所未有的感觉(这很少可能),我们又怎么能知道这就是鱼所体验到的对电的主观体验特性呢?这也就是主观体验特性的私密性的问题。说得绝对一点,甚至对作者所讲的在把两个人的对应脑区用神经通路联结起来的思想实验中,虽然那位全色盲的超级科学家可以体验到色觉了,但是由于没有两个人的脑是完全一样的,因此还是很难肯定这位超级科学家所体验到的颜色体验是不是和您的体验完全一样。尽管我们有理由期望两人的体验应该大致相同,但是由于主观体验特性的私密性,我们还是不能保证两者就完全一模一样。当然上面的议论只是笔者的管见,未必就一定对,请读者自行判断。——译注

此不需要在主观体验特性的世界和物质世界之间划出一条鸿沟。我们只有一个有许多翻译壁垒的世界。如果您能克服这些壁垒，那么这些问题就将不复存在。

这可能听上去很像是一种非常专门的理论上的辩论，但是让我给您一个更为现实的例子吧，这是一个我们正准备做的实验。17世纪英国天文学家莫利纽克斯（William Molyneux）提出了一个挑战（另一个思想实验）。他问道：当一个小孩从出生之时起就一直养育在完全的黑暗之中，一直到21岁才突然让他看一个方块，他会怎么样呢？事实上，如果突然让这个孩子看日光，那会怎么样呢？他会体验到有光吗？他会说："啊哈！我现在明白了人们所说的光是什么意思了！"还是他会完全不知所措并且依旧看不见任何东西？（为了便于争论起见，哲学家假定这个孩子的视觉通路并没有因为视觉剥夺而退化，并且他也对看有一个理智上的概念，这正如我们的那位超级科学家在用连线连接起来之前对颜色有一个理智上的概念相仿。）

这其实是一个实际上可以从经验上回答的思想实验。有些不幸的人出生时双眼就有严重的毛病，所以从来也没有看到过世界，并且对"看"究竟是怎么回事充满了好奇心：对他们来说，对"看"的困惑程度正如您对鱼的电感受一样。现在有可能用一种称为经颅磁刺激器的装置直接刺激脑的某个小区域，经颅磁刺激器实际上就是一种极强的磁性在不断变化的磁体，它所产生的刺激可以激活神经组织，其精度达到几度。如果用这种磁脉冲刺激这样的人的视皮层，这样就可以绕过眼睛中失去了功能的光学系统，那会怎样呢？我可以想象到有两种可能的结果。他可能会说："嗨！我感觉到在我头的后部有什么有趣的东西一闪而过。"但是也只是仅此而已。或者他也可能说："喔！天哪！这真是非同寻常，我现在懂得了所有你们这些人讲的是什么意思了。我终于体验到了称为视觉的这个抽象的东西了。所以这是光，这是颜色，这是看！"[1]

这个实验和我们对超级科学家所做的神经连线实验在逻辑上是等价的，因为两者都绕开了口语，而直接刺激盲人的脑。现在您可能会问：如果他确实体验到了一种全新的感觉（您我所称的看），我们怎么就能肯定它确实就是视觉呢？一种方法是寻找他脑中的拓扑结构证据。我可以刺激他视皮层的不同部位，并要他指点外部世界中使他体验到这些奇异的新感觉的各个区域。这有点像当我用一把锤子敲击您的头时，您会看到在外部世界的某处直冒金星，您并不会体验到这些星星是在您的头颅里。这一做法可能提供了可信的证据说明他确实第一次体验到了非常接近我们的视觉体验的感受，虽然这种体验可能没有正常视觉那样敏锐或精细。[cxxvi]

·

为什么要在进化中涌现出主观体验特性（主观感觉）？为什么脑中的某些事件会产生出主观体验特性？是不是只有某种特定形式的信息处理才会产生主观体验特性呢？还是只有几种类型的神经元才 [234]

---

1. 事实上，即使不用经颅磁刺激，现在已经有了一些从一生下来或出生不久就看不到东西而在成年之后消除了使他们不能看东西的障碍之后看东西的实验或观察。有人把刚出生的猫幼仔双眼的眼睑缝合起来，或是完全饲养在黑暗环境中（双眼剥夺），发现不论何时拆线，猫都能像刚生出来的小猫一样重新学会看东西（Mark Bear, Kirkwood, A., Rioult, M. C. & Bear, M. F. 1996 *Experience dependent modification of synaptic plasticity in visual cortex. Nature* 381，526−528）。此外，英国心理学家格雷戈里教授对出生时就因角膜问题致盲的病人 S.B.在52岁时移植角膜复明以后做了详细观察。在做完手术恢复以后刚揭开纱布时，他还是什么也看不到，只是在几天之后他才能开始看到东西，他识别东西在很大程度上是依靠他以前触摸积累的经验以及复明以后的学习，他甚至能把看到的东西大体上画出来，这说明他确实是看到了东西了。不过他对他以前手摸不到的距离的判断很差。有关 S. B.的故事的详细情况请参看 Gregory R.L.（1998）*Eye and Brain— The Psychology of Seeing*（5th Edition）. Oxford University Press 或拙著《脑科学的故事》（上海科学技术出版社，2011）一书中对他工作的介绍。——译注

和主观体验特性有关？［西班牙神经病学家卡哈尔称这些神经元为"精神神经元（psychic neurons）"。］正如我们所知，在细胞中只有一小部分，也就是脱氧核糖核酸（DNA）才直接和遗传有关，而像蛋白质等其他部分则没有什么关系。那么是否有可能只有某些神经回路才和主观体验特性有关，而其他的神经回路则没有关系？克里克和科赫（Christof Koch）很聪明地提出主观体验特性可能来自初级感觉皮层底层的一组神经元，因为这些神经元投射到执行许多所谓的高级功能的额叶皮层。他们的理论振奋了整个科学界，对那些想寻求主观体验特性的生物学解释的人则是给了一剂催化剂。[1]另一些科学家则建议说当您注意某个东西并变得觉知到它时，许多分布很广的脑区的神经脉冲（锋电位）变得"同步化"。[cxxvii]换句话说，正是同步化本身产生了有意识的觉知。[2]这方面还没有什么直接的证据，但是令人鼓舞的是至少看到人们正在试图用实验来探索这个问题。

这些方法非常有吸引力，其主要原因是还原论一直是科学中最成功的策略。正如英国生物免疫学家梅达沃给出的定义那样："还原论是一种信念，这种信念认为整体可能用其组成部分的某个函数（数学意义上的函数概念）[3] 来表征，这些函数和其部分的时空次序有关，也和这些部分相互作用的精确方式有关。"不幸的是，正如我在本书开始时所说的那样，对于任何一个特定的科学问题来说，并不是那么容

---

1. 对于克里克和科赫这一学派的工作的最新进展请参阅科赫著，顾凡及、侯晓迪译（2013）《意识探秘》，上海科学技术出版社；科赫著，李恒威、安晖译（2015）《意识与脑：一个还原论者的浪漫自白》，机械工业出版社。以及科赫为 Scientific American Mind 杂志所写的一系列专栏文章。——译注
2. 埃德尔曼和托诺尼认为产生意识的诸多脑区不仅要有神经元活动的激活和失活，脑区之间有复馈联系和同步活动，而且其活动模式还必须有极高的多样性或者说复杂性。——译注
3. 原文为 function，它有很多意思，在生物学上一般作"功能"或"机能"来理解，但是在这里是作数学上的"函数"概念来理解，所以原作者要这么说。其实，对中译文来说，函数当然是一个数学概念，没有加这个说明的必要。——译注

易就可以先验地知道这个问题应该处于还原论的哪个适当层次上。要想理解意识和主观体验特性，研究产生神经脉冲的离子通道、介导打喷嚏的脑干反射或是控制膀胱的脊髓反射弧都没有多少用，尽管这些问题本身都很有意思（至少对一些人来说是如此）。它们对认识像主观体验特性这样的高级脑功能来说的用处，不会比想通过在显微镜下观察硅芯片来理解计算机程序中的逻辑更有用。但是这却正是大多数神经科学家用来认识脑的高级功能的策略。他们的理由或者是说根本就不存在这样的问题，或者是说只要我们埋头苦干研究单个神经元的活动，那么总有一天可以解决问题。[cxxviii]

哲学家则对这一两难问题给出了另一种回答，他们说意识和主观体验特性都是一些"副现象（epiphenomena）"。在这种观点看来，意识就像是火车发出的呼啸声或是马跑过时的影子：它对脑实际所做的工作并不起什么有因果关系的作用。不管怎么说，您总可以想象一个"无魂人"也完全能以同样方式做有意识的人所做的每件事。敲击一下膝关节附近的肌腱会引起膝跳反射（膝盖中的牵张感受器连接脊髓中的神经，而后者又发送消息到肌肉中去[1]）。意识在其中不起任何作用，一位截瘫患者也可以有很好的膝跳反射，虽然他感觉不到敲击。现在请您想象一下从长波光落在您的视网膜上开始，然后经过一系列中继站，最后使您说出"红"这样一连串远远复杂得多的事件。因为您可以想象这更为复杂的一连串不需要有意识的觉知参与在内的复杂事件，那么由此是不是可以得出结论说意识和这整件事就没有关系

---

1. 更确切地说，是牵张感受器把牵张刺激转换为神经脉冲序列通过感觉神经传送到脊髓，在那里通过突触联系激活运动神经元，后者所发出的脉冲序列通过运动神经驱动肌肉的运动。这是一个单突触的反射弧，不需要高级中枢的参与。——译注

呢？不管怎么说，上帝（或者自然选择）可以创造出某种没有意识的生物，它们也能做和说您所能做或说的一切，虽然"它"并没有意识。

这种论点听上去相当合理，但是事实上这种论点是基于一个错误的假设之上，这就是因为您可以想象某件事在逻辑上有可能发生，因此它在实际上也就有可能发生。但是请您想一下把同一个论点用到物理学上去试试。我们都可以想象有某种东西的运动能比光速还快。但是正如爱因斯坦告诉我们的那样，这种"常识"的观点是错的。仅仅因为某件事从逻辑上想起来有可能并不能保证它在现实世界中就有实现的可能性，即使仅仅是从原则上来说也不行。类似地，尽管您可以想象某种无意识的无魂人可以做您所能做的一切，可能有某些深刻的自然原因不让产生这种无魂人！请注意，这一论点并不能证明意识一定要起某种有因果性的作用，这只是证明您决不可以用"不管怎么说，我可以想象得到"作为开始来对任何自然现象下结论。

我想要试着用一种多少有所不同的方法来认识主观体验特性，要想介绍这种方法，我首先请您用您的双眼来做个游戏。首先，请回想一下在第5章中对所谓的盲点，也就是您的视神经穿出您眼球后壁处所作的讨论。如果您再次闭上您的右眼，把目光盯在图5.2的黑点处，然后慢慢把书页前后移动，您会看到有阴影的圆盘消失不见了。它落在了您的自然盲点处。现在再次闭上您的右眼，举起您右手的食指，并把您左眼的盲点对准您伸直的手指的中段。手指的中段也应该像有阴影的圆盘那样消失不见，但是它就不是这样，手指看上去还是连续的。换句话说，主观体验特性并非只是从理智上推断出手指是连续的，"再怎么说，我的盲点就在那里啊"，您是实实在在地看到了您手指那

"缺失了的一段"。心理学家把这种现象称为"补插"，这是一个有用然而可能多少有些误导的术语，因为这意味着您在空间的某个没有任何东西的区域里看到了某种东西。

　　如果您看一下图12.1，那么这种现象就更为显著了。您还是闭上您的右眼而用左眼看着右边的小白点，并逐渐把书向您移近，直到有一个"面包圈"落到了您的盲点里。因为面包圈的内径（也就是那个小黑色圆盘的直径）要比您的盲点稍小一点，它应该消失不见，而白色圆环应该把盲点裹在里面。假如说面包圈（圆环）是黄色的。如果您视觉正常的话，您看到的就是一个均匀的完整黄色圆盘，这表明您的脑在您的盲点中"补插"进了黄色的主观体验特性（在图12.1中是白色的）。我之所以要这样强调，是因为有些人认为我们只是忽略掉盲点，没有注意究竟发生了什么，他们的意思是说根本就没有什么补插。但是这是不对的。如果您给人看若干个圆环，其中有一个和盲点正好同心，那么这个同心的圆环看起来就会像是一个均匀的圆盘，并且在知觉上会从一片圆环的背景中"跳出"。被您忽略掉的东西怎么可能对您跳出呢？这说明盲点有其主观体验特性，此外，这种主观体验特性还能提供真正的"感觉支持"。换句话说，您并不只是推理说面包圈的中心是黄色的，而是您真的看到了它是黄的。[cxxix]

　　现在让我们来看一个相关的例子。假定我把一根手指横放在另一根手指前（就像一个加号），并看这两个手指。当然，我会把后面那根手指看成是连续的。我知道它是连续的。我在某种程度上会把它看成是连续的。但是如果您问我是不是真的看到了手指中被遮盖掉的部分，我会说没有看到，因为我也知道，有这样的可能，某人实际上是锯了

237

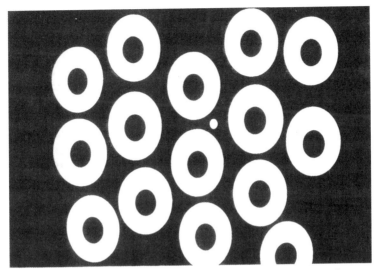

图12.1　一片布满了黄色面包圈（这张图里是白色的）的区域。闭上您右眼，用您的左眼注视图中心附近的小白点。当书的页面离您的脸有 6～9 英寸时，有一个面包圈正好落在您左眼的盲点处。因为面包圈中心的黑斑比您的盲点要稍微小一些，因此它应该消失不见，因而这个黑斑就被周围环中黄色（白色）的主观体验特性"补插"了起来，结果您看到的是一个黄色的圆盘而不是一个圆环。请注意这个圆盘从充满圆环的背景中明显地"跳"了出来。说来奇怪，您借助于您的盲点创建了一个显眼的目标。如果您看不到这种错觉，那么把这张图片放大复印出来，并把小白点沿水平方向移动一点

两段手指把它们放在前面的那根手指的两边来愚弄我。我不能肯定我真的看到了那缺失的部分。

　　把这两种情况作一个对比，相似之处是脑对两者都提供了缺失的信息。那么差别在什么地方呢？黄色面包圈的中心有主观体验特性，而您手指被遮挡的部分则没有，这对您这位有意识的人来说有什么关系呢？其中的差别就在于您无法改变您有关面包圈中心是黄色的意念。您不可能想"或许它是黄的，但是或许它是粉红色的，或许它还是蓝的。"不会这样的，面包圈的中心明明白白地告诉您："我是黄色

的。"在其中心就是有黄色的外显表征。[1] 换句话说，补插出来的黄色并不能由您随意取消或改变。

但是对于被遮挡的手指来说，您可能会想："那里有一根手指的可能性很大，但是还是有可能是某个邪恶的科学家把两截指头放在它两边。"这种情形虽然极少可能，但也不是绝无可能。

换句话说，我可以挑选这样的假定，认为那个起遮挡作用的手指后面可能有别的东西，但是对在盲点中补插进去的黄色却没法这样做。因此有主观体验特性的知觉和没有主观体验特性的知觉之间的关键差别就在于脑的高级中枢不能消除有主观体验特性的知觉，因此这种知觉"更为执著"，而缺乏主观体验特性的知觉则要灵活得多，您可以运用您的想象从许许多多不同的"假想的"输入中任选一个。一旦有了某个有主观体验特性的知觉之后，您就会对此坚持不放。（图12.2中的达尔马提亚狗就是一个很好的例子。您一开始看它时见到的是一大片碎块。然后突然一切都变清楚了，您看到了条狗。粗略地讲，您现在有了对这条狗的主观体验特性。在下次您再看这张图时，您没法不看到这条狗。实际上，我们最近已经说明了一旦当您看到了狗之后，您脑中的神经元已经永久性地改变了它们之间的联结）。[cxxx]

这些例子说明了主观体验特性的一个重要的特征：它不能被消除。虽然这一特征是必要的，但是要用它来解释为什么会有主观体验特性

238

---

1. 对对象的某个独立的单独的特性的表征，而不需要把若干个不同的特性组合在一起才能表征。对于外显表征往往只要一个神经元的发放就能表征，当然这个神经元之所以能这样，需要有复杂神经回路的支持。——译注

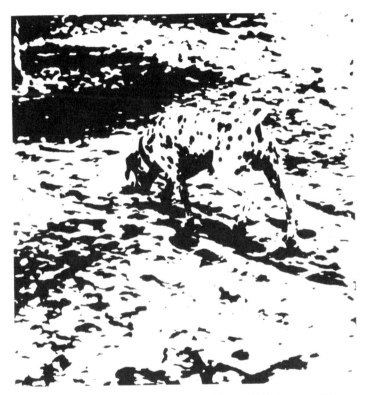

图12.2 一片杂乱的斑点。凝视这幅图画几秒钟（或几分钟），最后您会看到有一条达尔马提亚狗在嗅着因树叶的影子而呈斑驳一片的地面（提示：狗脸向左朝着图画的中心处，您可以看到它的颈圈和左耳朵）。一旦您认出是狗以后，您绝不可能再忘掉。

采用类似的图画，我们最近发现在经过一开始短暂地看过并且一旦"看到"了狗以后，您颞叶中的神经元就发生了永久性的变化。(Tovee, Rolls and Ramachandran, 1996)。达尔马提亚狗的照片是由Ron James提供的

还不充分。为什么呢？事情得这样说，请想象一下，假定您陷入昏迷，而我用光照您的眼睛。如果昏迷不是太深的话，尽管您不会有由光照引起的任何主观体验特性的主观知觉，但是您的瞳孔会收缩。这整个反射弧并不消失，但是并没有伴随着它的主观体验特性。您无法改变

您对这种反射弧的想法，您对这种反射无计可施，这正如在面包圈的例子里您对补插在盲点中的黄色无计可施一样。为什么只有在后者的情况下才有主观体验特性呢？关键的差别是在瞳孔收缩的例子中只有一种输出，也就是只有一种最后结果，因此也就没有主观体验特性。而在黄色圆盘的情形里，尽管所产生的表征无法消除，但是您可以有许多选择，对于这种表征您可以有种种做法。例如，当您体验到黄色的主观体验特性时，您可以说这是黄色的，您也可以想到黄色的香蕉、黄色的牙齿、黄疸病人的黄色皮肤等。而当您最后看到了达尔马提亚狗的时候，您的头脑里可以想到无数的和狗有关联的事物中的任何一个，如"狗"这个字、狗叫声、狗食甚至救火车。显然在您所能做的选择方面没有太多的限制。这是主观体验特性的第二条重要特性：有主观体验特性的知觉给了您选择的余地。因此现在我们找到了主观体验特性的两条功能特性：在输入方面的不可消除性和输出方面的灵活性。

　　主观体验特性还有第三条重要特性。为了根据有主观体验特性的表征决策，这一表征需要存在足够长的一段时间好让您去进行处理。您的脑需要把这个表征保存在某个中间缓冲器或所谓的中间记忆（immediate memory）中。（例如，您得把从电话号码问讯处中得知的电话号码记住，直到用手指拨出号码为止。）但是为了产生主观体验 239
特性，这一特性本身也并不充分。除了作选择和在缓冲器中保存信息之外，生物系统还可以有其他目的。例如捕蝇草只有当捕虫笼内部的纤毛连续两次受到刺激时才会触发关闭动作，显然这里得把第一次刺激的记忆保存下来，并把它和第二次刺激进行比较以"推断"有东西 240
在运动。（达尔文提出这是为了使这种植物避免当其捕虫笼为灰尘粒

子击中而不是有虫子爬进去时误闭而进化出来的。）在这类情形中通
常只可能有一种输出：捕蝇草总是闭合。除此之外，别无他途。这里
缺少主观体验特性的第二条重要特性，也就是选择。我想我们可以有
把握地下结论说，和泛灵论者正好相反，这种植物并没有和检测虫子
有关的主观体验特性。

　　在第4章中，我们在丹尼丝（Denise）[1] 的故事中看到了主观体验
特性和记忆是怎样联系起来的，丹尼丝就是那位在意大利因为一氧化
碳中毒而得了一种非同寻常的"盲视"的少妇。回想起她可以正确地
转动信封而把它投进一条横的或是竖的狭缝中去，虽然她不能有意识
地觉知到狭缝的朝向。但是如果有谁要丹尼丝先看一下狭缝，然后在
要她投寄信件之前把灯关掉，她就再也做不了了。"她"看来几乎在
一霎那间就忘掉了狭缝的朝向，并且不能把信投寄进去。这表示丹尼
丝识别朝向和控制她手臂运动的视觉系统，也就是我们所称的无魂人
或是第4章中所讲的如何通路不仅没有主观体验特性，而且也没有短
时记忆。但是在正常时使她能识别狭缝和认出其朝向的那部分视觉系
统，也就是什么通路则不仅是有意识的，而且也有记忆。（但是"她"
用不了什么通路，因为这条通路损坏了，剩下来的只有下意识的无魂
人，而"它"并没有记忆。）我认为短时记忆和有意识的觉知之间的这
种联系并非偶然。

　　为什么一部分的视觉系统有记忆，而另一部分则没有？其原因可
能如下：有主观体验特性的什么系统之所以要有记忆是因为它要参

1.原文如此，她的名字应该是黛安娜而不是丹尼丝。——译注

与基于知觉表征之上的作选择，而作选择则需要时间。而在另一方面，没有主观体验特性的如何系统则是在一个耦合紧密的闭环中做连续的实时处理，就像您家中的恒温器一样。它不需要记忆，因为它并不涉及要真正地作出选择。因此仅仅是投寄信件并不需要记忆，但是挑选要寄哪封信和决定到哪儿去寄则需要记忆。

这些思想可以在一位像丹尼丝那样的病人身上进行检验。如果您设计出一种情况迫使她作选择，那么无魂人系统（在她体内还是完整无损的）应该就不知所措了。例如，如果您同时给丹尼丝看两条狭缝（一横一竖）并要她投寄信件，她就应该做不了了，因为无魂人系统怎样从这两种情况中选取其中之一呢？事实上，要无意识的无魂人作出选择这一思想本身看来就是自相矛盾的，因为有自由意志本身不就隐含着要有意识吗？ 241

把迄今为止所讲过的总结一下，如果要产生主观体验特性，您就需要有潜在的无数种可能含义（香蕉、黄疸病、牙齿），但是作为出发点，在您的短时记忆中只有一种稳定的、有限的、无法消除的表征（黄）。但是如果这种出发点可以被消除的话，那么这种表征就不会有强的、生动的主观体验特性。可以用下面的例子很好地说明后者的问题：当您看到从沙发底下有一条猫尾巴伸在外面的时候，您就可以推断有一只猫在沙发底下，或是您可以想象有一只猴子坐在椅子上。我们有充分的理由说明这些情况都没有强的主观体验特性，因为根据您的认知系统结构的方式，如果您在这些情况下也有强的主观体验特性的话，那么您就会把它们和真的物体混淆起来，这样您就活不长了。我要再次重复莎士比亚的话："谁能凭想象中的盛宴美餐便治疗辘辘的饥肠？"这真是幸运，否则您就不想吃了，您就会在您的头脑里只产生和吃饱了有关的主观体验特性。类似地，如果任何一种生物只是想象性高潮，它是不大可能把其基因传给下一代的。

为什么这些模糊的、心里想出来的影像（沙发下面的猫、椅子上的猴子）或是信念就不会有强的主观体验特性呢？如果真的有了的话，请想象一下世界会混乱成什么样啊！真的知觉需要有生动的主观体验特性，因为它驱动决策，而您经受不起犹豫不决。而在另一方面，信念和内心的影像则不应该有主观体验特性，因为这些信念和内心影像需要作试探和可以取消。因此您可以相信，您也可以想象在桌子底下有一只猫，因为您看到有一条尾巴伸了出来。但是在桌子底下也可能是一头装了条猫尾巴的猪。不管这一假设的可能性有多么小，您却不得不考虑到有这样的可能性，因为您不时都会碰到令您吃惊的事。

不能任意取消主观体验特性有什么功能上或是计算上的好处呢？一种答案是稳定性。如果您老是在改变您头脑里的主观体验特性，那么可能结果（或者输出）的数目就会是无限的，这样对您的行为就没有了任何约束。在某个时刻您需要说："就是它了。"并给出一个标记，而我们就把这种标记称为主观体验特性。知觉系统遵照下面这样的理性想法：根据现有的信息，您正在看到的有90%的可能性是黄色（或是狗，或是疼痛，或是其他随便什么东西）。因此为了论证起见，我就假定它就是黄的，并按此采取行动。因为如果我老是说："也许它不是黄的。"我就没有办法在下一步选择做一系列适当的动作或思考。换句话说，如果我把知觉当作信念来处理，我就会不知所措（也会优柔寡断而无法行动）。主观体验特性之所以不能被取消是为了消除犹豫不决和下定决心去作出决定。[cxxxi]而这又可能有赖于是哪些特定的神经元在发放，它们发放的强度如何，以及它们投射到哪些结构上去。

.

当我看到有一条猫尾巴从桌子底下伸出来的时候，我就"猜想"或者"知道"这条尾巴大概是桌子底的一只猫的尾巴。但是我并没有亲眼看到这只猫，尽管我亲眼看到了这条尾巴。这就提出了一个很有意思的问题：看到和知道，也就是知觉和概念两者之间的定性区别是不是完全不同的呢？或许这两者是通过不同类型的脑回路来介导的，还是在这两者之间有某个灰色区域呢？让我们再回到对应于我眼睛中盲点的脑区，在盲点处我们看不到任何东西。正如我们在第5章中讨论邦尼特综合征中说过的那样，在我头的后面也有一个很大的另一种类型的盲点区域，在那里我也看不到任何东西（虽然一般人们不用术语"盲点"来称呼这一区域）。当然，您通常并不感到在您头的后面有很大的一片空白，因此您会禁不住要下结论说您就像对盲点做补插那样在某种意义上也对这片空白做了补插。但是事实上您并没有这样做。您做不到这一点。在您的脑中并没有对应于您头后面的这一大片区域的视觉神经表征。如果说您对此做了补插，它的意思就和说您站在一个身前铺有墙纸的浴室中，您会假定这些墙纸也会接着铺到您头的后面。但是即使您假定您头的后面也有墙纸，您并没有真正地看到它。换句话说，这类"补插"纯粹是隐喻性的，并不满足我们有关不能被消除掉的准则。在"真正的"盲点的情况下，就像我们早先说过的那样，您无法改变这个区域受到了补插的感受。但是说到您头后面的区域，您完全可以这样想："非常可能那里也有墙纸，但是有谁知道呢？也许那里有头像也说不定。"

因此对盲点进行补插和注意不到您头后面的事物是完全不同的两回事。但是对此还是有问题可问，您脑中有关您头后面事物的处理和有关盲点处理的不同究竟是定性上的差别呢还是定量上的差别？在"补插"（就是类似于在盲点中看到的那类情况）和仅仅只是猜测（您头的后面可能有些什么东西）之间的分界线是否是完全任意的呢？要想回答这个问题，请想象另一个思想实验。假想我们一直沿着使我们的双眼向我们头的两边移动而同时保持拥有双眼视野的方向进化下去。两个眼睛的视野越来越转向我们头的后面，直到两者几何相遇。我们假定在这个位置上您头的后面在您的双眼之间有一个盲点，这个盲点的大小和您前面的盲点一般大小。这样就产生了一个问题：在您头后面越过盲点的物体会真正地得到补插而产生主观体验特性，就和真的盲点的情况一样呢？还是依旧只是概念上的，可以撤销的，就像你我对我们头后面的事物所体验到的那类想象或是猜测呢？我想肯定会有某个确定的位置，此时影像变得无法撤销，并创建起一个鲁棒的知觉表征，或许是重新创建某个知觉表征并反馈回早期视区。在这个位置上，您头后面的盲区变得在功能上等价于在您前面的正常盲点。这时脑突然转换到表征信息的一个全新的模态，它将用感觉区中的神经元把您头后面所发生的事不可撤销地传送到脑（而不是用思维区内的神经元对头的后面有可能在发生些什么作出有道理然而是推测性的猜想）。

因此尽管用盲点来补齐和对您头后面的补齐从逻辑上来讲可以看作是某种连续谱的两个极端，进化就是要把它们区分开来。对于您眼中的盲点来说，有什么事关重大的东西潜伏在盲点中的可能性非常小，因此简直就可以把这种可能性当成零看待。但是对于您头后面的盲区来说，有什么紧要的怪事（就像有一个持枪的入室劫匪）的可能性要高得多，如果把这个区域不可撤销地用墙纸或者在您眼前的随便什么东西来加以补插，那将是很危险的。

·

到目前为止，我们已经讲过有关主观体验特性的三大定律，也就是用以判断某个系统是否有意识的三个逻辑判据[1]，我们还为此举了盲点和神经病人的一些例子来加以说明。但是您可能会问这些原则的普遍性究竟有多广？对于一些在有关是不是有意识参与在内的有争议的问题上我们是不是也可以应用这些原则？下面是这方面的几个例子。

大家知道蜜蜂可以以很复杂的形式进行交流，其中包括所谓的蜜蜂摇摆舞。一只进行侦察的蜜蜂在发现了一处花粉源之后，会飞返蜂巢并做出复杂的舞姿以告知巢中其余的蜜蜂花粉的位置。这就产生了一个问题，当蜜蜂这样做的时候，它是否是有意识的？[cxxxii]因为蜜蜂的行为只要一旦启动就不能被撤销，同时因为蜜蜂显然是基于对花粉的位置有某种短时记忆表征之上而行动的，这至少满足了有关意识的三条判据中的两条。您可能一下子就下结论说当蜜蜂在进行这样复杂的交流仪式的时候是有意识的。但是因为蜜蜂不满足需要有灵活的输

244

---

1. 说得更确切一点，是有关主观体验特性的三个逻辑判据，虽然主观体验特性是意识的基础和重要内容，但是在笔者看来两者并不等同。对于是否有意识，其他一些学者在以后也给出了一些判据，例如埃德尔曼和托诺尼（Giulio Tononi）提出意识经验都有两大特性：整体性（integration）和分化性（differentiation）。

所谓整体性就是说，每个意识状态都只有单一的"场景"（scene），不可能把这个场景分解成一些独立的成分。也就是说，意识经验是统一的，协调一致的。所谓的分化性是指可以在极短的时间里体验到极大数量的不同意识状态中的任何一个场景。呈现某一特定意识状态意味着在所有可能的意识状态的清单（repertoire）中以极快的速度选中其中之一。埃德尔曼特别强调了清单中可能状态数目的巨大性。意识到某一意识状态也就是排除了其他的可能性，减少了不确定性，因此埃德尔曼也把分化性称为信息性（informativeness）。后一点和作者在此处所讲的第二条原则是完全一致的。——译注

出这第三条判据，因此我认为蜜蜂只是个无魂人。换句话说，尽管信息很复杂、不可撤销并且还有短时记忆，但是蜜蜂只能做一件和此信息有关的事，只有一种可能的输出，也就是摇摆舞。这一论点非常重要，因为这说明光是凭信息处理的复杂性并不足以保证就有意识参与。

我的方案比起其他意识理论有一个优点，这就是这一理论使我们可以毫不含糊地回答下面的问题：当蜜蜂在跳摇摆舞时是否有意识？梦游病人是不是有意识？截瘫病人的脊髓是不是有意识？当他勃起时，他的脊髓有没有自己的性主观体验特性？当一只蚂蚁觉察到外激素时是否有意识？对上述情况中的每一种，我们都不是含糊其辞地说什么我们所处理的是不同程度的意识，这是人们常用的一种标准说法，我们讲的是应该就用上面列举的三条判据来加以判别。举例来说，一位梦游者（当他正在梦游的时候）是否能通得过"百事测试（Pepsi test）"呢？所谓的"百事测试"就是在百事可乐和可口可乐之间作出选择。他有短时记忆吗？如果您给他看百事可乐，把它放进一个箱子里面，把房间里面的灯光熄灭30秒钟，然后再点上灯，他会去拿百事可乐吗（还是像黛安娜身体中的无魂人那样根本不行）？一位患有运动不能性缄默症（skinetic mutism，看上去似乎是清醒的，也能用目光追随您，但是既不会动，也不会说话）的局部昏迷的病人有短时记忆吗？我们现在可以回答这些问题，并且避免就"意识"一词的确切意义究竟是什么无穷无尽地在语义上做含糊不清的争论。

您现在可能会问："那么您上面讲的里面有没有给出什么线索告诉我们主观体验特性可能是在脑中的哪一处呢？"许多人都认为意识就位于额叶皮层，这是很令人感到惊奇的，因为如果您损伤了额叶皮层，主观体验特性和意识本身并没有发生多大变化，尽管病人的个性可能发生极大的改变（他也可能在转换注意力方面遇到困难）。我倒要提出颞叶皮层起了大部分作用，这是因为这些结构如果受到损伤或是活动过度都会对意识产生极大的影响。举例来说，您需要杏仁体和颞叶皮层的其他部分来认清事物的重要性，显然这是意识体验的至关 245 紧要的一个部分。如果没有这个结构，您就成了一个无魂人［就像哲学家塞尔（John Searle）所提出的著名的中文屋思想实验中的那个人 cxxxiii］，您只能对某个要求作出单个正确的输出，但是您完全不了解您的所言所行是什么意思。

每个人可能都会同意主观体验特性和意识并不处于知觉处理的早期阶段，比如说视网膜层次。主观体验特性和意识也不是在实际执行行为时的计划运动动作的最后阶段。相反，主观体验特性和意识与处理的中间阶段关系密切 cxxxiv，在这个阶段创建出稳定的知觉表征（黄、狗、猴子），并且还有意义（在无穷多种可能动作中，您从中选取出最优的一个动作）。这主要都发生在颞叶皮层和相关的边缘系统结构中，从这个意义上来说，颞叶皮层是知觉和动作之间的接口。

这方面的证据来自神经病学。由于脑损伤而对意识产生最严重的干扰的病例来自颞叶癫痫发作，而脑其他部位的损伤则只对意识有小的干扰。当外科医生电刺激癫痫病人的颞叶时，病人有生动的有意识体验。刺激杏仁体是一种最有把握的方法，它可以"回放"完整的经历，例如有关个人经历过的事件的记忆或是非常生动的幻觉。颞叶癫痫发作不仅常常引起意识方面的变化，我这指的是自我认同（personal identity）、个人命运和人格方面的变化，而且还会有非常生动的主观体验特性和幻觉，例如嗅觉和听觉。如果这一切都只像某些人所说的那样只是一些记忆，那么病人为什么会说"我真的感觉到我在重温旧事"？这些发作的特征就是由它产生的主观体验特性非常生动。无论是嗅觉、痛觉、味觉和情绪上的种种感受都发生在颞叶，这就表明这一脑区和主观体验特性以及有意识的觉知之间有非常密切的关系。

选择颞叶皮层，尤其是左颞叶的另一个理由是语言中的相当大部分都是在此表征的。如果我看到一个苹果，颞叶的活动使我几乎同时就认识到其全部含义。在下颞叶皮层辨认出这是一种水果，杏仁体判定苹果对我健康的重要性，韦尼克（Wernicke）区和别的脑区则告诉我苹果的内心映像（包括"苹果"这个词）所激起的意义上的种种细微差别。我可以吃苹果，我可以嗅它，我可以用它做苹果派，取出苹果芯，把种子种下去，用它来"保持健康"[1]，诱惑夏娃如此等等。如果您逐一列举出我们通常所说的与"意识"和"觉知"这些词有关的所有属性，您就会注意到其中的每一条都和颞叶癫痫发作有关，其中包括生动的视幻觉和听幻觉、"灵魂出窍"的体验以及绝对的全能感。[cxxxv]在这一长串意识体验异常的清单中的任何一个单个症状可以在脑的其他部分受到损伤时也出现（例如在顶叶综合征中可以发生身体影像和注意的异常），但是只有当颞叶有损伤时才会同时出现所有这些症状或者这些症状的不同组合。这再一次说明这些结构在人的意识中起到核心作用。

.

---

1. 原文为"keep the doctor away"，这句话取自英语中的一个谚语"An apple a day，keep the doctor away"，意为"每天吃一个苹果，就不用看医生了"。——译注

　　到目前为止我们已经讨论了哲学家所说的"主观体验特性"问题，这种内心状态从本质上来说就是私密的和无法交流的，我也曾试图把它从哲学问题转化成科学问题。但是除了主观体验特性 [对感觉的"原始感受（ raw feel ）"] 之外，我们也必须要谈到自我，也就是您体内的那个"我"，正是这个"我"实际体验到了这些主观体验特性。主观体验特性和自我实际上是同一个硬币的两面，显然没有不为任何人体验到的、游离着的主观体验特性这样的东西，而在另一方面也难于想象有没有主观体验特性的自我。

　　但是自我究竟是什么东西呢？不幸的是，"自我"这个词就像"幸福"或是"爱"这些词一样，我们所有人都能领会这些词的意思，也知道确实有这些东西，但是很难定义它们，甚至很难准确地描述它们的特征。它们就像水银一样，您越是想把它抓起来，它就越是溜开。当您想到"自我"这个词时，您脑中会想到些什么呢？当我想到"我自己"的时候，这似乎就是指把我所有的各种不同的感觉印象和记忆综合在一起（统一性）的那个东西，"负责管理"我的生活的那个东西，作出选择（自由意志）的那个东西，并且似乎是保证在时空上成为单个整体的那个东西。人的下意识就好像是和自我相分离的分裂的人格，而正是这种下意识在实质上掌控了自我。事实上，我们可以列出有关"自我"的所有各种特性的一张清单，就像我们对幸福也可以列出一张清单一样，然后再来逐一找和其中每个方面有关的脑结构。这样做会在某天使我们能对自我和意识有一个比较清楚的认识，虽然我对是否能像用DNA解决遗传之谜那样，能够对自我这个问题找到一个唯一的、无可辩驳的、最终"解决"办法表示怀疑。

247 那么定义自我的是哪些特性呢？我实验室中的一位博士后希尔斯坦（William Hirstein）和我提出下面这样一张清单：

具有形体的自我（*The embodied self*）：我的自我就居留在单个身体之中。如果我闭上眼睛，我有一种生动的感觉知道我身体的不同部分占据了哪些空间部位（对有些部分，这种感觉更强），这也就是所谓的的身体影像。如果您踩了我的脚趾，正是"我"体验到了疼痛，而不是"它"有这种体验。虽然正如我们已经看到过的那样，尽管身体影像从表面上看起来很稳定，其实它很容易受到外界的影响。只要给予几秒钟适当的感觉刺激，您就可以让您的鼻子有三英尺长，或是把您手上的感觉当作是来自桌子（第3章）！我们也知道顶叶回路和从顶叶投射到的额叶区的回路和构造这种影像有关。顶叶上这些结构的损伤可以引起身体影像受到很大的歪曲。病人可能会说她的左臂是她妈妈的或是［就像我在赫尔辛基和哈里（Riita Hari）一起看到过的那个病人一样］（参见第7章注释——译注）声称当她从椅子中立起身来走开以后，她的左半身还依旧坐在椅子上！如果这些例子还不能说服您相信您所觉得的对自己身体的"拥有权（ownership）"只不过是一种错觉罢了，那么就无话可说了。

有感情的自我（*The passionate self*）：很难想象没有情绪的自我，甚至很难想象这样一种状态是什么意思。如果您不明白某种东西的意思或者重要性，那么怎么说您真是有意识地觉知到了它呢？因此，您通过边缘系统和杏仁体的介导而得到的情绪就是自我的一个实质性方面，而不仅仅只是一种"奖品"。｛关于一个纯种的瓦肯人［就像《星际旅行：原初系列》（*original Star Trek*）中斯波克（Spock）的父亲］，除非他也像斯波克一样也有了一些人类的基因，否则他是否真有意识？还是只是一个无魂人？这些都只是一些假设性的问题。}请回想一下，在"如何"通路中的"无魂人"是无意识的，而"什么"通路则是有意识的，我认为这两者之间的差别只是在于后者和杏仁体以及别的边缘系统结构有联系（第5章）。

杏仁体和边缘系统的其他部分都在颞叶，它们保证了皮层，实际上也是整个脑都服务于生物进化的主要目标。杏仁体监视着高层次的知觉表征，并且"把手指已经放在自主神经系统的键盘上了"[1]。它决定了是否要对某事有情绪反应，以及什么样的情绪才是适当的（对蛇的反应是恐惧，对您老板的反应是愤怒，而对您孩子的反应则是慈爱）。它也接收来自脑岛皮层的信息，而脑岛皮层又受到既来自皮肤又来自内脏（心、肺、肝、胃）的感觉信息的驱动，因此我们才可以说到对某事的"内脏的植物性自我（visceral, vegetative self）"或是对某事的"情绪反应（gut reaction）"[2]。（正如我们在第9章中说过的那样，我们用GSR机记录的当然正是这种"情绪反应"，因此您可以认为从严格的意义上来讲内脏自我完全不是有意识自我的一个部分。但是它可以对您的有意识的自我产生深刻的影响，想一想您上次感到恶心而呕吐的情形吧。）

情绪自我的病理学例子中包括颞叶癫痫、卡普格拉综合征和克吕弗-布西综合征。首先可能有一种过于强烈的自我感，这可能部分地是通过一种费迪奥（Paul Fedio）和贝尔（D. Bear）所称的"超联结

248

1. 意指"随时准备指挥自主神经系统采取适当的动作"。——译注
2. 英语中gut既有"内脏"的意思，也有情绪而非理智的意思，在这段话里语带双关。——译注

性（hyperconnectivity）"引起的，所谓的超联结性指的是颞叶皮层感觉区和杏仁体之间的联结被大大加强了。这种超联结性可能引起癫痫反复发作，而永久性地增强了这些通路，从而使病人对他周围的一切（包括他自己！）赋予了深刻的意义。与之相反，有卡普格拉综合征的病人减低了对某些种类的对象（脸）的情绪反应，而患有克吕弗-布西综合征或科塔尔综合征的病人则有更广泛的情绪问题（第8章）。科塔尔病人觉得对这个世界和自己都了无感情，以致他会真的宣称他已死了，甚或还能嗅到他的肉体正在腐烂。

有意思的是我们所称的"人格"（这是自我的一个至关紧要的部分，它持续终生，并且不为他人甚或常识所"纠正"）大概也和这同一些边缘系统结构以及它们和腹内侧额叶皮层有关。损伤额叶对意识并不产生明显的、立竿见影的影响，但是这能深刻改变您的个性。当一根铁撬穿过一位名叫盖奇（Phineas Gage）的铁路工人的额叶后，他的亲密朋友和亲戚都说道："盖奇再也不是原来的那个盖奇了。"在额叶损伤的这一著名病例中，盖奇从一位稳健的、彬彬有礼而勤奋工作的年轻人变成了一个满口谎言、欺骗成性的无赖，他胜任不了任何工作。[cxxxvi]

像第9章中所讲过的保罗这样的颞叶癫痫病人也表现出显著的个性改变，这种变化是如此之大以致某些神经病学家说到"颞叶癫痫人格（temporal lobe epilepsy personality）"。他们中的有些人（讲的是病人，而不是神经病学家）变得迂腐、好争论、自我为中心和喋喋不休，他们也变得执着于"抽象思维"。如果这些特性是颞叶某些部分功能亢奋的结果，那么这些区域的确切正常功能又是什么呢？如果边缘系统主要是和情绪有关，那么为什么在这些脑区的癫痫发作会倾向于产生抽象思维？在我们的脑中是否有其作用主要是产生抽象思维的脑区呢？这是许多有关颞叶癫痫的未解之谜之一。[cxxxvii] [249]

执行行动的自我 (*The executive self*)：经典物理学和现代神经科学都告诉我们您（包括您的心智和脑）居住在一个决定论主宰的像桌球那样的宇宙中。但是您通常不会觉得自己就像一个提线木偶，您觉得自己在亲自主宰。但是似乎自相矛盾的是，您很清楚，由于您的身体或是外部世界所受到的约束，有些事您是可以做的，而另外的一些事则不能做。（您知道您举不起一辆卡车，您也知道您不能给您的老板饱以老拳，即使您想这么做也不行。）在您脑的某处有着所有这些可能性的表征，但是计划发命令的系统（额叶的扣带回和辅助运动区）需要觉知到哪些事您可以下命令去做，而哪些事您是不可以下命令去做的。事情确实是这样，如果某个 " 自我 " 把自己看作完全是被动的，就像是一个无助的旁观者的话，那么这就根本不是什么自我；然而如果某个自我完全被自己的冲动和欲望所左右而采取行动那也是不行的。自我需要有自由意志存在，这就是乔普拉所说的 " 有无穷可能性的整个领域 "。说得更技术性一些，可以把有意识的觉知说成是 " 有条件地对采取动作所做的准备 "。

要想实现所有这一切，我在我的脑中就不仅要有外部世界以及其中的各种物体的表征，而且还要有有关我自己的表征，在这个表征中也要包括我自己的身体，自我正是由于这一独特的递归性质使得它变得如此扑朔迷离。此外，为了使我得以作出选择（他是您的老板，可不能饱以老拳；这是块点心，您够得着去取），外界物体的表征还得和我自己的表征（包括运动命令系统）相互作用。这一机制的错乱就会产生像疾病否认症或身体妄想症这样的综合征（第7章），这种病人会一本正经地声称她的左臂是她兄弟的或者是医生的。

表征自我的这些"具有形体的"和"执行行动的"方面又是和哪些神经结构有关的呢？当损伤了前扣带回之后就会产生一种称为"运动不能缄默症"的奇怪症状，尽管这种病人似乎能觉知到他的周围事物，但是他就静躺在床上什么都不愿做或者是不能做。如果真有失去了自由意志这样的事，那么这种病人就是如此。

有时候顶叶的前扣带受到了损伤，就会发生完全相反的怪事：病人的手不管她有意识的思维和意图而自行其是地去抓东西，甚至在得不到她允许的情况下去做一些比较复杂的动作。例如，哈利根医生和我在牛津的里弗米德医院见过一位病人，当她下楼梯时老是要用左手去抓扶手，她不得不用另一只手强行把左手的手指逐一掰开，这样她才能继续往下走。她那捣蛋的左手究竟是受无意识的无魂人控制的呢还是受她脑中有主观体验特性和意识的另一些部分的控制？我们现在可以用我们的三条判据来回答这个问题。她脑中管移动她手臂的系统是否创造了某个不可撤销的表征呢？它有短时记忆吗？它能作出选择吗？

当您下国际象棋并计划让皇后走下一步时，假定您就是那个皇后，这时具有形体的自我和执行动作的自我都要被用到。当您在这样做的时候，您可以几乎在那个瞬间感觉到自己就附在皇后身上。有人可能会争辩说您在这里只是用了某种比喻，您并没有真正把一枚棋子纳入您的身体影像中去。但是您敢就那么肯定，说您的心智忠实于您自己的身体不也同样只是某种"比喻"吗？如果我突然给皇后一击，您的GSR会发生什么变化呢？它会不会也就像我给您自己的身体一击时那样陡然升高呢？如果真是这样的话，那么您怎么能证实在皇后和您自己的身体之间就有明确的分界线呢？有没有这样的可能性，您在正常情况下所认定的您"自己"的身体也像棋子一样只是一种约定，尽管是一种持久的约定呢？这种机制会不会也是您对您的密友、配偶以及真的是由您自己身体中产生出来的孩子的爱和同感（empathy）[1]的基础呢？

记忆的自我（The mnemonic self）：您对您自己的个人认同感，也就是作为一个在时空中持续存在的个人有赖于一长串有关个人的回忆；您自己的整个经历。把这些记忆组织成一个前后一致的故事显然对构成自我是至关重要的。

我们知道要想获得和巩固新的记忆痕迹需要海马。如果您在10年之前丧失了海马，那么您就不会对那天之后所发生的事件有任何记忆。当然，您还是完全有意识的，因为您还有发生在这之前的记忆，但是确切地说您的存在就冻结在那一刻了。

对记忆的自我的深度错乱可能导致多重人格失常（MPD）。这种失常可以贴切地看成是我在第7章的讨论中提到过的前后一致原则的功能异常。正如我们之所见，如果您有两套互不相容的有关您自己的

251

---

1. 指对他人的感受也感同身受。——译注

看法和记忆，为了防止混乱和无穷无尽的冲突的唯一途径可能就是在一个身体内创造两个人格，也就是所谓的多重人格失常。考虑到这一综合征对认识自我的本质有明显的关系，令人感到惊诧的是主流神经病学对此极少注意。

甚至那种称为多写症的奇怪症状可能也是力图创造和维持某个协调一致的世界观或自我经历倾向的一种夸大形式，这种症状是颞叶癫痫病人倾向于坚持做精细的日记式记录。或许杏仁体的兴奋使得病人觉得所有的外部事件和内心看法都有深刻的意义，因此在他的脑中和自我有关的虚假看法和记忆纷至沓来。除此之外，我们所有人都不时竭力想要仔细考虑一下我们的生活，明白我们的处境，周期性地回顾我们生活中的重要片段，这样您就也有多写症，后者是对这种自然倾向的一种夸大。在我们日常的沉思默想中都会随机地想到一些东西，但是如果这些想法有时正好伴随有微发作而产生欣快感，那么这些沉思默想本身可能就会转化成顽固的想法，病人不论是在他的言语中还是书写中都会一再重复。类似的现象会不会也是狂热的神经基础呢？

统一的自我——意识的协调一致性、补插和虚构症：自我的另一个重要属性是它的统一性，也就是其各种不同属性有内在的协调一致性。我们有关主观体验特性概念的问题是怎样和有关自我的问题联系起来的？研究这一问题的一个途径是追问一下为什么像盲点中补插这样的东西会伴随有主观体验特性。许多哲学家之所以认为盲点并没有被补插，他们最初的想法是脑中没有人在那儿做补插工作，没有一个微小的微型人在监视。

他们声称，因为不存在一个小小的人儿，前提（antecedent）就错了。主观体验特性并不是补插出来的，要是这样想的话就是一种逻辑上的错误。因为我认为主观体验特性是补插进去的，那么是不是这就意味着我相信这些主观体验特性是为了微型人才做的补插呢？当然不是。哲学家的论点都是一些稻草人。应该把推理一步步进行下去。如果主观体验特性是补插出来的，它们就是为了某种事物补插出来的，那么这种"某种事物"又是什么呢？在心理学的某些分支中有某种执行过程或是控制过程的概念，一般认为这种过程就位于脑的前额叶或 ₂₅₂ 是额叶部分。我要说，主观体验特性为之补插的"某种事物"并不是一件"东西"而只是另一种脑过程，也就是和包括部分前扣带回在内的边缘系统有关的执行过程。这一过程把您知觉到的主观体验特性和特定的情绪和目标联系起来，从而使您能作出选择，而这正是传统上所认为的自我所要做的事情。［例如，在我大量饮茶以后，我有感觉或者急需（一种主观体验特性）要小便，但是我正在做报告，所以我选择了把这个动作推迟一段时间，直到报告完毕，但是在报告完了时，我也作出选择表示抱歉先不回答问题而离开一下。］当然执行过程并不代表一个完整的人的所有性质。它并不是某个微型人。反之，这是一种过程，和知觉以及动机有关的某些脑区就通过这种过程影响如计划运动输出之类的另一些脑区的活动。

从这个角度看问题，那么补插就是对主观体验特性所做的某种处理或是"准备"，以使这些主观体验特性可以适当地和边缘系统中的执行机构相互作用。对主观体验特性进行补插可能是必要的，因为空缺会妨碍这些执行机构做适当的工作，降低它们的效率，减弱它们选择适当反应的能力。就像我们的将军无视侦察员报告给他的情报中的欠缺之处，以避免作出错误的决定，控制机构也找到了一种避免空缺的方法，这就是对此进行补插。^{cxvxvii}

这些控制过程在边缘系统的什么地方呢？由于杏仁体在情绪中所起的核心作用，以及前扣带回在执行中的明显作用，控制过程可能就是由和杏仁体和前扣带回有关的系统决定的。我们知道，当把这些结构断开，就会发生和"自由意志"有关的失常，比如说运动不能缄默症^{cxxxviii}和敌手综合征（alien hand syndrome）[1]。不难明白这些过程怎么会引起把自我当成是脑中的一个自主存在，也就是某种"机器内部的鬼魂"的神话。

警觉的自我（*The vigilant self*）：作为主观体验特性和意识的神经回路基础的至关紧要的线索来自另外两种神经病学失常，也就是视幻觉（penduncular hallucinosis）和"警觉性昏迷（vigilant coma）"或者叫运动不能缄默症。

前扣带回和别的边缘系统结构也接收来自丘脑板内核（intralaminar thalamic nuclei）[2]（丘脑中的一些细胞）的活动，而后者又为脑干中的若干细胞群所驱动［其中包括胆碱能外侧被盖细胞（cholinergic lateral tegmental cells）和脚桥被盖细胞（pendunculopontine cells）］。这些细胞的过度活动会引起视幻觉，我们也知道精神分裂症病人正是在这些脑干核团中细胞数翻倍，这也许是引起他们产生幻觉的原

1. 所谓敌手综合征就是某些裂脑病人在胼胝体被断开后不久所表现出来的左右手做相互矛盾的动作的症状，例如一只手解扣子，而另一只手则扣扣子。—— 译注
2. 位于将丘脑核分开的板内的数群神经细胞。—— 译注

因之一。

反过来，板内核或是前扣带回受损就会引起警觉性昏迷或是运动不能缄默症。有这种古怪失常的病人动弹不得、沉默不语和对疼痛刺激反应迟缓（如果还有反应的话）。但是他们显然是清醒和警觉的，他们能把眼睛四处转动并追踪目标。当病人脱离了这种状态之后，他可能会说：“我心中一无所思。我只是不想去做、去想，或是去说任何事。”（这提出了一个有意思的问题：一个对一切都不感兴趣的脑还能有任何记忆吗？如果还有一点的话，那么病人能记起多少细节呢？他能记起神经病学家用针扎他吗？或者他能不能记得他的女友放给他听的磁带？）很明显这些脑干和丘脑回路对意识和主观体验特性起重要作用。不过还存在下面这样的问题有待解决：它们对主观体验特性所起的作用究竟是仅限于“支持性的”呢（一如肝和心脏，它们起的正是这种支持作用）？还是它们真是实现主观体验特性和意识的回路的一个不可或缺的部分？它们究竟是就像录音机或是电视机的电源呢？还是真的是录音磁头和阴极射线管中的电子枪？

概念性的自我和社会性的自我（*The conceptual self and the social self*）：从某种意义上来说，我们有关自我的概念和我们诸如“幸福”或“爱”这样的其他抽象概念并没有本质上的不同。因此，仔细考察一下我们在日常谈话中用到“我”这个词时有哪些不同的意思，可以为我们认识自我究竟是什么及其功能究竟是什么提供一些线索。

举例来说，很明显，抽象的自我概念也需要接触系统“较下层”的部分，这样人才能承认或宣称对下面这许多和自我有关的不同方面负责：身体状态、身体的运动等（这正如您说当您要免费搭车时"控制"了您的拇指[1]，但是当我用橡皮小锤轻扣您的肌腱时您不会说您在控制您的膝盖[2]）。自我概念需要有关自己经历的记忆信息和有关自己身体影像的信息，只有有了这些信息才有可能思考或是谈论自我。在正常的脑中有专门的通路联系两者，但是如果这些通路中有一条或几条受到了损伤，而系统依然想千方百计地做到这一点，结果就产生了妄想。例如在第7章中讨论过的否认综合征中，有关身体左边的信息和病人的自我概念之间没有了传送的通道。但是由于早就有了自我概念，它要自动地把这些信息囊括在内。这样的结果就是病觉缺失或是否认综合征，自我"假定"手臂没有问题，并"补插"出手臂的运动。

自我表征系统的特性之一就是人会用妄想来掩饰该系统内部的缺陷。正如我们在第7章中讨论过的那样，这样做的主要目的是防止老是举棋不定并使行为具有稳定性。但是还有另一个重要的功能就是支持哲学家丹尼特所讲的那种编造出来的自我（created or narrative self），这也就是为了实现某些社会目的，我们要把自己表现为前后一致，并能为别人所理解。我们也表现出承认我们在过去和将来都是同一个人，这就使我们能被人当作社会的一份子。承认并接受对我们过去作为的赞扬或谴责有助于社会（通常是和我们有共同基因的亲族）在其计划中有效地和我们合作，从而提高了我们存活和传宗接代的机会。[cxxxix]

---

1. 在西方国家，当在路边想免费搭乘他人的车时，在看到有车开来时，就伸手做出拇指上翘的手势示意。——译注
2. 医生的一种检查方法，当用橡皮小锤轻搁在另一条腿上的腿膝盖下方的肌腱时，拉伸了相应的肌肉，在正常情况下，肌肉中的牵张感受器会把肌肉受到牵张的信息发送到脊髓，由此引起脊髓中的运动神经元发出信号，让相应的肌肉收缩或舒张，结果就反射性地使小腿上踢。这就是所谓的"膝跳反射"，不需要脑的参与，更不需要意识参与在内。——译注

如果您对社会性的自我有所怀疑，那么请问您自己下列问题：请想象一下您做了件使您极端窘困的事（婚外情的情书和即时快照）。再假定您现在得了一种致命的疾病且活不过两个月。如果您知道检查您的遗物会发现您的秘密，您会不会竭力掩盖有关的蛛丝马迹呢？如果您的回答是"是"，那么就有一个问题，您怕什么呢？您毕竟知道您已不在了，那么在您过世后人们怎么说您对您又有什么关系呢？这一简单的思想实验说明有关社会性自我的思想及其名声并不只是某种抽象的故事。相反，它深深地植根在我们的内心之中，我们甚至还想在死后保护它。许多科学家以毕生的精力顽强地追求死后的名声，不惜牺牲其他一切只是为了在科学殿堂上留下一鳞半爪。

这样我们在这里就遇到了一件最具有讽刺意味的事：按照自我的定义来说，它几乎是完全私密的，但是它在很大程度上却是某种社会的产物，它是您为别人编造的故事。在我们对否认症的讨论中，我提出之所以进化出这种妄想和自我欺骗主要是由于需要使行为有稳定性、内在的协调一致性而产生的副产品。但是由这种需要出发还可能产生出一个重要的附加功能，这就是对别人掩盖真相。

进化生物学家特里弗斯（Robert Trivers）[cxl]提出了一种很巧妙的论点：进化出自我欺骗主要是为了使您可以像一名汽车推销员那样理直气壮地撒谎。不管怎么说，撒谎在许多社交场合可能是有用的，例如在求职面试和求婚时就是如此（"我还没有结婚"）。但是问题出在您的边缘系统常常会泄漏天机，您脸部的肌肉会流露出负罪的痕迹。特里弗斯提出要想防止这种情形的一种方法可能就是首先要欺骗自己。如果您真的相信您自己的谎话，那么就不会有您的脸泄露真相的 [255]

危险。这种对说谎的需求有效地提供了产生自我欺骗的选择压力。

我并不相信可以把特里弗斯的思想作为某种自我欺骗的普遍理论，但是有一类特殊的谎话，他的论点却很有力：在您的能力问题上说谎或者说就是吹牛。夸大您的长处可能会增加您约会的机会，因此更有效地传播您的基因。当然，您为自我欺骗所付出的代价是您可能会变得痴心妄想。例如，告诉您的女友您是一位百万富翁是一回事，而真的相信是完全不同的另一回事，因为您可能开始入不敷出！但是在另一方面，成功地吹牛带来的好处（求婚表示的回报）可能超过了痴心妄想带来的坏处，至少暂时如此。进化的策略总是采取某种折衷。

那么我们能不能做一些实验来证明自我欺骗是在社会环境中进化出来的呢？不幸的是，还没有一种简单的想法可以去进行这样的检验（正如所有进化论的论点都是如此），但是我们的患有否认综合征的病人可能再一次对我们有所帮助，这些病人夸大其词为自己辩护。当医生问到的时候，病人否认自己瘫痪了，但是他对自己也否认他瘫痪了吗？当没有人在看着他的时候，他也这样吗？我的实验表明有这样的可能性，但是我不知道当有别人在场时这种妄想会不会加重。当他满怀信心地声称他能与人拗手劲时，能不能在他的皮肤上记录到电反应呢？如果我们给他看"瘫痪"这个词时又会怎样呢？尽管他否认自己瘫痪了，但是这个词会不会使他感到烦恼而可以记录到一个强的GSR？当一个正常的孩子在幻想的时候（大家知道小孩很容易有这样的行为）会不会也表现出皮肤电变化呢？如果一位神经病学家由于中风而患了病觉缺失（否认综合征）那又会怎样呢？他还会继续就这个问题给他的学生讲课吗？他会高高兴兴地意识不到他自己也得了否认综合征吗？说真的，我怎么知道我本人不正是这样的一个人呢？只有通过提出诸如此类的问题，我们才能开始着手研究科学和哲学所有谜团中最大的一个，也就是自我的本质。

> 我们的欢乐已经结束。我们的这些演员们，256
>
> 我曾经告诉过您，原是一群精灵
>
> 都已化成淡烟而消散了……
>
> 我们都是
>
> 梦中的人物，
>
> 我们的一生
>
> 是在酣睡之中。
>
> ——莎士比亚[1]

　　在过去30多年中全世界的神经科学家惊人细致地研究了神经系统，对精神生活的规律也有了很多认识，并理解到这些规律是怎样由脑产生的。进展的步伐令人振奋，但是与此同时，这些发现也让许多人不安。告诉人们您的生活、您所有的希望、成就和愿望都只不过是您脑中神经元活动的产物，这一点不知怎样似乎总有些令人沮丧。但是我认为这一思想不仅不应使人感到沮丧，而更应令人感到骄傲。包括宇宙学、进化论以及特别是脑科学在内的科学正在告诉我们：我们在宇宙中并不占有什么特权地位，而我们自以为拥有"旁观世界"的私密的非物质的灵魂实际上只是一种错觉（这种错误的想法很久以来一直为像印度教和佛教禅宗这样的东方神秘主义传统所强调）。一旦

---

1. 译文引自朱生豪译、何其莘校《暴风雨》第四幕第一场，载译林版《莎士比亚全集》第七卷（传奇卷，诗歌卷一上）。——译注

您认识到自己远不是一个旁观者，事实上您是宇宙中永恒的不断变动的一份子，这种认识令您感到解脱。最后这种思想也教您感到某种程度的谦卑，而这正是所有正宗的宗教体验的精髓。这种思想很难用语言来表达清楚，不过很接近宇宙学家戴维斯所说：

> 我们人类通过科学至少能掌握自然界的某些秘密。我们已经解开了宇宙的部分密码。为什么只有人类才应该有理性的火花，这给了我们打开宇宙的钥匙，这是一个深深的谜团。我们都是宇宙的孩子，都是一些会动的星尘，但是我们却能反映这同一个宇宙的本质，甚至能一窥支配宇宙的规律。我们是如何得以把自己和宇宙的这些方面联系起来的还是一个谜。但是这种联系却是不容否认的。
>
> 这是什么意思呢？我们作为可能有这样的特殊地位一群的人类究竟是什么呢？我不能相信宇宙中出现我们只不过是出于命运的捉弄，只不过是历史中的一个偶发事件、宇宙这场大戏中的一个偶然出现的光点。我们卷入太深了。人类从肉体上来说也许算不了什么，但是在宇宙的某个行星上的某种生物具有心智确实是件有重要意义的大事。宇宙正是通过有意识的生物产生了自我觉知。这不可能只是普普通通的琐事，不可能是没有心智、没有目的的力量的微不足道的副产品。我们真的就在这儿。

257　　我们确实如此吗？脑科学尽管取得了很大的成就，但是我不认为光靠脑科学就能回答这个问题。但是对我说来，我们能够问出这样的问题本身就是有我们存在的一个最令人困惑的方面。

致谢

过去10年中，我在神经病学领域中的经历一直是非常精彩的，当 ₂₅₉ 每件工作展开时，其中都充满了各种各样意想不到的曲折。伴随我这一旅程的是我许许多多的学生和同事，还有许多我从中吸取灵感的书，我在剑桥和印度求学时的那些老师的形象在我的脑海中依然栩栩如生。我特别要感谢下列人士：

首先要感谢我的父母苏布拉马尼亚姆（Vilayanur Subramanian）和米纳克希（Vilayanur Meenakshi），他们极大地鼓励了我早年对科学的兴趣。[在我10岁时，我爸给了我一台蔡斯（Zeiss）牌的研究用显微镜，我的母亲则吊起了我对化学的胃口，她给了我一本帕廷顿（Partington）的无机化学教科书并帮助我在楼梯底下建立起了一个小小的实验室。] 我的哥哥拉维（Vilayanur Ravi）则使我对诗歌和文学产生兴趣，这些和科学也有许多共同之处，这种共同之处比一般人所想的要多得多。我的妻子黛安娜（Diane）一直是我在脑研究方面的合作者，并帮助我构想了本书中的许多章节。我的两个舅舅哈里哈兰（Parameswara Hariharan）和罗摩克里希纳（Alladi Ramakrishnan）在不知不觉中给我灌输了对视觉和脑科学的兴趣 [当我还只有十几岁时，罗摩克里希纳博士就督促我投寄给《自然》（*Nature*）杂志一篇文章，这篇文章被接受和发表了]。我也要深深感谢我以前的老师们：佩蒂格鲁（John Pettigrew），布拉迪克（Oliver Braddick），布莱克莫尔，惠特里奇（David Whitteridge），巴洛（Horace Barlow），坎贝尔（Fergus Campbell），格雷戈里，麦凯（Donald MacKay），瑟罗凡伽达姆和库蒂（P.K. Krishnan Kutty）。我也要感谢我的许多同事、朋友和学生：亚伯拉罕（Reid Abraham），奥尔布赖特（Tom Albright），阿拉蒂（Krishnaswami Alladi），奥尔曼（John Allman），安斯蒂斯（Stuart Anstis），阿梅尔（Carrie Armel），阿提叶（Richard Attyeh），贝茨（Elizabeth Bates），布鲁姆，博德（Mark Bode），卡瓦纳（Patrick Cavanagh），科布（Steve Cobb），D. 多伊奇（Diana Deutsch），德雷克（Paul Drake），丁辛（Sally Duensing），埃利斯（Rosetta Ellis），法拉（Martha Farah），加林（David Galin），吉尔克利斯特爵士（Sir Alan Gilchrist），吉林（Chris Gillin），格鲁希（Rick Grush），I. 哈里哈兰（Ishwar Harihanan），L. 哈里哈兰（Laxmi Harihanan），希利尔（Steve Hillyer），休伯尔（David Hubel），贾汉（Mumtaz Jahan），哈齐（Jonanthan Khazi），金迪（Julie Kindy），库马尔（Ranjit Kumar），利文斯通（Margaret Livingstone），麦克劳德（Donald MacLeod），J. 米勒（Jonathan Miller），中山（Ken Nakayama），纳伦达（Kumpati Narenda），珀尔缪特尔（David Pearlmutter），普卢默（Dan Plummer），波斯纳（Mike Posner），普拉巴卡（Alladi Prabhakar），普雷斯蒂（David Presti），赖希勒（Mark Raichle），C. 拉马钱德兰（Chandramani Ramachandran），罗扎尔（William Rosar），鲁姆（Vivian Roum），沙天（Krish Sathian），席夫（Nick Schiff），谢伊诺夫斯基（Terry Sejnowski），玛格丽特·塞雷诺（Margaret Sereno），马特·塞雷诺（Marth Sereno），斯奈德（Alan Snyder），斯里拉姆（Subramanian

Sriram），斯塔尔（Arnie Starr），斯托纳（Gene Stoner），苏达尔山（R. Sudarshan），泰勒（Christopher Tyler），瓦伦蒂（Claude Valenti），维迪亚沙伽（T.R. Vidyasagar），威廉姆斯（Ben Williams）和托尼·扬。特[260]别要感谢阿拉波迪（Miriam Alaboudi），阿尔特舒勒（Eric Altschuler），阿西利亚（Gerald Arcilla），宾厄姆（Roger Bingham），博根（Joe Bogen），P. 丘奇兰，保罗·丘奇兰（Paul Churchland），克里克（Fancis Crick），克里克夫人（Odile Crick），H. 达马西奥（Hanna Damasio），T. 达马西奥（Tony Damasio），弗里品（Art Flippin），福尼（Harold Forney），希尔斯坦，尤勒茨（Bela Julesz），莱维（Leah Levi），R. 马尼（Rama Mani），M. K. 马尼（M. K. Mani），罗宾斯（Charlie Robins），罗克（Irvin Rock），萨克斯，施瓦茨（Elsie Schwartz），希瓦（Nithya Shiva），斯迈西斯（John Smythies），斯通（Lance Stone）和威尔斯（Christopher Wills）。

我也要感谢加利福尼亚大学圣迭戈分校（UCSD）和脑与认知中心（人信息处理中心，CHIP），这给了我一个极好的学术环境。根据国立研究院（National Research Council）最近的调查，UCSD在神经科学方面全美排名第一。幸运的是它还和许多邻居有紧密的关系，其中包括索尔克研究所，斯克利普斯医院（the Scripps Clinic）和神经科学研究所，这就使拉霍亚（La Jolla）成了全世界神经科学家的圣地。

我在本书中所讲的许多研究都是在拉霍亚做的，但是在我每年访问印度时，也对那里的病人进行研究。我要为神经病学研究所、马德拉斯总医院、班加罗尔（Bangalore）的塔塔基础研究所（Tata Institute of Fundamental Research）的慷慨支持表示感谢。

本书中讨论过的某些思想源自我和一些学生和同事的讨论，其中包括阿尔特舒勒（对安慰剂和身体妄想症所做的实验），宾厄姆（进化心理学），克里克（意识和主观体验特性，顶叶如何通路中所用的术语"无魂人"），A. 多伊奇（Anthony Deutsch）（和会说话的猪的类比），法贝尔（Ilya Farber）（否认症病人对臂运动的感觉），格雷戈里（主观体验特性，补插和镜子），L. 哈里哈兰（儿科诊断），豪泽（Mark Hauser）（蜜蜂的意识），希尔斯坦（我和他一起写了第12章早先的一个草稿），贾汉（Esmeralda Jahan）（艺术和脑，否认症），莱昂（Ardon Lyon）（盲点），佩蒂格鲁（天赋和脑大小的关系），拉斐尔（Bob Rafael）（身体妄想症），罗杰斯-拉马钱德兰（Diane Rogers-Ramachandran）（模拟注射实验），施奈德（在有关低智特才综合征的一节中纳迪亚所画的马和达·芬奇所画的马之间的相似性）以及威尔斯（他帮助我写作第5章的早先的一个草稿）。

我也要感谢我的经纪人——EDGE基金会主席布罗克曼（John Brockman），他不仅努力促使我写本书，并竭尽所能帮助弥合这"两种不同的文化"。就像英国维多利亚时代布里奇沃特（Bridgewater）的厄尔（Earl）组织约稿了许多科普书一样，布罗克曼也是20世纪后期传播科学知识的有力推动者。我也要感谢布莱克斯利和夏拉（Toni Sciarra），他们一直鼓励我完成写作计划，并且帮助我使本书适合广大的读者群阅读。

最后，我也要对我的病人们深致谢意，他们经常在做试验时枯坐良久，当我在进行试验时，他们中有许多人对自己的困境深感好奇。有时候我从和他们的交谈中以及阅读他们所写的信件中学到的东西比我在参加学术大会时从我的同事中学到的还要多。

注释

第1章

i 当然我这里讲的只是风格而已，而非内容。撇开谦虚不说，我怀疑本书中所讲到的观察有哪一个能和法拉第的发现同等重要，但是我确实认为所有的实验科学家都应该力求效仿他的这种风格。

ii 当然这并非要人迷信低技术科学。我的意思只是说，说来奇怪，简陋的设备有时也能起促进作用，而不是阻碍作用，这是因为它们迫使您要富于创造性。

虽然如此，无可否认，新技术也像新思想一样推动科学进步。像正电子发射断层扫描（PET），功能磁共振成像（fMRI）和脑磁图（MEG）这些新成像技术的出现，很可能在下一个千年中使脑科学产生革命性的变化，这是因为这些技术使我们得以看到当人在进行各种智力任务时活脑的活动。（参阅 Posner and Raichle，1997 和 Phelps and Mazziotta，1981。）

不幸的是，当下有许多夸大之词泛滥成灾（这几乎是19世纪颅相学现象的翻版）。但是如果应用得当，这些仪器也是非常有帮助的。最理想的实验是要能把成像和有关心智是如何工作的清晰而可以检验的假设结合起来。有许多追踪一连串事件而得以认识脑内发生了些什么的例子，本书中要讲到一些这样的例子。

iii 用昆虫来回答这个问题要更容易一些，昆虫有特定的发育阶段，每个阶段都有固定的生命期（life span）。[举例来说，有一种蝉（*Magicicada septendecim*）有17年处于未成熟的蛹阶段，而作为成虫则只有几周时间！] 对其施用变态激素蜕化素（ecdysone）或其抗体，或是对缺乏这种激素基因的变异昆虫施用它们，那么从理论上来说就有可能分别操控每个阶段的时间，并看看这些阶段对整个生命期的贡献。举例来说，如果阻断蜕化素的话，是否可以使毛虫长期维持在这种状态，反过来则是否使它变成蝴蝶而延长它在蝴蝶阶段的时间？

iv 远在沃森和克里克对脱氧核糖核酸（DNA）在遗传中的作用作出解释以前，1928年格里菲斯（Fred Griffiths）就证明了，当加热杀死了一种细菌 —— S菌系肺炎球菌，并把从中提取出来的一种化学物质注射到小鼠中，同时还注射另一种菌系（R菌系），后者就会"转化为（transformed）"S菌系！很明显S细菌中一定有某种东西使得R细菌变成了S细菌。接着在20世纪40年代，埃弗里（Oswald Avery），麦克劳德（Colin Macleod）和麦克加蒂（Maclyn McGarty）说明这种反应是由一种化学物质DNA引起的。这隐含着DNA中有遗传密码，这本来应该在生物学界中激起滔天巨浪，结果却只有小小涟漪。

264 v 历史上研究脑有许多不同的途经。有一种在心理学家中盛行的方法称为黑箱方法：您系统地改变对系统的输入并观察输出如何变化，然后构建有关在两者之间发生了些什么的模型。如果您觉得这听起来很乏味，它也确实乏味。但是这种方法也取得了某些巨大的成就，例如发现了色觉机制的三色说。研究人员发现您所能看到的所有颜色都可以通过把三种原色（红、绿、蓝）以不同的比例混合起来得到。他们由此推论说在我们的眼睛中只有三种感受器，其中每一种都只对一种波长的光有最大反应，但是对其他波长的光也有较弱的反应。

黑箱方法的问题是人们迟早会面对多个相互竞争的模型，而要确定究竟哪个模型才是对的唯一方法就是打开黑箱，这也就是说，对人和动物做生理学实验。举例来说，我就很怀疑有哪个人能只看消化系统的输出就发现它是如何工作的。光是采取这种策略，没有人能通过推论得出会有咀嚼、蠕动、唾液、胃液、胰腺酶或胆汁，也不可能理解仅仅肝脏就有许多种功能来帮助消化过程。但是大多数心理学家（他们被称为功能主义者）坚持认为仅仅采用计算的、行为主义的或"逆向工程的"方法就可以认识内心（mental）过程，而无需下顾头颅里的那一团物质。

当涉及生物系统的时候，认识结构对认识功能至关紧要，这种观点正好和有关脑功能的功能主义或黑箱方法完全相反。举例来说，请想想看我们是如何认识DNA分子结构的，也就是它的双螺旋结构，这完全改变了我们对遗传的认识，在此这前，遗传一直是一种黑箱样的对象。事情确实如此，一旦发现了双螺旋，很明显，DNA分子的结构逻辑就决定了遗传的功能逻辑。

vi 在半个多世纪里，现代神经科学一直沿着还原论的道路发展，它
把事物分解成更小的部分，希望能通过认识所有这些小的部分而
最终得以解释整体。不幸的是，许多人认为既然还原论在解决问
题时很有用，因此光用它就足以解决问题，一代又一代的神经科
学家就是按这种教条培养出来的。对还原论的这种误用导致了一
种顽固的错误信念，这就是还原论本身总会以某种方式告诉我们
脑是如何工作的，而实际上真正需要的是要在不同层次的知识之
间架起桥梁。剑桥生理学家巴洛（Horace Barlow）最近在一次科
学会议上指出，在过去50多年中我们十分仔细地研究了大脑皮
层，但是对于它是如何工作的，或是它在做什么还毫无概念。他
的下列说法令听众大为震惊：我们就像是访问地球的无性的火星
人，他们花了50年时间仔细地研究了睾丸的细胞机制和生物化
学，但是对于什么是性还是一无所知。

vii 加尔（Franz Gall）是一位18世纪的心理学家，他创立了当时红极
一时的伪科学颅相学，他把模块学说推到了最荒唐的极端。有一
次，加尔在作演讲时注意到有一位很聪明的学生有一对突出的
眼球。加尔开始考虑他为什么有突出的眼球，或许额叶和智能有
关。或许这个孩子的额叶特别大，从而把他的眼球推向前。加尔
根据这种牵强的推理开始了一系列实验，就是测量人颅骨的隆起
和凹陷。通过找出这方面的差别，加尔开始把形状和不同的心智
功能联系起来。颅相学家很快就"发现"了和下面这些微妙特征
有关的隆起：崇敬、小心、高尚、贪婪、守口如瓶。我的一位同事
最近在波士顿的一家古董店里看到一个颅相学的胸像，在一处隆
起上标注有"共和党精神"！颅相学在19世纪后期和20世纪初还
很盛行。

265

颅相学家对脑的大小和智力之间的关系也很感兴趣，他们断言重
一点的脑要比轻一些的脑更聪明。他们还声称平均说来黑人的脑
要比白人的脑小，妇女的脑要比男子的脑小，由此他们认为脑大
小上的这种差别可以"解释"这些不同群体在平均智力方面的差
别。最具有讽刺意味的是当加尔死后，人们称量了他的脑，并发
现他的脑比妇女的平均脑重还要轻若干克。[古尔德的《对人的

误测》（The Mismeasure of Man）一书对颅相学的错误作了最有
说服力的批评。]

viii 哈佛的神经病学家格施温德（Norman Geschwind）在给外行听
众演讲时最喜欢举这两个例子。

ix 关于包括海马在内的内侧颞叶皮层结构在记忆形成中所起的
作用的猜想可以追溯到俄国精神病学家科尔萨科夫（Sergei
Korsakov）。B. 米尔纳（Brenda Milner），魏斯克莱茨（Larry
Weiskrantz），沃林顿（Elizabeth Warrington）和斯夸尔（Larry
Squire）出色地研究了病人 H. M. 和其他一些像他那样的健忘症
病人。

有一些研究人员探索了加强神经元之间联结的细胞实际变化，其
中最出色的是坎德尔（Eric Kandel），阿尔孔（Dan Alkon），林奇
（Gary Lynch）和谢伊诺夫斯基（Terry Sejnowski）。

x 我们做数值计算（加减乘除）似乎不费吹灰之力，因此很容易就
得出结论说这种能力是有"硬件布线（hard-wired）"的。但是事
实上，只是在公元3世纪印度引入了位值和零这两个概念之后，
这才变得不费吹灰之力。这两个概念以及有关负数和小数的想法
（也是印度提出来的）一起奠定了近代数学的基础。

甚至有人宣称在脑中有"数字线（number line）"，这是对数的一
种标量图示，图中的每个点都是一串发出特定数值信号的神经
元。有关数字线的抽象数学概念一直可以追溯到9世纪的波斯诗
人和数学家海亚姆（Omar Khayyám），但是有没有什么证据说
明在脑中确实存在这样一条线呢？当问正常人两个数中哪个大
些时，如果两个数比较接近，那么这种比较所花的时间就要比两
个数相差更大的时候要长一些。对比尔来说，数字线看起来很自
然，因为他对大致的定量估计并没有问题，例如他比较哪个数
大些和哪个数小些，或者为什么说恐龙的骨骼已有6千万零3年
的说法是不恰当的。但是对数值计算和在脑子里对一些数字进

行估计来说，在脑的各处各有其机制，为此您需要左半球的角状回。有关计算不能（dyscalculias）问题的一个可读性很强的读物可参阅 Dehaene, 1997。

266　　我在这里的同事，也就是加州大学圣迭戈分校（UCSD）的里卡德（Tim Rickard）博士，他通过功能磁共振成像（fMRI）发现"数值计算区"实际上并不完全位于经典的左侧角状回本身，而是在其稍前一点处，但是这并不影响我的主要论点。用现代成像技术发现"数字线"只是时间问题。

第 2 章　　xi　　在本书中，我对病人都用了假名。对地点、时间和场合也都作了实质性的改变，但是所讲的临床细节则尽可能保持精确。如果读者想知道更详细的临床信息，则请查阅原始的临床论文。

在一两个例子中，当我描述某个经典的综合征时（例如第 6 章中要讲的忽略症综合征），我把好几个病人的症状集中起来，以便造出一个神经病学教科书中讲到的此类病人的混合体，这是为了强调这种失常的一些最突出的方面，虽然没有哪一个具体的病人会表现出那里所讲的所有症状。

xii　　Silas Weir Mitchell, 1872 ; Sunderland, 1972.

xiii　　亚里士多德是对自然现象的一位敏锐的观察者，但他从来没有想到过要做实验，也没有想到过可以做推测，并系统地做实验来验证这些推测。例如，他相信妇女的牙齿要比男子少。其实要想证实或否定这一理论，只要请许多男子和妇女张开他们的嘴巴，让他数一下他们的牙齿就行了。真正意义上的现代实验科学始于伽利略。当我有时听到一些发育心理学家断言婴儿是"天生的科学家"时不胜惊诧，因为对我说来很清楚的是连成人都并非如此。如果对人的心智来说实验方法是完全自然而然的话（这些人是这样断言的），那么为什么我们不得不等了几千年才等到伽利略，并产生了实验方法？以前每个人都相信大的重物要比轻的物体掉落得快，但是仅仅用了5分钟的实验就证明了这是错的。（事实上，实验方法和人的心智格格不入，以致伽利略的许多同事在亲眼目睹他的落体实验之后依然不能接受！）甚至时至今日，在科学革命开始300年后，人们还难于理解为什么要做"对照实验"或做"双盲研究"。（一个常见的谬误是："我服用药片A后好过些了，因此我之所以好些了就是因为我服用了药片A。"）

xiv　Penfield and Rasmussen, 1950。

为什么会有这样特殊的安排，其原因还不太清楚，或许这种原因潜藏在我们种系发生的历史过程中而已难于寻找。宾州大学（University of Pennsylvania）的法拉（Martha Farah）提出了一个假设，这一假设和我的［以及默策尼希（Merzenich）］有关脑映射区是高度可塑的观点是一致的。她指出了在蜷曲的胚胎中，手臂通常在肘部弯起来，而使手接触到脸颊，而腿的弯曲则使脚碰到生殖器。在胚胎中这些身体部分不断地一起激活，而相应的神经元则同步放电，这些因素可能造成了它们在脑中的相互靠近。她的想法很有新意，但是还不能解释为什么在另一些脑区（皮层中的S2）—— 脚（不只是手）也靠着脸。我个人的倾向是认为即使映射图可以为经验所修饰，但是它们的基本蓝图是遗传决定的。

267

xv　英国伦敦大学学院（the University College, London）的沃尔（Patrick Wall, 1977）和加州大学旧金山分校的杰出神经科学家默策尼希（Mike Merzenich, 1984）首先清楚地提供了有关中枢神经系统中"可塑性"的实验证据。

庞斯及其同事（1991）则表明从手来的感觉输入可以激活成年猴皮层中的"脸区"。

xvi　当人从摩托车中被高速抛出时，常常有一条手臂在肩部被局部猛扭而发生一类自然产生的脊髓根切断。当猛拉手臂时，从手臂传到脊柱去的感觉神经（背根）和运动神经（腹根）都从脊髓上拉断下来，因此即使手臂还连在身体上，它也完全瘫痪并且丧失了感觉。问题在于病人的手臂有多少功能（如果还能有那种功能的话）还有可能在康复期内得到恢复？为了探索这个问题，生理学家切断了一群猴从手臂传到脊髓的感觉神经。他们的目的是为了尝试让猴子重新学会使用手臂，从对这些动物的研究中得出了许多有价值的信息（Taub et al., 1993）。这一研究在进行了11年之后，由于动物权利积极分子抱怨这些实验不必要的残酷，这些猴子出了名。这些所谓的银泉猴（Silver Spring monkeys）被送到了专门为灵长类动物设置的相当于老人院的地方养老送终，因为据说它们很痛苦，因此计划把它们处死了事。

庞斯博士及其同事主张安乐死，但是他们决定先从他们的脑中进行记录，看看其中发生了什么变化。在进行记录之前对猴子进行了麻醉，因此在整个过程中它们不会感到任何痛苦。

xvii   Ramachandran et al., 1992 a, b; 1993; 1994; 1996.

Ramachandran, Hirstein and Rogers-Ramachandran, 1998.

xviii   许多以前的研究者（Weir Mitchell, 1871）早就注意到过，刺激残肢上的某些触发点会引起已经没有了的手指的感觉。詹姆斯（William James, 1887）曾写道："一阵风吹过残肢，其感觉就像吹过了幻肢"（也请参阅 Cronholm, 1951 的重要专著）。不幸的是，彭菲尔德映射图或是庞斯及其同事的结果都生非其时，因此对这些早年的观察就有了几种不同的解释。例如人们可能会期待受损的神经会重新支配残肢，如果真是这样的话，那么就有可能解释为什么从这些区域来的感觉好像是从手指上来的。甚至当远离残肢的刺激点引起我们所提到的感觉时，这种效应也常被归之于"神经阵列（neuromatrix）"中的弥散联结（Melzack, 1990）。我们观察的创新点在于我们发现了脸上真的有拓扑组织的映射图，并发现了像"流淌""metal（疑有印刷错误。——译注）"和"摩擦"（还有温觉、冷觉和振动觉）这样比较复杂的感觉也可以以某种有模态特异性的方式由脸传到幻手。很明显，这不可能归因于偶然刺激了残肢的神经末端或是刺激了弥散联结。我们的观

268

察意味着至少在某些病人中，即使是成人脑也能极快地形成高度精确的有组织的新联系。

此外，我们努力系统地把我们的发现和生理学研究结果［特别是庞斯等人（Pons et al., 1991）有关"映射图重组"实验的结果］联系起来。例如我们说明我们之所以经常在脸下部区域和截断面附近看到有两串这种点的原因，这是因为皮层和丘脑中感觉侏儒的手映射区旁边一边是脸，而另一边则是上臂、肩和腋窝。如果来自位于断面上方残臂和来自脸的感觉输入"侵入"到手在皮层上的领土，那么就一定可以预见到这种情形。这一原理使我们可以认识到体表点的邻近性和脑映射区的邻近性是两回事，我们把这一思想称为我们所提到的那些感觉的映射区重组假设。如果这种假设是对的话，那么在腿截断以后，就可以预期生殖器上的感觉会转到脚上，这是因为身体上的这两部分在彭菲尔德映射图中是相邻的。（参阅Ramachandran, 1993b；Aglioti et al., 1994）。但是决不会看到脸上的感觉会转移到幻脚或从生殖器上来的感觉会转移到幻臂的情形。也请参阅尾注x。

xix　最近麻省总医院（MGH）的博苏克，布赖特（Hans Breiter）和他们的同事表明在有些病人中，仅仅在截肢后几个小时，触摸、用刷子刷、摩擦和针刺脸的感觉就会（以一种有模态特异性的方式）转移成幻脸上的感觉（Borsook et al., 1998）。由此可以很清楚地看到，去抑制（disinhibition）或"掩蔽（masking）"先前早就有的联系至少对这种效应是有贡献的，虽然也有可能会长出新的联结。

xx　如果映射区重组的假设是正确的话，那么切断三叉神经（它支配半个脸）的结果应该正好和我们在汤姆身上看到的现象相反。对这种病人来说，碰碰他的手，应该就会引起脸部的感觉（Ramachandran, 1994）。最近S. 克拉克（Stephanie Clark）及其同事在一系列巧妙而严谨的实验中检验了这一预测。她们因为要从病人的三叉神经节附近切除一个肿瘤，不得不切除这个神经节，两个星期之后，她们发现每当碰到病人的手的时候，病人就有脸部受到触摸的感觉，尽管从脸部出发的神经早就切断了。在她的脑中，从手皮肤来的输入侵入到了原来她脸部在皮层中的领土，而现在这个区域没有了来自脸部的输入。

有趣的是，当触摸这位病人的手时，她只在脸上有感觉，而在手上倒没有感觉。有一种可能性是，在开始映射区重组时有某种"超射（overshoot）"，也就是说从手皮肤到皮层脸区的新的感觉输入可能比原来的联结更强，因此脸部感觉就占了支配地位，并掩盖了较弱的手上的感觉。

xxi　Caccace et al., 1994。

xxii　我们所提到的那些感觉给了人们一个机会去研究成人脑中不断变化着的皮层映射区，但是问题依旧存在，那么映射区重组的功能又是什么呢？这是一种副现象吗？也就是说是由婴儿期残留下来的可塑性吗？还是它是成人脑中继续存在的一种功能？例如在手臂截肢以后，皮层中脸区的扩大是否有助于提高脸上的感觉辨别率（通过两点辨别率来度量）或是触觉超锐度（tactile hyperacuity）？如果真有这种改进的话，那么是否只有当反常的这些感觉消失之后才能看到？还是立刻就可看到？这种实验或许可以一劳永逸地解决映射区重组是否对机体真有用的问题。

269

第 3 章

xxiii　西梅尔（Mary Ann Simmel, 1962）最初说过这样的话：非常年幼的小孩在截肢以后并没有幻肢的感觉，生而无四肢的小孩也感觉不到有幻肢，但是许多别的学者对他的这种说法提出了挑战。[最近麦吉尔（McGill）大学的梅尔扎克（Ron Melzack）及其同事对此进行了一系列很好的研究，见 Melzack et al., 1997。]

xxiv　Fuster, 1980；G. Goldberg, 1987；Pribram et al., 1967；Shallice, 1988；E. Goldberg et al., 1987；Benson, 1997 和 Goldman-Rakic, 1987 讨论了额叶脑结构在作计划和执行运动中的重要性，其中有许多非常吸引人的细节。

xxv　接下来我要菲力浦两手的食指和拇指都动起来，同时看着镜子，但是这一次幻肢的拇指和食指都依旧瘫痪不动，它们并未复苏。这个观察很重要，因为这说明了以前的结果不可能只是在我们的实验所处特定条件下的一种虚构。因为如果原来的结果是虚构出来的话，那么为什么他能动整个手和肘，却不能动他的单个手指？

xxvi　我们用镜子使幻肢又能运动的实验最初是在《自然》（*Nature*）和《伦敦皇家学会会刊B》（*Proceedings of the Royal Society of London B*）上报道的。（Ramachandran，Rogers-Ramachandran and Cobb，1995；Ramachandran and Rogers-Ramachandran，1996a，1996b。）

有关习得性瘫痪的概念发人深思，其含义可能还不止于仅仅治疗瘫痪了的幻肢。

书写痉挛（writer's cramp）［局部肌紧张异常（focal dystonia）］可以作为这方面的一个例子。病人可以毫无问题地动手指、搔鼻子或是系领带，但是突然间他的手不能写字了。有许多种造成这种失常的理论：从肌肉痉挛一直到某种形式的"歇斯底里瘫痪（hysterical paralysis）"。但是这会不会是习得性瘫痪的另一个例子呢？如果真是这样的话，那么简单到像用一面镜子这样的小把戏能不能也对病人有所帮助呢？

可能也可以把这同一论点用到其他综合征：从明显的瘫痪到不愿动肢体［某种精神阻滞（mental block）］。意想运动障碍性失用症（ideomotor apraxia）不能按命令执行带有技巧性的运动（病人能够自主地写信，但是不能按照别人的要求做挥手告别的动作或是搅动一杯茶），这种病当然并非是"习得"的，这里"习得"一词指的是幻肢的瘫痪可能是习得的这种意思。但是这会不会也是基于某种暂时性的神经抑制或是阻断呢？如果真是这样的话，那么视觉反馈是否有助于克服这种阻断呢？

最后要讲到帕金森病，这种病引起全身僵化、震颤和运动不足 [运动不能（akinesia）]，其中也包括面部（表情就像带了面罩一样）。在其早期，僵化和震颤只影响到一只手，因此从原则上来说，有可能试试镜子技术，用好手在镜子中的像作为反馈。因为已经知道视觉反馈确实对帕金森病有影响（例如病人通常不能行走，但是如果地板是由黑白相间的瓷砖铺就，那么病人就能走），也许镜子技术对他们也会有所帮助。

270

xxvii

对玛丽的另一个吸引人的观察也值得一提。在过去 10 年中，她从来也没有感觉到过有一只幻肢的肘和腕，她的幻肢手指就垂挂在肘上的残肢处，但是当她看镜子时，她倒吸了一口气说道，她现在确实感觉到了，而不只是看到了她早就没有了的肘和腕。这就提出了一种引人入胜的可能性：即使一条手臂已经失去了很久，它的"幽灵"依旧蛰伏在脑中某处，视觉输入能在顷刻之间使它复苏。如果事情真的如此，那么这种技术有可能可用于想装假臂或假腿的截肢病人，因为他们常常觉得需要有幻肢而赋予假肢生命力，他们抱怨一旦感觉不到幻肢，假肢感觉上就显得很"不自然"。

xxix

或许一位想变成男子的有变性要求的妇女可以最后一试，并用类似于玛丽所用的镜子装置这类把戏由此唤醒蛰伏在脑中的阴茎影像（可以假定甚至在女性脑中也有诸如此类的东西）。

分叉的幻肢是由卡利奥（Kallio，1950）报道的。拉克鲁瓦等人（La Croix et al.，1992）则报道了一名有多个幻肢的小孩。

这些都是带有高度猜测性的解释，虽然其中至少有一些是可以用诸如脑磁图（MEG）和功能磁共振成像（fMRI）之类的成像手段来进行检验的。这些设备使我们可以当病人执行不同任务时看到活脑的不同部分亮了起来。（在那位有三只分开的幻肢脚的孩子的脑中，是不是有三个分开的表征而可以用这些技术加以可视化呢？）

xxx 除了解释的原理不同之外，我们报道的虚幻鼻子效应（Ramachandran and Hirstein，1997）和拉克纳（Lackner，1988）的报道很类似。在拉克纳的实验中，受试者蒙起眼睛坐在桌子边，把手臂在肘部弯起来摸着自己的鼻尖。如果实验者现在用一只振荡器刺激二头肌的肌腱，受试者不仅由于来自肌肉牵张感受器的虚假信号而感觉到他的手臂伸长了，而且还感到他的鼻子也确实伸长了。拉克纳援引亥姆霍茨的"下意识推理"来解释这一效应（我捏着我的鼻子，我的手臂伸长了，因此我的鼻子一定也变长了）。而在另一方面，我所讲过的错觉则不需要什么振荡器，看来完全是靠贝叶斯原理：两个触觉序列完全相同在统计上绝无可能。（如果让受试者只是捏住同伴的鼻子，就不可能产生我们讲的那种错觉。）并非所有的受试者都能感受到这种效应，但是毕竟还是有人感受到了，仅仅几秒钟断断续续的触觉输入就能颠覆您一生有关您鼻子的证据，这真是太惊人了。

Ramachandran and Hirstein，1997和Ramachandran，Hirstein and Rogers-Ramachandran，1998两文中提到了我们有关GSR的实验。

xxxi Botvinik and Cohen，1998.

第4章 271 xxxii Milner and Goodale，1995.

xxxiii 有关视觉研究的生动介绍请参阅Gregory，1966；Hochberg，1964；Crick，1993；Marr，1981和Rock，1985。

xxxiv 还有一些证据则正好相反。虽然外界图像改变了，但是您的知觉依然保持不变。例如，每当您在观察日常景物时转动您的眼球，在您两个视网膜上的像都以很快的速度扫过您的光感受器，这就像您用您的摄像机在房间里到处走动时拍摄所造成的模糊。但是当您的眼睛到处转动时，您却不会看到东西在跳来跳去，或者您周围的世界会以异常的速度掠过您身边。世界看起来很稳定，它看上去并没有乱动，尽管它的像在您的视网膜上不断地在动。其原因是控制您眼动的运动中枢事先就向您脑中的视觉中枢"透露消息"。每当运动区向您的眼球肌肉发命令令其运动时，它也向视觉中枢发命令通知它："不要去管这个运动，这不是真的。"当然实现这一切都无需有意识的思维。这种计算是在您脑中的视觉系统内部就设置好了的，这使您每当在房间里看来看去时，不至于受到虚假的运动信号的干扰。

xxxv Ramachandran，1988a和1988b，1989a和1989b；Kleffner and Ramachandran，1992。请一位朋友正拿着有带阴影的圆盘的那一页，您弯下腰让您的头倒着从两腿之间去看这一页。这时候这一页相对于您的视网膜就倒了个个。您再次会发现凹凸又发生了交换（Ramachandran，1988a）。这是十分令人吃惊的，因为这意味着这时脑在根据阴影判断形状时假定太阳是从下面照上来了。这就是说，您的脑假定在您把头转动时太阳是固定在您头上方的！尽管您的周围世界看起来依然是正立的，因为耳朵中的平衡器官对此作了矫正，但是您的视觉系统却不能利用这一知识根据阴影去解释形状（Ramachandran，1988b）。

视觉系统为什么要采纳这样愚蠢的假设呢？为什么不在解释有阴影的图形时不对头颠倒这一点加以矫正呢？回答是当我们在世界中到处走动时，绝大多数的时候我们都是昂首而行，而不是把头歪着或颠倒过来。因此视觉系统就利用这一点，不需要把从前庭器官来的信息一路传回到由阴影决定形状的模块，这样就可以避免额外的计算负担。您可以走这样的"捷径"，因为从统计上来讲，您的头通常总是正着的。进化并不力求完美，只要您能活到生育孩子的岁数，您的基因就会传给您的子女。

xxxvi 哈佛大学的休伯尔（David Hubel）和维泽尔（Torsten Weisel）对这一脑区的结构进行了极为细致的研究，他们的一系列研究最终得了诺贝尔奖。从1960年到1980年这20年中，根据他们的研究所得到的有关视觉通路的知识要比以前200年的研究所得的结果还多，因此他们当之无愧地被认为是现代视觉科学之父。

272　xxxvii　有关纹外皮层区中的这些区域有高度特异化的不同功能的证据主要来自下列6位生理学家：泽基（Semir Zeki），奥尔曼（John Allman），卡斯（John Kaas），范埃森（David Van Essen），利文斯通（Margaret Livinstone）和休伯尔。这些研究人员首先系统地标出了猴脑中的这些皮层区，并从单个神经细胞中进行记录。很快就搞清楚了这些细胞有很不同的性质。例如，在称为中颞区（MT）的脑中的任何细胞都对在视野中向某个特定方向运动的目标反应最大，而对向其他方向运动的目标就非此此，但是这个细胞对目标的颜色和形状就不怎么理会。与此相反，在颞叶中一个称为V4区中的细胞对颜色非常敏感，但对运动方向却不太在乎。这些生理学实验强烈地提示这两个区域专门用于提取视觉信息的两个不同的方面：运动和颜色。但是总的说来，生理学证据还是多少有些混乱，有关这种分工的最令人信服的证据还是来自在这两个区域中有一个区域选择性地受到了损伤的病人。

　　　　　　在 Zihl，von Cramon and Mai，1983 一文中您可以找到有关运动盲病人著名病例的介绍。

　　　xxxviii　有关对盲视综合征的原始介绍请参阅 Weiskrantz，1986。对于围绕盲视问题争论的最新的讨论请参阅 Weiskrantz，1997。

　　　xxxix　有关认知科学许多方面的激动人心的介绍，请参阅 Dennett，1991，这本书中对"补插（filling in）"也有简短的介绍。

　　　xl　特别请参阅纽瑟姆（William Newsome），洛戈塞蒂斯（Nikos Logotethis），曼塞尔（John Maunsell），戴约（Ted DeYoe），利文斯通和休伯尔的出色著作。

　　　xli　Aglioti，DeSouza and Goodale，1995。

　　　xlii　不论在什么地方，当我讲到自我只不过是一种"错觉"时，我的意思只不过是说在脑中大概没有单个的实体对应于它。但是坦白讲，我们对脑的认识还非常肤浅，最好我们还是不要轻易下定论。我想至少有两种可能性（参阅第12章）。首先，将来如果我们能对我们精神生活的不同方面以及介导它们的神经过程有了更成熟的认识，那时"自我"一词也许根本就要从我们的词汇表中去掉了。[例如，现在我们认识了表征生物体特性的DNA，三羟酸环（Krebs cycle）和别的生化机制之后，人们不再追问"什么是生命？"这样的问题。]其次，自我也可能确实是一种有用的生物学概念，它有特定的脑机制，这是一种组织原则，它通过赋予个性以协调性、连续性和稳定性而使我们在执行各种功能时更为有效。确实有许多作者，其中也包括萨克斯在内，雄辩地说明了自我顽强地经久不变，不管是在健康的时候，还是在生病的时候，在复杂多变的生活中始终维持着同一个自我。

第 5 章

xliii　如果您要想找一本好的瑟伯传记，请参阅 Kinney，1995。这本书里也有瑟伯作品的书目。

xliv　Bonnet，1760。

xlv　我有关盲点的实验最初是在《科学美国人》杂志（*Scientific American*（1992））上报道的。有关在盲区中并不发生真正补足的说法，请参阅 Sergent，1988。而 Ramachandran，1993 b 和 Ramachandran and Gregory，1991 则表明这种现象确实存在。

273

xlvi　补插现象给了维多利亚时代的物理学家戴维·布鲁斯特（David Brewster）爵士非常深刻的印象，以致他就像纳尔逊勋爵之于幻肢一样，他断言这证明存在上帝。1832年他写道："我们应该会期望下面的事情：不管是用单眼看还是用双眼看，我们会在任何场景中最吸引我们注意力之处15°的范围里看到一个黑点或暗点。但是造物主（Divine Artificer）并没有在他的作品中留下瑕疵……这个点并不是黑的，而总是和背景有同样的颜色。"奇怪的是戴维爵士显然并不为下列问题感到不安：为什么造物主一开始时要创造一个不完美的眼睛呢？

xlvii　在现代的术语中，有些科学家在讲到补足现象，也就是在盲区中
　　　　倾向于看到和其周围或背景颜色相同的现象时，用"补插"这个
　　　　词很方便。但是我们必须小心不要误解，以为脑会在这一区域中
　　　　按像素逐点重建视觉影像，因为这会破坏了视觉的整体目的。归
　　　　根到底，并没有什么微型人（脑内部的小人）在看着内心的屏幕，
　　　　这种微型人可能会从这样的补插中得益。（例如，您不会说脑对
　　　　视网膜感受器之间的微小间歇做了补插。）我只是用这一术语作
　　　　为一种简略的表达方式，以此表示人能够在视觉空间中没有发出
　　　　到达眼睛的光线或其他信息处也能看到某些东西的现象。这种在
　　　　理论上不那么严格（theory-neutral）的定义有一个优点，就是它
xlviii　使我们有可能做一些实验以探索视觉和知觉的神经机制。

　　　　罗特格斯大学（Rotgers University）的莱特文（Jerome Lettvin，
　　　　1976）做了这个很聪明的实验。而有关其效应的解释（和立体视
　　　　觉有关）则是我给出的（参见注解 xlix）。

xlix　我在一些由于皮层损伤引起有盲区的病人身上也看到过同样的
　　　　效应：在水平方向没有对齐的竖条会连成一条直线。

　　　　因为您是从对应于您双眼的两个稍微有些不同的视角看世界的，
　　　　两眼视网膜上的影像也就有些不同，这和环境中不同物体的相对
　　　　距离成比例。因此脑对这两个影像进行比较，测量它们在水平方
　　　　向分开了多少，并把这两个影像"融合"起来，以至于您看到的
　　　　只有一个统一的世界图景，而不是两个。换句话说，您在您的视
　　　　觉通路的适当部位早就有神经机制把水平上分开的竖直边缘"连
　　　　成一线（lining up）"。但是因为您的双眼是在水平方向分开的，而
　　　　不是在垂直方向分开的，所以您没有把在垂直方向岔开的水平边
　　　　缘连成一线的类似机制。在我看来，当您想处理在盲点两边岔开
　　　　的边缘时您用的也是同样的机制。这可能可以解释为什么竖线能
　　　　"融合"成一条连续的线，而您的视觉系统却对水平线没有办法。
　　　　在盲点实验中您只用了一只眼睛这一点并不能否定上述论点，这
　　　　是因为即使当您闭上一只眼时，您很可能下意识地用到了同样的
　　　　神经回路。

274 ┃ 这些练习对于我们这些有正常视觉和正常盲点的人来说是很有趣的；但是如果您的视网膜受到损伤因而有了一个人工盲点，那么生活又会变成什么样子呢？脑会不会通过"补插"而对视野中的盲区进行补偿？或者会不会有映射重组（remapping）？视野中的邻近部分会不会映射到不再接受到任何输入的脑区？

映射重组会有什么后果呢？病人会有复视（double vision）的感觉吗？请想象一下我把一支铅笔拿到他的盲区附近。他向前直视并且清楚地看到那支铅笔本身，但是因为现在这也刺激到了皮层中对应于盲区的小片，他应该在他的盲区中看到第二支铅笔的"幻"像。因此他应该看到两支铅笔而不只是一支，就像汤姆同时有脸和手上的感觉一样。

为了探索这种可能性，我们对几名在一只视网膜上有洞的病人做了试验，但是没有一位病人看到有两支铅笔。我的第一个反应是，唔，好吧，有谁知道呢？也许视觉是不一样的吧。然后我突然领悟到虽然一只眼睛有盲区，但是病人有两只眼睛，另一只眼睛中的对应区还在把信息送到初级视皮层。细胞受到好眼睛的刺激，因此也许根本就没有发生映射重组。如果您要想得到复视效应，就得把好眼睛去掉。

几个月后，我见到了一位病人，她左眼的左下象限有一块盲区，并且完全丧失右眼。当我把光点打到她的正常视野里去时，她并没有复视，但是令我大为惊异的是，如果以大约10 Hz（每秒10周）的频率闪烁光点的话，她看到有两个光点，其中之一是在光点所在处，而另一个则是在她的盲区内的"幽灵"一样的第二光点。

我现在还不能解释为什么琼（Joan）只有当刺激闪烁时才看到第二个光点。当她在阳光照耀的树叶下恒速驱车时常常有这样的感觉。很可能是因为闪烁刺激更倾向于激活大细胞通路，这是和运动知觉有关的视觉系统，而这一通路比起其他通路来说更易于发生映射重组。

li　Ramachandran，1992。

lii

liii　Sergent，1988。

liv　我后来证实了每次测试乔希都是如此，另外在H. 达马西奥（Hanna Damasio）医生的一位病人身上也观察到了同一现象（Ramachandran，1993b）。

lv

lvi　根据我的临床记录所写的本章的原始草稿是我和威尔斯（Christopher Wills）一起写的，然而在本书中这部分内容完全重写过了。但是我也保存了一两处他（威尔斯）的非常生动的隐喻，包括有关游乐宫的这个隐喻。

Kosslyn，1996；Farah，1991。

这方面的证据是，虽然绝大多数的邦尼特病人不记得他们以前看到过同样的影像（也许他们是在很久以前看到的），有些病人看到的幻象是他们在几秒钟以前或几分钟以前刚看到过的，或者可能是和盲区旁边的物体在逻辑上有联系。例如，拉里常常看到许多他自己所穿的鞋子的拷贝（他几秒钟以前刚看到过），因此伸手去拿"真"鞋子就有困难了。还有些病人告诉我，当他们驱车时，在他们的盲区里会很逼真地突然跳出几分钟之前他们刚经过的景色。

275　因此邦尼特综合征常常和另一种称为运动后像残留症（palinopsia）的著名视觉综合征混为一谈（后者是神经病学家在受到头部损伤或是脑疾病而殃及视觉通路之后常常遇到的），有后一种综合征的病人报告说当有物体运动时，在它后面留下了一连串像。虽然一般把运动后像残留症当作是运动检测方面的问题，但是它很可能和眼科学家所想的不同，它和邦尼特综合征之间的共同性要更多一些。所有这两种综合征在深层次都意味着我们可能都下意识地把新近遇到过的影像不断地重复几分钟甚或几小时（在看到它们之后），如果从视网膜上没有真实的输入传来（视觉通路受到损伤就会这样），那么这种一再重复就会浮出水面而更为清楚地表现出来。

汉弗莱（Humphrey，1992）也提出过传入神经阻滞以某种方式对视幻觉起到关键作用，并且这种幻觉可能是基于反向投射。我所提出的创新之点都来自我对我的病人的观察，他们的幻觉都完全局限于盲区内部而从不越出其边界。这一观察提示我这种现象只能用反向投射来解释（因为反向投射是按拓扑原则组织起来的），没有其他任何假设可以说得通。

lvii 如果这个理论是正确的话，那么为什么当我们闭上双眼或是走进一间暗室的时候并没有产生幻觉呢？不管怎么说，在这些情况下并没有视觉输入进来呀。有一点可以说的是，当完全剥夺某个人的感觉输入时（例如当让他们在一个感觉隔绝的箱子中无所事事时），他们确实会出现幻觉。然而更为重要的一个理由是，即使您闭上双眼，您的视网膜和视觉通路早期阶段中的神经元依旧在不断地发送基础活动（我们称之为自发活动）到高级中枢去，这些活动可能足以否决自上而下所诱发的活动。但是当这些通路（视网膜、初级视皮层和视神经）受到损伤或干脆失去了，从而产生了一个盲区，那么连这种小的自发活动也没有了，这就使内心的影像，也就是幻觉涌现了出来。人们确实可以认为之所以进化出早期视觉通路中的自发活动（这一直是个谜）主要就是为了给出这样一种"零（null）"信号。关于这一点的最有力的证据来自我们的两个病人，他们的幻觉总是严格地局限于他们的盲区边界之内。

lviii 我认为有关知觉的这种多少有些极端的观点主要是对在腹侧流中辨识特定物体（一只鞋子、一把水壶、一个朋友的脸）来说的，这使您容易从计算上理解腹侧流如何应用高层次语义知识库中的知识来帮助解决歧义问题。考虑到对象辨识这一知觉侧面实际上很少受到约束，如果不这样的话就根本做不到了。

对于像运动、立体视觉和颜色这样的更为"原始"或者说"早期"

的其他视觉过程来说，这种相互作用参与的程度可能要小得多，因为您只要用到有关表面、边界、纹理等由遗传得到的知识就行了，这些知识已经融入早期视觉的神经构筑之中了［这就如马尔（David Marr）强调过的那样，虽然马尔并没有像我这里所做的那样特别加以区分］。但是甚至在这些低层次的视觉模块中，也有证据表明跨模块的相互作用以及和 " 高层次 " 知识之间的相互作用也要比一般想象的要大得多（参阅 Churchland , Ramachandran and Sejnowski , 1994）。

276

看来，一般原则是当相互作用有用时就会有相互作用，而如果没有用的话，那么就不会有（也不能有）相互作用。发现哪些相互作用弱，而又有哪些相互作用强，这正是视觉心理物理学家和视觉神经科学家的目标之一。

第 6 章

lix　如果想知道有关忽略症的种种描述，请参阅 Critchley , 1996 ; Brain , 1941 ; Halligan and Marshall , 1994。

lx　在有关意识的选择性功能方面，没有人比杰出的心理学家詹姆斯（William James , 1890）在他的著名论文《思维之流》（*The Stream of Thought*）一文中讲得更有说服力的了。他写道: " 我们看到心智在每个阶段都是一个同时有许多可能性的戏院。意识就在于把这些不同的可能性彼此此作比较，通过加强或抑制注意力而选定某种可能性并遏制其余的可能性。最高级和最复杂的心智产物是从下一层智能因素（faculty）所选定的资料中挑选出来的，是从它以下的大量智能因素中得出的，而这大量的智能因素又是从数量更大的更简单的材料中得出的，如此等等。简而言之，心智加工它所接收到的资料，就像一位雕塑家雕刻他的那块石头一样。从某种意义上来说，这个雕像只是无数座雕像中的一座，除此之外还有可能有成千种不同的雕像，而雕塑家的功劳就在于使他的这座雕像和其余的各种雕像都不一样。要是我们愿意的话，我们可以通过推理把万物都还原到绝对连续的空间和不断运动着的大群原子，科学认为只有这些才称为现实世界。但是我们感受到并居住于其中的世界一直都是我们的祖先和我们自己一点一点地从这个现实世界中挑选出来的，就像雕塑家在材料上一点一点地去掉不要的部分一样。别的雕塑家用同一块石头可以雕刻出别的雕像！从同样单调无形的一片混沌中可以得出另外的心智和另外的世界！我的世界只不过是无数类似的脑中产物之一，和其他可能把它们抽象出来的人脑中的世界一样地真实。蚂蚁、乌贼或螃蟹意识中的世界一定大为不同！"

lxi 　Heilman, 1991 介绍了和朝向有关的正反馈回路。

lxii 　Marshall and Halligan, 1988。

lxiii 　Sacks, 1985。

lxiv 　Gregory, 1997。

lxv 　如果我从后排向您扔一块砖头，您从镜子中看到砖头正在向您飞来，这时会怎么样呢？您会朝前躲开吗（您就应该如此），还是您会受到镜子中像变大的愚弄而朝后躲？或许颞叶中有意识的什么通路（对象通路）对镜像做了理智的校正，正确地推断出真正物体所在的位置，但是让您躲开扔过来的东西的是顶叶中的如何通路（空间流）。如果真是这样的话，您可能会给搞糊涂了而躲错了地方，让您进行躲避的是您脑中的无魂人！

lxvi 　比夏克对这个线段两等分测试增加了一个很聪明的新花样，他的试验表明这一解释还不是问题的全部，虽然这是一个合理的初步解释。他并不要病人把预先画好的一条水平线两等分，他只给他一张纸，在纸中心处标有一小条竖线，并说道："假定这条竖线把一条横线两等分，请把这条横线画出来。"病人信心十足地把线画了出来，但是画出来的右半边的线段大概依旧只有左半边线段的一半长。这说明问题不只是简单地没有注意到。比夏克认为病人的整个空间表征受到了挤压，健康的右侧视野被放大了，而左边的视野则被收缩了。因此病人不得不把线的左半段画长一些，

277

因此使他自己看起来两者似乎一样长。

lxvii　好消息是许多由于右顶叶受损而患有忽略综合征的病人在几星期后会自行康复。这一点很重要，因为这意味着许多我们认为是永久性的神经病学综合征（神经组织受损）事实上可能只是"功能性缺陷"（只是由于暂时性的递质失去平衡）。现在很时行把脑和数字计算机进行类比，这是一种严重的误导，但是在这一特定场合，我还是要冒险一用。功能性缺陷就像是软件问题，程序中有了错误，而不是硬件问题。如果确实如此的话，那么对几百万传统上认为"无法可医"的病人可能带来了希望，因为迄今为止我们还不知道如何捉出这些病人脑软件中的错误。

为了更直截了当地说明这个问题，让我们来讲一下另一位病人，此人由于损伤了部分左半球，而造成了一种称为计算不能（dyscalculia）的引人注目的问题。就像许多有这种综合征的病人一样，在绝大多数方面，他很聪明，他说话和头脑都很清楚，但是一讲到做计算，他就一点也不行。他可以跟人讨论天气，那天在医院里发生了些什么事以及有谁来访问过他。但是如果您要他从100中减去7，他就傻眼了。但是令人惊奇的是他的问题还不只限于解算术问题。我的学生阿尔特舒勒（Eric Altschuler）和我注意到每一次他都试图去算，他满怀信心地嘟嚷一些完全听不懂的话，也就是卡罗尔所称的"说无意义的话（Jabberwocky）"（这是卡罗尔所造的一个词，为其作品《爱丽丝镜中奇遇记》中一首诗的篇名。——译注），而他自己看来并不知道这纯属胡说八道。这些"词"完全像个词，但是毫无意义，就像您在韦尼克失语症这类语言障碍中所碰到的情形（事实上这些词大半还是生造的）。这就像好像在他为数学问题纠结时，他就插了一张有差错的"语言软盘"进去。（原书出版于1998年，那时人们通常用的还是软盘，而不是现在通用的U盘。计算机技术发展真是太快了。——译注）

为什么他要胡说八道而不是保持沉默呢？我们习惯于想到自主的脑模块，其中一块专用于数学，一块用于语言，还有一块用于脸，这种想法忘记了模块间相互作用的复杂性和深度。特别地，只有当您假定是否调用某一模块依赖于机体当时所面临的要求，他的这种情况才讲得通。很快把许多信息排列起来的能力不论对做数学运算还是产生语言都是非常关键的。或许他的脑中有一处"排序错误（sequencing bug）"。无论是数学还是语言都需要某种特殊类型的排序，而在他的情况下这种排序给搞乱了。他能进行通常的会话，因为他有许多线索，有许多后备的选择可作，这样他就不需要排序机制全力以赴。但是当要他解一个数学问题时，这就迫使他在远远大得多的程度上依赖排序，因此也就完全出错了。毋庸讳言，这一切都还完全是猜测之词，但是它给了我们可供思考的材料。

278   lxviii   在正常人中，无疑一定存在着在顶叶如何通路和颞叶什么通路之间的某种类型的对话，而这种对话或许在有镜子综合征的病人身上给破坏掉了。由于摆脱了什么通路的影响，无魂人就径直把手

lxix   伸向镜子。

有些右顶叶有病的病人干脆否认他们的左臂是他们自己的，这种失常就称为身体妄想症（somatoparaphrenia）。我们在第7章中将讨论这种病人。如果您抓起病人了无生气的左臂，把他举到病人的右视野中，他会坚持说这条手臂是您这位医生的，或是他的母亲、兄弟或配偶的。在我第一次看到有这种失常的一位病人时，我记得对自己说道："这一定是神经病学中最奇怪的现象了，即使它算不上所有科学中最奇怪的事情！"一个神志清醒的聪明人怎么会说他的手臂是他妈妈的？

拉斐尔（Robert Rafael），阿尔特舒勒和我最近对两位有这种失常的病人进行了测试，发现当他们看着他们的左臂在镜子中的像时（镜子放在他们的右面以诱发出镜子综合征），他们突然开始同意说这确实是他们自己的手臂！能不能用一面镜子就"医治"这种失常呢？

第 7 章

lxx　这看上去可能有点残酷，但是当物理治疗师开始对病人进行康复治疗，而病人却否认自己有病时，他会感到沮丧，因此克服这种妄想在临床上有很实际的重要性。

lxxi　对病觉缺失的介绍请参阅Critchley，1966；Cutting，1978；Damasio，1994；Edelman，1989，Galin，1992；Levine，1990；McGlynn and Schacter，1989；Feinberg and Farah，1997。

lxxii　加利福尼亚大学圣克鲁斯（Santa Cruz）分校杰出的进化心理学家特里弗斯（Robert Trivers）对为什么要进化出自我欺骗提出了一种聪明的解释（Trivers，1985）。按照特里弗斯的看法，在日常生活中有许多我们需要撒谎的场合，比如说，当检查税收或通奸或试图保护某人的感受时。另一些研究表明，撒谎者除非是训练有素者外，几乎总是会由于发出不自然的微笑、略露破绽的表情或是声音不自然而被人识破（Ekman，1992）。其原因是因为边缘系统（不随意地倾向于讲真话）控制着自发的表情，而皮层（负责随意控制，也是编造谎话的部位）控制着说谎时所表露出来的脸部表情。其结果是，当我们微笑着说谎时，这是假笑，即使我们想保持一本正经，边缘系统总是会透露出某些欺骗的蛛丝马迹。

特里弗斯认为对这个问题有一种解决的办法。要想成功地骗人，您首先必须要做的就是骗您自己。如果连您自己都信以为真，您的表情就会很真诚，而不带一丝欺骗的色彩。因此如果采用了这种策略，您就能非常接近说出令人相信的谎话，而能骗人一箩筐［原文为"and sell a lot of snake oil"，直译就是"而能售出大量的蛇油（snake oil）"，其中蛇油指的是江湖郎中声称可包治百病而实无任何疗效的万灵油等骗人的假药，故作今译。—— 译注］了。

但是在我看来在这一方案中有一处内在的矛盾。假定您是一头黑猩猩，把一些香蕉藏在树枝底下。在场来了雄性的黑猩猩王，它知道您有些香蕉，并要您把它们交给它。那您怎么办呢？您向您的上级撒谎说香蕉在河对面，但您也冒着被它通过您的脸部表情识破谎言的风险。既然如此您又该如何做呢？按照特里弗斯的说法，您采取的简单策略就是首先说服您自己相信香蕉真的就在河的对岸，您这样告诉了猩猩王，他受骗了，您也逃过了一关。但是这里有个问题。如果您以后肚子饿了而要把香蕉找出来，这时会怎样呢？因为现在您相信香蕉在河对岸，这就是您应该去找的对方。换句话说，特里弗斯提出的策略违背了撒谎的整个目的，因为撒谎的定义本身就是您必须继续能用到真相，否则的话，这对进化策略就没有任何意义了。

解决这种两难问题的途径之一是假定"信念"并非必须是铁板一块。或许自我欺骗主要是左半球的功能（当它企图与其他部分交流自己的知识时），而右半球则继续"知道"真相。要想对此进行实验研究的方法之一是测量病觉缺失病人的皮肤电反应，同时也测量正常人（例如儿童）在虚构时的相应反应。当正常人产生了虚假的记忆时，或当儿童在虚构时，在他们身上会记录到一个强烈的皮肤电反应吗（就像他们在撒谎时能记录到大的皮肤电反应一样）？

最后，还有一类撒谎，特里弗斯的论点可能真的是对的，这类撒谎和夸大自己的能力有关，也就是吹牛。当然对您自己的能力的虚假信念使您去争取一个并不现实的目标，这也可能会使您陷入困境（"我是一条壮汉，而非孱弱之辈"）。但是这一缺点可能在许多场合下被过于夸大了，例如一位信心满满的吹牛大王最可能在星期六晚上约会成功，因此有更广也更多的机会传播他的基因，因此这种"通过自我欺骗而成功地吹牛"的基因很快就成了基因库的一部分。由此可以得出的一个预测是男子应该比女子更倾向于吹牛和自我欺骗。就我所知，这一预言还从来没有被系统地检验过，虽然许多同事都向我保证这是对的。而在另一方面，妇女应该更善于识别欺骗，因为她们要冒大得多的风险：九个月艰辛的怀胎，其任务既危险又需要很长一段时间来照顾小孩，其"母性（maternity）"是毋庸置疑的。

lxxiii　Kinsbourne, 1989 ; Bogen, 1975 和 Galin, 1976 都 一 再 警 告 过

我们把种种认知功能完全归之于两半球之一的这种"两分法（dichotomania）"的危险性。我们必须牢牢记住，在绝大多数情况下特异化非常可能都只是相对的，而不是绝对的。脑有前部和后部以及顶部和底部，而不只是左边和右边。而使事情变得更糟的是，吸引人的通俗文化和无数自助手册都是根据半球特异化的概念编写的。正如奥恩斯坦（Robert Ornstein，1997）指出过的那样，"这种说法在给经理、银行家和艺术家的一般性建议中都只是一些陈词滥调，它都是漫画式的。它只是一种广告。联合航空公司以此为由建议您在东西海岸之间往返飞行时分别坐在不同侧的座位上（意思是这样可以锻炼您的两侧半球——译注）。这两侧一边管音乐而另一边管良好的价值观念（good value）。萨阿博（Saab）汽车公司把它们的涡轮机小轿车说成是'适用于您脑两半球的汽车'。我的一位朋友记不住一个名字，她把这归之于自己是一个'有右脑氛围的人'。"但是此类通俗文化不应该模糊了主要的论题：两半球可能真的特异化来执行不同的功能。把许多神秘的能力归之于右半球的倾向并不是现在才有的，这可以一直追溯到19世纪的法国神经病学家布朗-塞夸尔特（Charles Brown-Sequard），他倡导了一种时尚的右半球增氧健身运动。

280　论述迄今为止有关半球特异化的综述请参阅Springer and Deutsch，1998。

lxxiv　我们有关半球特异化的许多知识都来自加扎尼加、博根和斯佩里（Gazzaniga，Bogen and Sperry，1962）的奠基性突破工作，他们有关裂脑病人的研究是众所周知的。当把联结两半球的胼胝体切断以后，就可以在实验室里分别研究每个半球的认知能力。

我所称的"将军"和加扎尼加（Gazzaniga，1992）所称的"译员"并没有多少不同。但是，加扎尼加并没有考虑要有这样一个译员的进化起源或者说生物学理由（而我在这里正是试图这样做的），他也没有提出右半球有与此拮抗的机制的假定。

金斯邦（Kinsbourne，1989）提出了一个和我类似的半球特异化的思想，不过他并非用它来解释病觉缺失，而是用它来解释中风之后所发生的忧郁症中的偏侧化效应（leterality effect）。虽然他并没有讨论弗洛伊德防卫或"范式转换（paradigm shifts）"，他提出了一个很好的想法，这就是要想维持正在进行中的行为可能需要左半球，而如果想打断正在进行中的行为并产生朝向反应则可能需要激活右半球。

lxxv 我要强调指出，我在这里提出的半球特异化的具体理论当然并不能解释所有各种形式的病觉缺失。例如，韦尼克失语症的病觉缺失可能是由脑中通常表征有关语言信念的部分自身的损伤引起的。而另一方面，安东（Anton）综合征（否认皮层盲）则可能还要同时有右半球损伤。[我和莱维（Leah Levi）医生一起看到过一例像这样的"两侧损伤"，但是要想解决这个问题还需要进一步的研究。]如果用冷水刺激韦尼克失语症病人的耳朵，会不会使病人更能意识到自己的问题呢？

lxxvi Ramachandran，1994，1995a，1996。

lxxvii 要想认识这种妄想的神经机制还有很长的路要走，但是格拉齐亚诺、亚普和格罗斯（Graziano，Yap and Gross，1994）最近发表的重要工作可能与此有关。他们发现猴子辅助运动区（supplementary motor area）中的单个神经元有"叠加"在猴掌体感野上面的视觉感受野。奇怪的是，当猴子的手掌运动时，视觉感受野也随之而动，但是眼动对这些感受野却并无影响。这些以手为中心的视觉感受野["猴子看见，猴子动手细胞（monkey see，monkey do cells）"]可能就是我在我的病人身上所看到的这类妄想的神经基质。

lxxviii 右半球不仅有机制检测和注意（orienting）身体影像的不一致（就如我们的虚拟现实箱和多兰和弗里思的实验所表明的那样），而且还有检测其他失常的机制。上述概念还受到文献中报道过的其他三项研究的支持。首先，左半球中风的病人比起右半球中风的病人更容易忧郁和悲观（Gainotti，1972；Robinson et al.，

1983），这种现象已经知道了有些时间了，这种差别通常归之于右半球更为"情绪化"。我则认为这是因为左半球损伤使病人不再有哪怕是最低限度的"防卫机制"，你我就是靠这种机制注意日常生活中很小的不一致之处，由此每个微小的失常都有可能引起不稳定。

281

事实上，我曾经指出过（Ramachandran, 1996），甚至在精神病性的自发性忧郁（idiopathic depression）也可能是左半球不能运用弗洛伊德防卫机制引起的，这或许是由于递质失衡或是脑的左额区有临床上检查不出的损伤。以前的实验观察到忧郁症病人实际上比正常人对些许的不一致性［诸如短暂地呈现红色的黑桃 A（red ace of spades）］更敏感，这一观察和上述猜想相符。现在我正在对病觉缺失病人进行类似的试验。

支持这一思想的第二类实验来自加德纳（Gardner, 1993）的重要观察，他们观察到右半球（而不是左半球）有损伤的病人在看出"花园小径句子（garden path sentences）"的荒谬性方面有问题，所谓花园小径句子就是在句末出现意想不到的和句子开头有矛盾的转折。我把这一发现解释为异常检测器有了问题。

如果不考虑比尔所作的否认本身是件可悲的事的话，其内容似乎还有些可笑。但是从他竭尽所能保护自己的"自我"这一点来说，他的行为还是有些道理的。当一个人面临死刑判决时，否认有什么不对呢？但是尽管比尔的否认可能是对绝望处境的一种健全的反应，其强烈的程度还是令人吃惊的，并产生了另一个有意思的问题。像他这样由于腹内侧额叶的介入而产生妄想的病人的虚构是不是主要用来保护"自我"的完整性，还是也可以引起他们对别的抽象的东西产生妄想？如果您问一位这样的病人："克林顿头上有多少头发？"他是会瞎讲一气呢，还是承认自己不知道？

换句话说，要是让一位官方人物来询问同一个问题是否就足以使他妄想？对这个问题还没有进行过系统的研究，但是除了有痴呆的病人（如果说得不那么严格，也就是由于弥散性的皮层损伤所造成的智力迟钝）之外，那些对他的利益并不立即造成威胁的事，病人通常"诚实"地承认他毫无所知。

lxxx 很清楚的一点是否认症植根很深。尽管如此，对此进行观察还是很有吸引力的，对病人的亲属来说（虽然按定义并不是对病人本身！）这也是引起很大沮丧和实际关切的原因。例如，由于病人倾向于否认瘫痪的直接后果（根本不知道鸡尾酒托盘一定会翻倒或是他们系不了鞋带），他们是否也会否认很久之后的后果呢？也就是对两个星期之后，下个月，下一年要发生的事他们是不是也要否认呢？还是他们在其内心深处隐隐约约地意识到有些不对头之处，以及他们身有残疾呢？否认症会不会使他们不愿意立下遗嘱？

我还没有系统地探索过这个问题，但是在我提出这个问题的极少场合下，病人的反应是他们似乎完全没有意识到瘫痪对他们将来的生活的影响会有多严重。例如，病人可能会满怀信心地声称他要从医院驱车回家，或是说他要再去打高尔夫或网球。因此，事情很清楚，病人不仅遭受了感觉/运动的扭曲，而且还不能更新他当前的身体影像（虽然这当然也是这种病的一个主要成分）。与此相反，他有关自己的整个信念和他存活的手段都从根本上改变了，以此来适应他现在所作的否认。说来可怜的是这种妄想却

282 常常使这些病人相当安慰和舒适，尽管他们的这种态度和康复的目标之一完全背道而驰：恢复病人认识到自己的困境。

要想研究否认症的范围特异性和深度的另一种方法是把词"瘫痪"闪现在屏幕上并记录皮肤电反应。尽管病人觉察不到自己的瘫痪，她会不会对这个词有一种威胁的感觉呢？能不能因此记录到一个大的皮肤电反应（GSR）呢？如果要她按不愉快的程度从1到10给这个词打分，她会怎么打呢？她打的分会比正常人高（或者真的要低）吗？

lxxxi 甚至有右额叶中风病人表现出介于病觉缺失和多重人格失常综

合征的症状。哈里博士和我最近在赫尔辛基见到过一位这样的病人。由于两处损伤：一处在右额叶区，而另一处则在扣带皮层，这位病人的脑很明显不能像正常人那样能"更新"自己的身体影像。当她在一张椅子上坐了一分钟，然后站起来开始行走时，她会感到自己的身体分成了两半：左半边依旧坐在椅子上，而右半边则在行走。她会惊恐地往后看以确定她没有把左半边身体遗留在后面。

lxxxii 请回想一下，当我们清醒时，左半球对进入的感觉信息进行处理，使我们的日常经验保持前后一致、协调和时间上的有序性。为了做到这一点，左半球就要自圆其说、否认、压抑，如果不这样的话，那么就要对许多进入的信息加以修改。

现在请想一下在做梦和REM睡眠期会发生些什么情况。至少有两种并不互相排斥的可能性。第一种可能性是REM可能有某种和湿件（wet-ware）有关的"植物性（vegetative）"功能［例如维持和"上传（uploading）"神经递质供应］，而做梦则只是一种副现象，也就是无关的副产品。第二种可能性则是，做梦本身就有重要的认知/情绪功能，而REM则仅仅是做梦的载体。举例来说，它们可能使您得以尝试各种各样假定的做法，而如果您在清醒时也照样去做的话就可能破坏稳定性。换句话说，做梦可能允许用各种各样通常被有意识的心智阻挡了的被禁止的思想去做某种类似于"虚拟现实"的仿真［原文为stimulation（刺激），疑为simulation（仿真）的排印错误，在再下一段中的有关表达的原文中用的确实是simulation而不是stimulation，这更说明译者的猜测是有道理的。——译注］，可能是要对这些思想试一试，看看能否把它们融合到故事线中去。如果不行的话，对它们就要加以压抑而再被忘掉。

那么为什么我们不能在完全清醒时靠想象来进行这些"试演"呢？其原因并不很清楚，但是我有两点想法。首先，要想使试演有效，它们必须看上去和在其他感觉方面都像真的一样，但是当我们清醒时，这是不大可能的，因为我们知道影像只是在内心的产物。正如我们在之前指出过的那样，莎士比亚就说过："想象中的盛宴美餐便能治疗辘辘的饥肠？"影像不能代替实物从进化的角度来说是有其道理的。

其次，清醒时不加掩蔽的受到歪曲的记忆可能会使我们要压抑它们的目的归于失败，并大大破坏脑的稳定性。但是在梦中对这种记忆不加掩蔽却可能进行一种像真的一样而带有情绪的仿真，同时又不会造成当清醒时去这样做可能会导致的损失。

283　关于做梦的功能问题可能有许多选项。关于这个问题的一个引人深思的综述请参阅 Hobson，1988 和 Winson，1986。

lxxxiii　并不是所有人都如此。有一位病人乔治（George）清楚地记得他曾经否认过他的瘫痪。他说道："我能看到它没有在动，但是我内心却不愿意接受这个事实。这是件最奇怪的事，我猜我是得了否认症。"为什么这个病人能记得，而另一些病人却记不起，其原因还不清楚，但是这可能和右半球的其他损伤有关。也许乔治比蒙塔兹或琼恢复得要好，因此更能直面现实。但是在我的那些实验中有一点很清楚，这就是至少有某些病人在从否认症中康复过来以后，尽管他们神志清醒，也没有其他记忆问题，但是还会否认他们得过否认症。

我们的记忆实验也提出了另一个有意思的问题：如果有人出了次车祸，这使得她的外周神经受损并使其左臂瘫痪，那会怎么样呢？然后假定在几个月之后她又得了次中风，这种中风引起左半身瘫痪和否认综合征。那么她会不会突然说："喔，天哪，医生，我以前一直瘫痪的手突然又能动起来了。"回到我有关病人倾向于坚持已有世界观的理论上去，她还会坚持她那经过更新的世界观因而说她的左臂瘫痪了吗？还是她会回到早先的身体影像上去而断言她的手臂事实上又可以动起来了？

lxxxiv　我要强调指出这是一个孤例研究，因此我们需要多加小心对更多的病人重复这个实验。说真的，并不是每个病人都像南希那样好合作的。我还清楚地记得有一位病人苏珊（Susan），她强烈否认她的手臂瘫痪了，也同意参加我们的实验。当我告诉她我要向她左臂注视局部麻醉剂时，她僵坐在轮椅里，身体向前倾并直视着我连眼皮都不眨一下，她说道："但是，医生，这公平吗？"这似乎是说苏珊和我在做某种游戏，而我却突然改变了游戏规则，而这是不允许的。我没有把这个实验继续下去。

虽然我很想知道假装做注射是否有可能为新型的心理治疗开辟道路。

lxxxv 当左半球试图读出和解释来自右半球的消息时又会提出另一个基本问题。您回想一下第4章中说过的，脑的视觉中枢分成分别称为如何通路和什么通路的两条通路（分别通向顶叶和颞叶）。粗略地说起来，右半球倾向于使用模拟的（而非数字的）表征媒体，它所强调的是身体影像、空间视觉和如何通路的其他功能。另一方面，左半球倾向于采用更有逻辑的方式去处理语言、辨识对象和对它们进行分类，给对象加上语言标签，并以逻辑序列来表征它们（主要由什么通路来实现）。这就造成了深刻的翻译障碍（translation barrier）。每当左半球试图解释来自右半球的信息时，例如无法用语言来表达的有关音乐和艺术的性质时，至少有可能产生某种形式的虚构，因为当左半球得不到它所期望的来自右半球的信息时（因为后者受到了损伤或是和左半球断开了联系），就会开始编造一些借口。能不能用这种翻译方面所出的问题至少部分说明我们在病觉缺失病人身上所看到的更为明显
284 和典型的某些虚构症状呢？（参阅Ramachandran and Hirstein，1997。）

第8章 lxxxvi J. Capgras and J. Reboul-Lachaux，1923；H. D. Ellis and A. W. Young，1990；Hirstein and Ramachandran，1997。

lxxxvii 这种失常被称为脸失认症（prospagnosia）。请参阅Farah，1990；Damasio，Damasio and Van Hoesen，1982。

视皮层（17区）中的细胞对像光条这样的简单特征起反应，但是颞叶中的细胞常常对像脸这样的复杂特征起反应。这些细胞可能是专门特异化来识别脸的复杂网络的一部分。请参阅 Gross，1992；Rolls，1995；Tovee, Rolls and Ramachandran，1996。（这些细胞常被称为"祖母细胞"或"识别细胞"，最近科学家又发现在边缘系统中还有些细胞不仅对特定的人的脸，而且还对这个人的名字等有特异化的反应，也就是对特定的概念有反应，因此被称为"概念细胞"。——译注）

勒杜（LeDoux，1996）和达马西奥（Damasio，1994）详细讨论了本章中特别加以介绍的有关杏仁体的功能。

lxxxix 认为卡普格拉妄想就像是脸失认症的镜像的这种聪明的想法，首先是由扬和埃利斯（Young and Ellis，1990）提出来的，但是他们提出的假设认为断开的是背侧流和边缘结构之间的联结，而不是我们在本章中所提出的和下颞叶（IT）杏仁体之间的联结。也请参阅 Hirstein and Ramachandran，1997。

lxxxix 还有一个问题：为什么单单不能唤起感情就会引起这样一种异乎寻常的荒唐妄想呢？为什么病人不只是作如下想呢：我知道这是我父亲，但是由于某种原因，我再也感受不到温情。有一种解释认为为了产生这种极端的妄想，还需要脑的别处也有损伤，或许是在右额叶皮层。请回想一下上一章中所讲的否认症病人，这种病人的左半球通过作出某些解释来消除不协调之处的方法来竭力保持整体上的协调一致，而其右半球则通过监视不协调之处并加以反应来使事物保持平衡。要完全展现出卡普格拉综合征，病人可能同时有两处损伤，一处损伤影响到脑把感情意义赋予某张熟悉的脸，而另一处损伤则干扰了右半球整体上"核查协调一致性"的机制。要想解决这个问题还需要做进一步的脑成像研究。

xc Baron-Cohen，1995。

第 9 章

xci　在目前，这一装置主要还只能有效地刺激脑接近表面的部分，但是最终我们也许有可能刺激脑的深部结构。

xcii　要想看原始报道的读者请参阅 Papez, 1937；如果想看一篇全面的综述，请参阅 Maclean, 1973，里面充满了吸引人的猜测。

285

狂犬病毒之所以"选择"边缘结构作为栖身之地并非巧合。当狗 A 咬了狗 B，病毒就从伤口附近的外周神经传到脊髓，并最终到达被咬者的边缘系统，从本基（Benji，本基是一只虚构出来的狗的名字，它是从 1974 年到 2004 年的系列电影的主角。它是一头可爱的混血小狗，总是及时地帮助某些人脱离困境。—— 译注）变成了达米安 [Damien（1840 — 1889），比利时天主教教士，在夏威夷群岛传教时，自愿护理集中在莫洛凯岛的麻风病患者达 16 年之久，最终也感染了麻风病死去。这儿比喻被疯狗咬了的狗也得了狂犬病。—— 译注]。原来很温和的狗变得狂吠不止、口吐白沫而去咬另一个牺牲品，病毒就这样传了开去，感染了那些驱使攻击性咬行为的脑结构。作为这种邪恶策略的一部分，这些病毒在开始时暂时放过其他的脑结构完全不受影响，这样狗就可以活到正好可以让病毒再感染另一个牺牲者。但是是什么鬼花样使得病毒得以从伤口附近的外周神经一路传到脑深部的细胞，而放过沿路的所有其他脑结构呢？当我还是一名学生的时候，我常常会想是否有可能用荧光染料对病毒染色，以使病毒经过的脑结构"亮起来"，因此我们就可以发现专门和从被咬处到产生攻击性有关的通路，这种思路和今天人们所用的 PET 扫描几乎是一样的。不管怎么说吧，如果说到狂犬病毒，很清楚的一点是，狗只是制造病毒的另一条路径，狗只是病毒传播其基因组的临时性容器而已。

xciii　要想找到有关颞叶癫痫的有用材料可以参阅 Trimble, 1992 和 Bear and Fedio, 1977。韦克斯曼和格施温德（Waxman and Geschwind, 1975）捍卫了下列观点：在颞叶癫痫病人中有特殊才能的人要比同龄的对照组比例更高。虽然这种看法也受到批评，但是有一些研究证实了这种关联性，有关文献请参阅：

Gibbs，1951；Gastaut，1956；Bear and Fedio，1977；Nielsen and Kristensen，1981；Rodin and Schmaltz，1984；Adamec，1989；Wieser，1983。

人们把"精神不正常"和癫痫联系在一起的假定可以追溯到古代，过去很不幸地给这种失常加上污名。但是正如我在本章中一再强调过的那样，没有任何根据可以下结论说这些才能是"不好"的，或是因为有了这些才能病人的情况恶化了。当然，要想消除这种恶名的最佳方法是深入研究这种综合征。

斯莱特和比尔德（Slater and Beard，1963）指出过在他们一系列的病案中有38%的病人有过"人神灵交的体验"，布鲁恩斯（Bruens，1971）也有类似的观察。在某些病人中也看到有经常改变宗教信仰的情形（Dewhurst and Beard，1970）。

认识到下面这一点是很重要的：在病人中只有一小部分表现出像宗教狂热和多写症这样令人费解的特点，但是这一点也不能改变这种关联的真实性。让我们做一个类比，请想一下于糖尿病人中只有一小部分出现肾脏或是眼睛方面的变化（糖尿病的并发症），但是没有人会否认这两者之间存在关联。正如特林布尔（Trimble，1992）指出过的那样："癫痫病人中表现出诸如宗教狂热和多写症这样的个性特点非常可能是一种全或无的现象，并且只在少数病人身上才能见到。这种现象不具有比如说像强迫症那样逐渐变化的特点，因此在问卷调查中不会作为一个显著的因素提出来，除非对数目足够多的病人进行评估才行。"

xciv　使事情更加复杂的是，某些临床上检测不出的颞叶损伤也完全可能是精神分裂症和躁狂性忧郁症的病因，因此这些精神病人有时也体验到宗教感受一事并不能否定我的论点。

xcv　克里克（Crick，1993）；里德利（Ridley，1997）和赖特（Wright，1994）也提出过类似的观点，虽然他们并没有把此归因于颞叶中的一些特异化结构。

这一论点反对群体选择（group selection，许多物种都有社会结构，许多个体组成一个群体，同一群体内部成员之间的相互作用要比不同群体的成员之间的相互作用频繁得多，当对这些群体的某种生物学特性进行选择时，其结果更多地依赖于不同群体之间的差别，这在进化生物学上就被称为群体选择。——译注），后者是进化心理学所忌讳的一个术语。但是这并非必得如此。说是那么说，尽管绝大多数宗教口头上都宣扬"四海之内皆兄弟"，但是主要还是强调要忠于自己所在的家族或部落（也就是多半和自己有许多共同基因的人）。

xcvi　贝尔和费迪奥（Bear and Fedio，1977）提出了一种很有意思的想法，这就是他们认为在边缘系统中联系特别丰富，因此病人在任何事情中都看出有宗教的微言大义。他们的想法预言病人看任何东西时 GSR 都会增高，这一预言得到了某些初步研究的支持。但是另外一些研究表明对大多数类别的刺激，GSR 不是没有什么变化就是降低了。而在对病人进行测量时，病人不同的服药情况更使问题复杂化。

286

在另一方面，我们自己的初步研究表明，GSR 只对某些类别的刺激有选择性的增高，而对别的类别的刺激则并非如此。并由此永久性地改变了病人的整个情绪状态（Ramachandran，Hirstein，Armel，Tecoma and Iragui，1997）。但是这一发现在为大量病人证实之前也应该小心对待。

xcvii　此外，即使病人脑中的变化源自颞叶（发生这些变化的实际部位），"宗教观点（a religious outlook）"大概也要牵涉许多不同的脑区。

xcviii　有关达尔文的思想的清楚易懂而又生动的说明请参阅 Dawkins，1976；Maynard Smith，1978；Dennett，1995。

在研究进化的重要人物中，在关于生物体的每一种特性（或者是几乎每一种特性）究竟是自然选择的直接结果，还是另有决定进

化的规律或原理的问题上存在着激烈的争论。我们将在第10章
中讨论这一争论，在那里我将讨论有关幽默和笑的进化问题。

xcix　在Loren Eisley（1958）的书中有许多和这方面有关的讨论。

c　在威尔斯（Christopher Wills，1993）有趣的书中有关于这一思想
的清楚的介绍。也请参阅Leakey，1993和Johanson and Edward，
1996。

ci　希尔（Hill，1978）一文中介绍了能计算立方根的低智特才。对此
有一种想法早已留传了一段时间了，这就是认为低智特才学会了
某种简捷的方法或是诀窍以找出素数或是进行分解。但是这种想
法并没有解决问题。当一位数学专家知道了相应的算法，他依旧
几乎要花上一分钟才能产生从10.037到10.133之间的所有素数，
但是一位不使用语言的自闭症者，即使对这个任务从来都没有
接受过训练，也只要10秒钟就搞定了（Hermelin and O'connor，
1990）。

有些算法可以以很高的速度产生素数，但是偶尔也会有些错误。
研究一下那些素数低智特才是否也和这些算法有完全一样的偶
尔出错将会是非常有意思的，这将告诉我们这些低智特才是不是
不自觉地也在应用同样的算法。

cii　有关低智特才综合征的另一种可能的解释是基于下列想法：低智
特才缺乏某些能力，这可能使他们得以更容易利用剩余下来的能
力，并把注意力集中到更难使人理解的技巧上。举例来说，当您
面临外部世界中的事件时，您显然不会把每个无关紧要的细节都
记录在头脑里，否则将不利于适应。我们的脑首先判定事件的重
要性，然后在把它们存储起来之前，对其中的信息作精心的修改
和编辑。但是如果这种机制出了差错那会如何呢？这时您可能至
少会开始记录某些事件的毫无必要的细节，例如您10年前读过
的一本书中的许多话。这在你我看来可能会看作是一种惊人的天
赋。但是真实的情况是这是由一个不会对日常经验进行剪辑的有

损伤的脑中产生出来的。类似地，一个自闭症的孩子把自己关闭在一个不容他人进入的世界中，而对外界只保留一两个他感兴趣的渠道。这种孩子把其所有的注意力都集中在单个主题上，而排除了其他一切，这样就会产生表面上看起来非常神奇的能力，但是这样的孩子的脑也是不正常的，而且在智力上极为迟钝。

施奈德和托马斯（Snyder and Thomas，1997）提出了一个有关而更为巧妙的论点：这些低智特才由于某种原因智力迟钝而缺少概念驱动的能力，而这却使他们得以接触到多级信息处理的初级层次的内容，而这些是我们绝大多数人接触不到的［因此威尔特希尔（Stephen Wiltshire）能画出迷人的精细入微的绘画，这和正常儿童的幼稚涂鸦或是只留下主要概念的类似漫画那样的图画形成了鲜明的对比］。

这一思想和我的想法不一致。有人可能会争辩说，要想从强调概念驱动的知觉（或是概念）转而强调能接触到早期过程，其前提可能正是需要这些"早期"模块的过度增大，而这正是我曾经提出过的。因此似乎可以把施奈德的思想看作是介于传统的注意理论和我在本章中所提出来的理论之间的一种中间形式。

这里有一个问题是虽然有些低智特才的绘画似乎是细节过多了（例如萨克斯讲过的威尔特希尔的画作），但是还有些低智特才的绘画看上去确实美（例如纳迪亚所画的马像达芬奇画的）。她的透视感、加上阴影等似乎是以我的论点所预言的方式作出超乎寻常的画。

所有这些思想有一个共同之处，这就是他们都隐含有注意重点（emphasis）从某组模块转移到另一组模块的意思。至于这究竟只是由于缺少了某一组的功能（而把注意力更多地投向其他组），还是由于剩下来的部分真的增大了，这还有待研究。

还有两个理由也使我对注意转移的思想不看好。首先，光是说通过转移注意力就能使您自动地善于做某件事并没有真正告诉我们多少东西，除非您能知道注意究竟是什么，而我们对此却并不知道。其次，如果这种论点是正确的话，那么为什么脑有大面积损伤的成年病人并不通过转移注意力突然变得在其他方面极有技巧呢？我只有等碰巧见到一位计算不能的病人突然变成了一位音乐低智特才，或是一位忽略症病人变成了一名计算天才，这才会考虑这种可能性。换句话说，这一论点未能解释为什么低智特才都是天生的，而不是造就的。

当然，可以方便地对不同类型的低智特才用磁共振成像（MRI）检验脑区增大理论。

ciii 像纳迪亚这样的病人还使我们直面更深层次的问题：艺术究竟是什么？为什么有些东西很漂亮，而另一些东西则不漂亮？一切视觉审美观有没有普适的文法机制？

艺术家善于把握他要画的形象的本质性特征（印度教徒把这称为"*rasa*"），而去掉过多的细节，他这么做实质上就是在模仿脑之所以进化来要做的事。但是真正的问题是：为什么这就正是在美感上令人愉悦之处呢？

在我看来，所有的艺术都是"漫画"或是夸张法，因此如果您懂得了为什么夸张那么有效，那么您就懂得了艺术。比如说，如果您教一只大鼠去区分正方形和长方形，并对后者给予奖励，那么大鼠很快就能认出长方形，并对此有偏好。但是令人惊奇的是，大鼠对更为瘦长的"夸大了的"长方形（令两边长之比是3：1，而不是原来的2：1）的反应比对训练它时所用的原型的反应更为强烈！要解决这个悖论，您就要理解鼠脑学会的是规则——"长条性"，而不是这一规则的某个特例。脑中视觉形状区的工作方式是造的，把规则加以放大（瘦长的长方形）对大鼠来说特别能起到强化作用（愉悦），这给大鼠的视觉系统以奖励去"发现"规则。类似地，如果您从尼克松的脸中减去一张普通的脸，然后把差别之处加以放大，结果您就得到了一张漫画，这幅漫画比他本人还要像尼克松。事实上，视觉系统一直在努力"发现规则"。

288 　我的基于直觉的想法是在进化的早期，纹外视区中有许多区域是专门用于提取相关性和规则的，并把各种不同的特征（形状、运动、阴影、颜色等）绑定在一起，这些区域直接和边缘结构有联系以产生愉快的感觉，因为这有利于动物的生存。因此，加强某些规则和除去不相关的细节会使图景看起来甚至更有吸引力。我还认为这些机制以及有关的边缘系统中的联结在右半球中更为突出。在有关左半球中风病人的文献中有许多病例，病人在中风之后绘画有很大的进步，也许是因为这样右半球就可以不受约束地加强这些规则。杰出的绘画比照片更迷人，这是因为照片的种种细节掩蔽掉了背后的规则，艺术家的笔触（或是左半球中风！）正是解除了这种掩蔽。

这并不是对艺术的完整解释，但是这是一个良好的开端。我们还需要解释为什么艺术家常常故意应用一些不相一致的对照（例如在幽默中），我们也需要解释为什么在浴帘或半透明幔后面的裸体人要比一张裸体照更有诱惑力。这就好像是要在经过一番斗争之后才能发现的规则要比一目了然的更有力，艺术史家冈布里奇（Ernest Gombrich）也指出过这一点。或许自然选择使视区中的布线只有在经过"工作"之后才得以真正增强，这是为了保证这种努力本身就是令人愉快的而非不愉快的。因此像图12.2（原文为"239页"，但是因为中译本的页码不同于原书的页码，所以改译成不变的图号。——译注）上的达尔马提亚狗（一种白色黑斑或棕斑的短毛大狗——译注）或是带有很强阴影的脸的"抽象"图片这样不是一眼就能认出来的图画就有极大的魅力。当图画最后被看懂了，而那些斑块正确地联结在一起构成了一个图形的时候，一种快乐的感受就油然而生。

第 10 章

civ 露丝和威利（用的都是假名）是根据最初由艾恩赛德（Ironside，1955）报道的一些病人重构出来的。但是对临床细节和尸检报告都未加改动。

cv Fried，Wilson，MacDonald and Behnke，1998。

cvi 有关进化心理学的原理，最初是由汉密尔顿（Hamilton，1964）、威尔逊（Wilson，1978）和威廉姆斯（Williams，1966）在上述早期作品中隐约地提出来的。关于这一原理的现代表述则是由巴尔科、科斯米德斯、图比（Barkow，Cosmides and Tooby，1992）提出，他们也被认为是这一领域的奠基人。（也请参阅Daly and Wilson，1983和Symons，1979。）

平克（Pinker）所著《心智如何工作》（How the Mind Works）一书最为清楚地阐明了这些思想，这本书中有许多有启发性的思想。尽管我们在进化论的具体细节方面有些分歧，但是这并不影响他所做贡献的价值。

cvii 这一思想很吸引人，但是正如进化心理学中的所有问题一样，它们都很难验证。为了进一步强调这一点，我要提到另一个同样无法检验的思想。请考虑一下普罗菲特（Margie Profet）的聪明论点，她认为妇女在妊娠的头三个月里之所以会有妊娠呕吐是为了减低食欲，因此可以避免摄入许多食物中的天然毒素，以免可能引起流产（Profet，1997）。我的同事A. 多伊奇（Anthony Deutsch）甚至提出了一个更巧妙的论点。他不无挖苦地提出呕吐的气味会阻止男性想和妊娠的妇女做爱，因此减低了性交的可能性，而大家知道性交会增加流产的风险。很明显一眼就可以看出这是一个愚蠢的论点，但是为什么那个有关毒素的论点就不那么愚蠢了呢？

289

cviii V. S. Ramachandran，1997。下面就是使他们信以为真的论点：

如果问一下您自己："为什么男士更偏爱金发女郎？"在西方文

化中，人们普遍相信男人从性和审美观角度都更偏爱金发女郎而不是黑发女郎（Alley and Hildebrandt, 1988）。而在许多非西方文化中，也看到男士更青睐肤色较为白皙的女郎。（这曾为"科学"调查正式地确认过, Van der Berghe and Frost, 1986。）事实上，在许多国家有一种对"改善肤色"的相当顽固的偏见，化妆品业很快就迎合这种癖好推出无数毫无用处的护肤用品。[有趣的是，似乎倒没有要男子皮肤白皙一些的偏好，这才有了成语："高、黑、帅（tall, dark and handsome）"。]

著名的美国心理学家埃利斯（Havelock Ellis）在50年前就提出过，男人青睐妇女圆形的特征（这表明生殖力强），而金发则和身体的外型更协调以突出圆形。另外一种观点认为婴儿的皮肤和头发的颜色都要比成人的浅，因此对金发女郎的偏爱可能只是反映对人来说，女性中像婴儿似的特征可能属于第二性征。

我要提出第三种理论，这种理论和上面两种理论并没有什么冲突，而且还有额外的好处可以和配偶选择的更为一般的生物学理论一致起来。但是为了懂得我的理论，您必须要先想一下为什么首先要进化出性呢？为什么不是无性繁殖呢？这样您就可以把您的全部基因都传给后代，而不是只传其中的一半。令人惊奇的回答是性主要是为了避免寄生生物而进化出来的（Hamilton and Zuk, 1982）！在自然界中寄生虫侵扰是极为普遍的，而寄生虫总是企图愚弄宿主的免疫系统，让其以为它们也是宿主本身的一部分。性的进化是帮助宿主物种对基因进行"洗牌"因此使它总是比寄生虫领先一步。[这被称为红皇后策略（Red Queen strategy），这一术语是从《爱丽丝漫游奇境记》里的皇后那儿得到启发而来的，皇后为了待在一个地方就得不停地跑动。] 类似地，我们也可以追问为什么要进化出像孔雀的尾巴或是公鸡头下的肉垂这样的第二性征。其答案依然在于寄生虫。这些表现 —— 闪闪发光的大尾巴或是鲜红如血的肉垂可能起到"通知"雌性追求者是健康的也没有皮肤寄生虫的目的。

金发和浅色皮肤是不是也有可能是为了同样的目的？每个医科

生都知道贫血通常是由肠道或血液寄生虫引起的；青紫（心脏病的标记）、黄疸（肝有病）和皮肤感染都更容易在肤色较浅的人身上被发现，而在肤色较深的人身上就不那么容易被发现。这不论是对皮肤还是眼睛来说都是如此。在早期的农业村落中肠道寄生虫的侵扰必定是很普遍的，而这种侵扰会造成宿主的严重贫血。对年轻的性机能发育成熟的妇女来说，一定面临着尽早发现贫血的巨大的选择压力，因为贫血会干扰繁殖力、妊娠和生出健康的小孩。所以金发实际上是在告诉您的眼睛："我很漂亮、健康，也没有寄生虫。不要信任那个黑发女郎，她很可能掩盖了她的健康问题以及寄生虫侵扰的问题。"

有这种偏好的第二个相关的理由可能是由于缺乏了黑色素对紫外线辐射的防护作用，这就使金发女郎的皮肤比肤色黝黑的人衰老得要快，这样就更容易发现衰老在皮肤上的标记 —— 老年斑和皱纹。因为妇女的繁殖力随年龄下降很快，或许上了年纪的男人喜欢年轻女人做性伴侣［安斯蒂斯（Stuart Anstis），私人通信］。因此男士之所以更青睐金发女郎可能不只是由于她们衰老的记号出现得更早，而且也是因为在她们身上这些记号更容易被发现。

第三个理由是，像社交窘困、脸红和性的唤起（性高潮的"兴奋"）更难从肤色较深的妇女身上看出来。因此当向金发女郎求爱时，更容易预见求爱会不会被接受和实现的可能性。

那么为什么妇女对皮肤白皙的男子的偏好没有那么显著呢？这可能是因为贫血和寄生虫主要是在妊娠期中的一种风险，而男子并不怀孕。此外，金发女郎比起皮肤黝黑的妇女更难隐瞒她刚有过的婚外情，因为窘困和负罪感而脸红会透露真相。对男子来说，发现妇女脸红特别重要，因为他非常恐惧被戴上绿帽子；而妇女则无需为此担忧，她的主要目的是找到并保持一个好的供给者。（男子的这种多疑并非毫无道理，最近的调查表明有5%～10%的父亲并不是亲生的父亲。在群体中有"隔壁木匠"（milkman）的基因的人可能要比一般人想象的多。

青睐金发女郎的最后一个理由和瞳孔有关。瞳孔扩大是对异性有兴趣的另一个明显的记号，这在金发女郎中黑的瞳孔和蓝的虹膜的对比之下更容易看清楚，而和黑发女郎的深色虹膜对比起来就没有那么明显。这可能也可以解释为什么黑发女郎常被认为是"淫荡的（sultry）"和神秘的［这也是为什么妇女用孤挺花（belladonna）扩大瞳孔，而男子则试图在烛光下诱惑妇女。这种药物和昏暗都会扩大瞳孔，从而更显著地表示对异性的兴趣］。

当然，所有这些论点也可以同样应用到一切有浅色皮肤的妇女身上。那么如果金发确实与众不同的话，这究竟是为什么呢？对浅色皮肤的偏好是通过调查得出的结论，但是对金发问题还没有进行过研究。（现在用双氧水漂白头发成金发的冒牌金发女郎并不能否定我们的论点，因为进化不可能预料到会发明双氧水。事实上，没有"冒牌黑发女郎"而只有"冒牌金发女郎"这一事实说明确实存在着这种偏好。不管怎么说，绝大多数金发女郎不会把她们的头发染成黑色。）我认为金发就像一面"高高飘扬的旗帜"，因此即使身在远处的男性也会注意到就在附近有一位浅色皮肤的妇女。

总而言之，男士之所以青睐金发女郎是因为他们可以更容易地发现寄生虫感染和衰老的早期标记，这些都会降低繁殖力和后代的成活率；此外也更容易发现脸红和瞳孔的大小，这些都是对异性的兴趣和忠贞的指标。［1995年，加州大学圣巴巴拉分校（UCSB）的一位著名的进化心理学家西蒙斯（Don Symons）提出，浅色皮肤本身可能就是年轻和激素状态的一个指标，但是他并没有提出我们在这儿提出的有关在金发女郎中较易发现寄生虫、贫血、脸红或瞳孔扩大的论点。］

291 　正如我早些时候讲过的那样，我编造出这整个荒谬的故事来专门讽刺社会生物学有关人类择偶的理论，这一理论也是进化心理学的支柱。我认为这个故事成立的可能性少于10％，但是即使这样，这个故事成立的可能性也至少和许多别的在当下流行的人求爱的其他理论不相上下。如果您觉得我的理论很愚蠢，那么您应该去读一下某些别的理论。

cix　　Ramachandran, 1998。

cx　　英国医生、剧作家和博学者乔纳森·米勒（Jonathan Miller, 1934 — ）也强调指出过幽默和创造性之间有重要的联系。

cxi　　有关微笑和威胁性的怪脸有关的想法一直可以追溯到达尔文，并常常在文献中又被提到。但是就我所知，还没有其他人指出过，它和笑有同样的逻辑形式：就是当发现正在逼近的一个陌生人原来是个朋友时那种半途而废了的对潜在威胁的反应。

cxii　　任何一个声称要解释幽默和笑的理论都必须要解释下列所有的特性，而不只是解释其中之一或两点：第一，笑话和引起发笑的事件的逻辑结构，这也就是输入；第二，这种输入为什么一定要采取它所实际采取的特定形式：逐步导向某个模式（model），继之以突然的范式转换，得出了一个平凡无奇的结局；第三，响亮的爆发性的声音；第四，幽默和呵痒痒之间的关系，以及为什么会进化出呵痒痒（我认为它和幽默有同样的逻辑形式，但是可能是为成人的幽默做预演）；第五，其中涉及的神经病学结构，以及幽默的功能性逻辑如何映射到脑的这些部分的"结构逻辑（Structural logic）"；第六，幽默除了它原先为之进化出来的目的之外是否还有任何别的功能？（例如，我们提出过成人的认知幽默可能是为创造性做排练，也可能起到消除内心中潜在的令人不安的、而您又无能为力的思想）；第七，为什么微笑是"半笑"，并且常常先于大笑（我给出的理由是这也是基于和幽默以及笑所有的同样的逻辑形式，即减轻潜在的威胁，因为它也是从对正在逼近的陌生人的反应中进化出来的）。

笑也可能有助于某些社交关系或是"肢体交流"，特别是因为对不经意的违反社会习俗（social contacts）或禁忌的行为的反应往往是报之一笑（例如当某人在讲台上演讲时却没拉上拉链）。讲笑话或是取笑某人可能使该人经常调整自己的社交习惯以与自己所属人群保持一致，并有助于巩固共享的价值观。（因此有关异族人的笑话很流行。）

心理学家查菲（Wallace Chafe, 1987）提出了一种有关笑的很巧妙的理论，这一理论在某些方面和我的理论正好相反，虽然他并没有从神经生物学方面进行考虑。他说道，笑的主要功能是起"不能动作（disabling）"的作用，笑的动作在体力上使人精疲力尽而暂时使您动弹不得，并使您在认识到威胁并不是真的时候松弛一下。我之所以觉得这一理论很有吸引力是基于下面两条理由：首先，当您刺激病人的左辅助运动皮层时，病人不仅发出一阵阵笑声，而且病人实际上也无法行动了，他其他事都做不了（Fried et al., 1998）。其次，在一种称为僵住症（catalepsy）的古怪失常中，病人听到笑话之后会陷于瘫痪而跌倒在地，但是其意识始终完全清楚。这看来可能像是查菲提到过的"僵直反射（immobilization reflex）"的一种病理表现。但是，查菲的理论没有解释笑是怎样和微笑关联起来的，也没有解释笑是如何和呵痒痒关联起来的，他的理论也没有解释为什么笑会采取它现在这样的特定形式，也就是有节奏的、响亮而爆发性的声音。为什么您不是像负鼠那样只是在原地默不作声地停住了呢？当然，这是进化心理学中的普遍问题，对于某种特性可能是怎样进化出来的问题，您可以提出许多听上去有道理的设想，但是通常很难追溯这种特性是通过哪条特定的路径进化到现在这个样子的。

292

最后，即使我在断言笑是作为一种"没问题"或是"一切都好"的通讯信号方面是正确的话，我还得解释随笑同时发生的头部和身体的节律性运动（除了节律性的声音之外）。像跳舞、做爱，和音乐这样许多别的令人愉悦的活动也都牵涉节律性运动，这会是一种巧合吗？是不是有这样的可能，所有这些活动都局部地利用了同一些回路？雅各布斯（Jacobs, 1994）提出过无论是自闭症儿童还是正常人可能都喜欢节律性的运动，因为这种运动会激活5-羟色胺能缝系统（serotonergic raphe system），使之释放"奖励性递质"5-羟色胺。人们想知道笑是不是也激活了同一机制。我知道至少有一个自闭症儿童经常要不由自主地做有违社交礼节的大笑以求轻松一些。

cxiii 我这样说并非是想为特创论者（creationists，特创论是一种反对进化论的学说，认为万物皆由上帝一次造成，不经演化和发展。——译注）提供炮弹。这些"其他因素"应该被看作是对自然选择原理进行补充的一些机制，而不是和自然选择原理对立的。这里是一些例子：

a. 偶发事件（纯粹就是碰运气）在进化中一定也起到了极大的作用。请想象两种不同的物种，它们在遗传上只略有不同，让我们就把它们称为河马A和河马B，它们分别生活在两个不同的岛 —— 岛A和岛B上。现在假定有一颗巨大的小行星同时撞击这两个岛，也许河马B对小行星所造成的影响的适应性要稍好一些，它们活了下来并通过自然选择而传宗接代。但是也同样有可能小行星并没有撞击到岛B及其上面的河马。比如说小行星只撞击了岛A并使其上面的河马A完全灭绝。因此河马B活了下来并传宗接代并非因为它们有"抗小行星基因"，而只是因为它们运气好，小行星没有撞击到它们。

这一思想是显然的，因此我对人们为此争论不休极为惊奇。在我看来，这也包括了有关伯吉斯岩层（不列颠哥伦比亚洛矶山脉中的寒武纪沉积岩层，其中有大量独特的无脊椎动物化石。——译注）中生物化石的全部争论。不管古尔德在那里发掘出来的究竟是什么生物对还是不对，他有关偶发事件所起作用的一般论点肯定是正确的。唯一有道理的反对意见是有许多趋同进化（convergent evolution，所谓趋同进化指的是不同物种独立地进化出类似的特性。——译注）的例子。我最钟爱的例子是智能和各种复杂类型的学习（例如模仿学习）独立地在章鱼和高等脊椎动物中都进化了出来。如果是偶发事件而不是自然选择起主要作用的话，您怎么来解释在脊椎动物和无脊椎动物中都独立地涌现出这种复杂的特性呢？这是否意味着如果让进化再从头开始一次，还是会进化出智能来呢？如果它两次都能进化出来，那么为什么就不能三次呢？

但是这种惊人的趋同的例子并不是对偶发事件想法的致命打击。不管怎么说，这种例子很少，智能进化了两次，而不是几十次。即使像脊椎动物和无脊椎动物（例如乌贼）的眼睛这样表面上看起来像是趋同进化的进化很可能也不是真正的趋同，因为现在已经知道它们都牵涉同一些基因。

b.当某个神经系统的复杂性达到了某个临界水平，它们就有可能得出某些事先无法预见的性质，这些性质也不是选择的直接后果。在这些性质里并没有什么神秘之处，人们可以从数学上证明即使是完全随机的相互作用也能从复杂性中产生出稍有混乱之处的秩序（little eddies of order）。圣菲（Santa Fe）研究所的理论生物学家考夫曼（Stuart Kauffman）认为这可能可以解释生物体进化的断续性性质（punctuated nature，即指物种进化过程中每隔一段较长时期的相对稳定就会有短期的急剧变化，这时某些物种灭绝，而另一些新的物种出现了。——译注），这也就是说，突然在新的种系发生线上涌现出新的物种。

c.形态特性的进化也许在很大程度上是由知觉机制驱动的。如果您训练一只大鼠区分正方形（边长之比为1：1）和长方形（边长之比为1：2），并且只有当对长方形有反应时才给予奖励，那么您可以发现大鼠对一个更狭长的长方形（边长比为1：4）的反应甚至比对原来用来训练的长方形的反应还要剧烈。这一似非而是的结果称为"峰移效应（peak shift effect）"，它说明动物学到的是规则（矩形特性）而不是对单个刺激的反应。我认为这种基本习性（在所有动物的视觉通路中都有固定的回路）可以有助于解释为什么会涌现出新物种和新种系。请思考一下长颈鹿怎么会有它的长脖子的经典例子吧。假定一开始有一群长颈鹿的祖先由于对食物的竞争而进化出稍长一点的脖子，也就是说这是通过传统的达尔文选择进化的。然而一旦有了这种趋势之后，头颈长的长颈鹿只和其他头颈长的长颈鹿交配就变得非常重要了，这可以保证其后代的存活和繁殖。一旦长头颈变成了这种新物种的显著特征，那么这种特征一定就在长颈鹿脑的视觉中枢中被"固化"了，以帮助它确定潜在配偶所在的地方。一旦这种"长颈鹿 ＝ 长头颈"规则固化到了能自由地进行变种杂交的长颈鹿群体中去，根据峰移原理，任何长颈鹿都会倾向于和它所能找到的最具"长颈鹿特色"的个体进行交配，也就是说在这一长颈鹿群中头颈最长的长颈鹿。其净结果就是甚至在没有环境的特异性选择压力的情况下也逐步增加了群体中的"长头颈"等位基因（allele）。其最终结果就是出现了一种长颈鹿，也就是我们今天所看到的那种长颈鹿，其头颈长得近乎滑稽和夸张。

这一过程对于任何先前就已经存在的进化倾向都会产生某种带有正反馈的"增益放大作用（gain amplification）"，这种作用会夸大某种物种及其直系祖先之间的形态上和行为上的差别。这种放大作用是心理学定律的直接后果，而不是环境选择压力的后果。从这一理论可以得出下面这样一个有意思的预言：应该举得出许多在进化过程中物种逐步漫画化似地进行夸张的例子。这种倾向确实是存在的，并且可以在象、马和犀牛的进化中清楚地看到这一点。当我们追踪它们的进化印迹时，随着经过的时间越长，它们看起来就变得越来越像"猛犸似的"或"马似的"或"犀牛似的"。

这一思想和达尔文自己关于第二性征起源的解释（他的所谓的性选择理论）如出一辙。例如他认为雄孔雀尾巴的逐渐增大是由于雌孔雀青睐有大尾巴的雄性。我们的想法和达尔文的性选择的关键区别在于后者专门讲两性之间的区别，而我们的想法则也解释了不同物种之间在形态上的差别。择偶选择牵涉挑选有更突出的"性标记"（第二性征）和物种"标记"（把一种物种和其他物种区分开来的标记）的伴侣。因此，我们的思想可能有助于解释普遍性的外部形态特征的进化以及物种的逐步变得漫画化似的夸张，而并不只限于产生出华丽的性炫耀和行为上的"释放刺激（releasers）"。

294　人们不禁想知道人科动物在进化中脑大小的爆炸式增大是不是也是同一原理所产生的结果。或许我们之所以觉得婴儿期的一些特征，例如头不成比例地大使人怜爱，是因为这种特征通常是无助的婴儿的特征，促进照顾婴儿的基因会很快地在群体中增殖。但是一旦有了这种知觉机制，婴儿的头会变得越来越大（因为大头基因会产生新生儿特征，并得到更好的照顾），而脑变大可能只是额外的奖品！

在这一长串清单中还可以添加别的例子：马尔古利斯（Lynn Margulis）有关共生生物可以"融合"而进化成新的种系发生线的思想（例如，线粒体有自己的DNA，它们有可能开始时只是细胞内的寄生体）。有关这一思想的详细介绍超出了本书的范围，本书的主题毕竟是脑而非进化。

第 11 章

cxiv 这个故事是根据最早由米切尔（Silas Weir Mitchell）所介绍的一个病例改写而成的。参见 Bivin and Klinger，1937。

cxv 威尔斯（Christopher Wills）告诉我一个有关一位著名的产科学教授的故事，这位教授完全上了那位病人的当，他在查病房的过程中把这个病人当作是正常妊娠的病例说给住院医师和医科生听。学生们立刻就在这位不幸的女士身上看出了妊娠的所有经典症状和标志：他们甚至还声称用他们闪闪发光的崭新听诊器听到了胎儿的心跳声，直到有一位学生记起"凸出肚脐"的特征，她冒着使教授发窘的危险作出了正确的诊断。

cxvi 假孕是一种"化石"病，现在极少而很难再看到了。这种情况首先是由希波克拉特（Hippocrates）在公元前三世纪时描述的。它也折磨过英格兰女王玛丽·都铎（Mary Tudor），她有过两次假孕，有一次竟然长达13个月。弗洛伊德的最著名的病人之一安娜（Anna O.）也得过假孕。更新的医学文献甚至有报道变性者也得了假孕！关于最近有关假孕的工作，请参阅 Brown and Barglow，1971 和 Starkman et al.，1985。

cxvii 刺激卵泡素（FSH，垂体前叶分泌的一种激素，刺激卵巢囊状卵泡的生长与成熟，也刺激雄性精子的发生。——译注）、黄体化激素（LH，垂体前叶分泌的一种激素，和刺激卵泡素共同起作用而引起成熟卵泡的排卵及由卵泡膜细胞和粒性细胞分泌雌激素，也与黄体的形成有关。——译注）以及催乳激素都是由垂体前叶分泌的。它们起调节月经周期和排卵的作用。FSH促使卵胞的成熟，而LH促使排卵。FSH和LH一起共同加强卵巢释放雌激素，稍后又促使黄体（囊状卵泡排出卵以后留下来的组织）释放雌激素和黄体酮。最后，催乳激素也作用于黄体，使它分泌雌激素和黄体酮，从而防止它恢复原状（因此如果卵受精的话，也就防止了接下来再有月经）。

cxviii 有关暗示对赘疣的作用问题，请参阅Spanos, Stenstrom and Johnston, 1988。有关消除半侧赘疣的报道，请参阅Sinclair-Gieben and Chalmers, 1959。

cxix 请参阅Ader, 1981和Friedman, Klein and Friedman, 1996。

cxx 催眠是一个很好的例子。催眠问题有时候甚至在最保守的医学院校里也会教到，但是每当在学术会议里提到这个词的时候，就会令人不安。尽管催眠有一个可敬的传统，一直可以追溯到近代神经病学的奠基人之一的沙尔科（Jean Martin Charcot），催眠似乎安于有一种奇怪的双重声誉：一方面被接受为是一种真的现象，但是也被视作为"边缘医学（fringe medicine）"的孤儿。沙尔科声称如果一个正常人的右半边身体由于催眠暗示而暂时瘫痪了的话，那么这个人在语言方面也会有问题，这说明催眠状态确实抑制了左半球的脑机制（请回想一下语言中枢在左半球）。而类似的由催眠状态诱发的左半侧身体瘫痪却并没有语言方面的问题。我们曾经在我们的实验室里尝试重复这一结果，但是没有成功。

295

有关催眠的一个关键问题是催眠是否仅仅是"角色扮演（role playing）"的一种比较精细的形式（在这种状态时您暂时压抑了怀疑，这就像您在看一部恐怖电影时会暂时压抑一样）呢？还是催眠是一种本质上完全不同的精神状态？

布朗（Richard Brown），阿尔特舒勒，福斯特（Chris Foster）和我正在想用一种称为斯特鲁普干扰（Stroop interference）的方法来回答这个问题。"红"和"绿"两个字要不是用正确的颜色来写（"红"字用红墨水写出red，而"绿"字用绿墨水写出green），就是正好相反（"绿"字用红墨水写出green）。如果要求一个正常受试者只讲出墨水的颜色，而不去管这是哪个字，那么当字和颜色不匹配的时候，他的反应就显著变慢。很明显他做不到有意识地忽略这个字，因此字就干扰了讲出颜色（斯特鲁普干扰）。现在产生了一个问题，如果您通过催眠暗示让受试者心里以为自己是一个不识英文字母而能讲出颜色名字的中国人，那会怎样呢？这会不会突然就消除了斯特鲁普干扰呢？这一测试可能一劳永逸地证明催眠是真的，而不是角色扮演，因为受试者没有办法有意识地去忽略字（作为"对照"，您可以允诺，如果他能有意识地克服这种干扰的话就给他一大笔奖金。）

cxxi　安慰剂反应是一个更受人贬低而还很不了解的现象。事实上，这一术语在临床医学中带有贬义。请想象一下您正在尝试一种治疗背痛的止痛药。假定没有人会自发地好转。为了确定这个药物的疗效，您把止痛片给100个病人服用，结果发现，有90个病人好转了。在作为对照的临床测试中，通常给对照组中的100个病人服用假药（安慰剂）（当然，病人不能知道这一点），然后看看有多少病人（如果真有这样的病人的话）仅仅由于信任这种药物就好转了。如果只有50%的病人好转（而不是90%），那么我们就有理由下结论说这种药物确实是一种有效的止痛剂。

但是现在让我们把目光转向那奇怪的50%的病人，他们仅仅因为"安慰剂"就好转了。他们为什么会好转？大概在10年前就有证据说明这些病人在脑中真的释放了一种称为内啡肽的止痛化学物质〔在某些病例中，烯丙羟吗啡酮（naloxone，一译纳洛酮。──译注）可以抵消安慰剂的效果，纳洛酮能阻断内啡肽〕。

一个非常吸引人而在很大程度上还没有被探索过的问题是安慰剂反应的特异性问题，而我们实验室最近对这个问题很感兴趣。

296

请回想一下，在服用安慰剂的人中只有50％的人好转了。是不是因为这组人中有什么特殊之处呢？如果这同一组100个病人（他们因为疼痛而服用了安慰剂）在几个月之后又产生了忧郁，假定您给他们服用"新"的安慰剂，并告诉他们这是一种强有力的抗忧郁药物，那又会怎样呢？会不会还是这旧的50个病人好转了呢？还是一组新的病人有所改善，这组病人和早先的那一组只有部分人是相同的。换句话说，是不是有"安慰剂反应者"这回事呢？是不是这种反应对病种、药物和病人有特异性呢？还是和这三者都有关系？真的，如果这同样的100位病人一年以后又痛起来了，而您又给了他们原来的安慰剂"止痛片"，那又会如何呢？会不会还是同样的50个人好转了呢？还是有新的一组病人好转了呢？阿尔特舒勒和我正在进行这样的研究。

有关安慰剂特异性的其他方面也还有待研究。请想象一下有一位病人同时得了偏头痛和溃疡，您给他一种安慰剂并告诉他这是一种新的"抗溃疡药"。那么会不会只有溃疡痛消失了（假定他是一位"安慰剂反应者"）？还是脑中产生了许多内啡肽，因此附带上偏头痛也好了呢？这听上去好像不大可能，但是如果他的脑中弥散性地释放出像内啡肽这样的抗痛神经递质，那么尽管他的信念仅限于溃疡，它也可能缓解了其他疼痛。和疼痛有关的基本脑机制如何解释和懂得复杂的信念？这是一个十分吸引人的问题。

cxxii 有关多重人格失常的综述，请参阅Birnbaum and Thompson，1996。

有关眼的变化，请参阅Miller，1989。

第 12 章　cxxiii　有关意识问题的一个清楚的简要介绍请参看Humphrey，1992；Searle，1992；Dennett，1991；P. Churchland，1986；P. M. Churchland，1993；Galin，1992；Baars，1997；Block Ramachandran and Hirstein，1997；Penrose，1989。

20多年前在由我组织的在剑桥的一次学术大会上，汉弗莱（Nick Humphrey）首先提出了有关进化出意识（特别是内省）主要是为了使您能模仿别的心智的想法［这种想法启发了现在很流行的"其他心智理论（theory of other minds）"模块的概念］。

cxxiv 还有另一类非常不同的翻译问题，这是关于左半球的代码或语言和右半球的代码或语言之间的翻译问题。（请参阅第7章尾注lxxxv）。

cxxv 某些哲学家完全被这种可能性难倒了，但是这并不比下面的事实更神秘：用锤子敲击您肘部的尺神经会产生一种全新的"过电（electrical tingling）"的主观体验特性，尽管在这之前您可能从来也没有体验到过类似的感觉（或者甚至当一个男孩或女孩第一次体验到性高潮时也是如此）。

cxxvi 这样古老的哲学之谜一直可以追溯到休谟和莫利纽克斯，现在我们可以从科学上回答这个问题了。美国国立卫生研究院（NIH）的研究人员用磁刺激盲人的视皮层来检查视觉通路有没有退化或是进行了重组，我们在加利福尼亚大学圣迭戈分校（UCSD）也开始了某些实验。但是就我所知，下列这一特殊问题还从来没有从经验上加以探索过：一个人能否体验到某个对其说来是全新的主观体验特性或主观感觉。

cxxvii 这一领域中的先驱性实验是由辛格（Singer，1993）和格雷（Gray and Singer，1989）做出的。

297 cxxviii 有时候有人根据尽可能简洁的原则认为，为了完整地描述脑是怎样工作的并不需要主观体验特性，但是我不同意这样的观点。奥卡姆剃刀（指英国哲学家奥卡姆提出的将论题简化的原则，他认为"若无必要，不应增加实在东西的数目"，而应该把所有无现实根据的"共相"一剃而光，故称。——译注），也就是认为对未知现象的解释的各种可能理论中，最简单的要比复杂一些的要好的思想，这是一种有用的经验法则，但是有时却成了科学发现的障碍。绝大多数的科学都发端于大胆猜测什么可能为真。例如相对论的发现就不是把奥卡姆剃刀应用于当时我们有关宇宙的知识的结果。这一发现倒是拒绝奥卡姆剃刀的结果,而去追问如果某种更进一步的推广为真的话那会怎么样,这种推广并不是已有数据之所需,而是做出出乎意料的预言(只是在后来才证明了这种推广说到底还是尽可能简洁的)。说来似乎有悖常理的是,绝大多数的科学发现都不是挥舞或磨快奥卡姆剃刀的结果(尽管绝大多数科学家和哲学家都持相反的观点),这些发现倒是由于作出看起来很专门并且从本体论上来说似乎是很杂乱的猜想而产生的,这些猜想所根据的并不是当前所有的数据。

cxxix 请注意我是在一种严格的隐喻意义下使用"补插"一词的,这只是因为没有别的更合适的词可用。我并不想给您留下下列印象:在某个脑内的屏幕上逐点给出视觉影像。但是我不同意丹尼特(Dennett)所特意声称的不存在相应于盲点的"神经结构"。事实上,在皮层上都有一小块是对应于每只眼睛的盲点的,这一小块脑区接收来自另一只眼睛的输入,也接收来自同一只眼睛盲点周围区域的输入。我们所说的"补插"的意思是这样的:人能真切地看到来自视野中某个区域的视觉刺激(例如某种模式或是颜色),而实际上那里并没有视觉输入。这是一种纯粹描述性、没有任何理论倾向的关于补插的定义,人们既不必召唤某个监视屏幕的微型人,也不必批判这种说法,都可以接受这一定义。我们认为视觉系统之所以要补插并不是为了让微型人来看,而是为了使信息的某些方面对下一层次的处理成为外显(explicit)。

cxxx Tovee, Rolls and Ramachandran, 1996。阿梅尔(Kathleen Armel),福斯特(Chris Foster)和我最近指出,如果把有关这条狗的两个完全不同的"景象"很快地相继显示,以前没有看到过这条狗的受试者只能看到这些小块的混乱的、没有什么规律的运动,但是一旦当他们看到了这条狗,结果看上去狗就在以适当的方式跳跃或转身。这强调指出了"自上而下"有关对象的知识在运动知觉中所起的作用(参阅第5章)。

cxxxi 有时候主观体验特性也会发生混淆，造成一种被称为联觉的非
常有趣的现象，此时人会真切地尝到一种形状的味道，或是看到
声音的颜色。例如，有一位有联觉的病人声称鸡肉有一种强烈的
"尖齿"味道，并告诉他的医生西托维奇（Richard Cytowic）博士
说："我要这份鸡肉有尖齿味，但是结果却完全是圆的…… 是这
样的，我的意思是它几乎是球状的。如果它没有尖齿味，我就不
能拿它上菜。"另一位病人则声称看到字母"U"的颜色是带点浅
棕色的黄色，而字母"N"则是熠熠闪光的淡乌黑色。有些有联觉
的人把这种感觉之间的串扰当作是激发他们的艺术的一种天分，
而不是脑的病理现象。

有些联觉案例有点不是很靠得住。有个人声称看见了声音或是
尝到了颜色，不过后来发现她这样说只是一种隐喻，就像您可
能会说到尖酸的言辞（原文为sharp taste，直译就是浓烈的味
道，但是在英语里sharp也可理解为尖锐，这和触觉有关，因此
如直译的话，读者就不能领会作者要说的意思，故改用了一个汉
语中类似的表达方法，言辞本来是有关听觉的，尖则可能和触觉
有关，而酸则可能和味觉有关。—— 译注）、苦涩的回忆（bitter
memory）或是沉闷的声音（dull sound）（请记住虽然对这种奇
298 怪的现象来说，隐喻和真实的分界线并不那么明显）。但是有许
多其他的案例是相当确实的。我的一位研究生阿梅尔和我最近
检查了一位名叫约翰·汉密尔顿（John Hamilton）的病人，他在
5岁之前视觉都比较正常，但是在这之后由于色素性视网膜炎
（retinitis pigmentosa，一种进行性视网膜硬化，有色素沉着及萎
缩。呈视野缩小和昼盲症。—— 译注）而使他的视力进行性退化，
最终到40岁时完全盲了。在大约两三年后，约翰开始注意到当
他触摸物体或者在读盲文时，就有生动的视觉影像出现在脑际，
其中包括闪光，间或出现的幻觉，有时也有正在摸的物体的真实
形状。这种影像很扰人，实际上干扰了他阅读盲文和通过触觉辨
识物体的能力。当然，如果您或我闭上眼睛去摸一把尺，我们不
会产生有关它的幻觉，尽管在我们的内心之眼（mind-s eye）可
能可以想象出它的样子。这种差别再一次地表现为您对尺想象出
来的样子通常对您的脑是有帮助的，因为这是推测性的和可撤销

的，您可以控制这一点；而约翰的幻觉则常常是无关的，并且总是不可撤销的和强加的。他对这些幻觉完全无能为力，对他来说这些幻觉都是些以假乱真的和使人分心的令人讨嫌的东西。看来从约翰的体感区（他的彭菲尔德映射图）中诱发出来的触觉信号一直向后送到他被剥夺了输入的视区，而视区正如饥似渴地等待着输入。这是一种有点激进的思想，不过这可以用现代的成像技术来加以检验。

有意思的是，有时在颞叶癫痫中也可以看到有联觉现象，这表明感觉模态的交融不只发生于角状回（人们常常这样论断），而且也可能发生在某些边缘系统结构中。

cxxxii　这一问题是在我和豪泽（Mark Hauser）交谈时提出来的。

cxxxiii　Searle，1992。

cxxxiv　Jackendorf，1987。

cxxxv　病人可能也会说："就是如此，我最后明白了真相。我不再有任何怀疑。"看来似乎有些讽刺意味的是：我们对某个思想是否是绝对真理还是错误的信心并不怎么依赖于命题语言系统，这一系统以其逻辑性和不会犯错而傲视其他系统；上述信心反而更依赖于原始的边缘系统结构，它们给这些思想添加上了有情绪的主观体验特性形式，给了它们某种"真理之环（ring of truth，这是一个英语成语，意思是说人一旦相信了某件事，就会增强对此的信念，而认为这就是真的了。——译注）"。（这也许可以解释为什么牧师和科学家所宣扬的教条会那么顽固地抗拒通过理性思维来加以改正！）

cxxxvi　Damasio，1994。

cxxxvii　当然，我在这里只是隐喻性的。在科学的某个阶段，人们必得放弃或是修正隐喻，并且要深入到实际机制中去，也就是其实质所在。但是对于一个尚处于婴幼期的科学来说，隐喻常常是有用的引路人。例如，17世纪的科学家常常把光讲成是由波或粒子组成的，而这两种隐喻都只在一定范围里有用，一直到它们最终融合到了更为成熟的量子论物理学。即使是基因，也就是豆袋遗传学[beanbag genetics，早期孟德尔遗传学中用的一个概念模型，在此模型中把基因当作独立的实体，就像彩色的豆子一样，此模型用一袋彩豆来解释孟德尔的遗传比值（Mendelian ratios）。——译注中的独立粒子至今依然是一个有用的词，尽管其真正的意思在过去这些年中已经有了根本的改变。

cxxxviii　对运动不能缄默症的一个有见地的讨论，请参阅Bogen，1995，和Plum，1982。

cxxxix　Dennett，1991。

cxl　Trivers，1985。

书目和推荐读物

Adamec, R.E. 1989. "Kindling, Anxiety, and Personality." In T.G. Bowlig and M.R. Trimble （eds.）, *The Clinical Relevance of Kindling*. Chichester： Wiley, 117–135.
-

Ader, R. ed. 1981. *Psychoneuroimmunology*. New York： Academic Press.
-

Aglioti, S.A. A. Bonazzi, F. Cortcse. 1994. "Phantom Lower Limb as a Perceptual Marker for Neural Plasticity in the Mature Human Brain." *Proceedings of the Royal Society* （London） ［Biol］, 255： 273–278.
-

Aglioti, S.A. J. DeSouza, and M. Goodale. "Size Contrast Illusions Deceive the Eye but Not the Hand." *Curr Biol*, 5： 679–685.
-

Aglioti, S.A. N. Smania, A. Atzei, and G. Berlucchi. 1997. "Spatio–Temporal Properties of the Pattern of Evoked Phantom Sensations in a Left Index Amputee Patient." *Behav Neuro*, 111（5）： 867–872.
-

Albright, T.D. 1995. "Visual Motion Perception." *Proc Natl Acad Sci USA*, 92（7）： 2433–2440.
-

Alley, T.R. and K.A. Hildebrandt. 1988. In T.R. Alley （ed.）, *Social and Applied Aspects of Perceiving Faces*. Hillsdale, N J： lawrence Erlbaum.
-

Allman, J.M. and J.H. Kass. 1971. "Representation of the Visual Field in Striate and Adjoining Cortex of the Owl Monkey." *Brain Res*, 35： 89–106.
-

Avery, O.T. C.M. Macleod, and M. McCarty. 1944. "Studies on the Chemical Nature of the Substance Inducing Transformation of the Pneumococcal Types." *J Exp Med*, 79： 137–158.
-

Baars, B. 1988. *A Cognitive Theory of Consciousness*. New York： Cambridge University Press.

Baars, B. 1997. *In the Theater of Consciousness*. Oxford： Oxford University Press.
-

Babinski, M.J. 1914. "Contribution àl'étude des troubles mentaux dans l'hémiplegie organique cérébrale." *Rev, Neurol* 1： 845–848.
-

Bach-y-Rita, P. 1995. *Non-Synaptic Diffusion Neurotransmission and Late Brain Reorganization*. New York： Demos.
-

Baddeley, A.D. 1986. *Working Memory*. Oxford： Churchill Livingtone.
-

Baddeley, A.D. 1994. "When Implicit Learning Fails： Amnesia and the Problem of Error Elimination." *Neuropsychologia*, 32： 53–69.
-

Baddeley, A.D. 1995. "The Psychology of Memory Disorders." In A.D. Baddeley, B.A. Wilson, and F.N. Watts （eds.）, *Handbook of Memory Disorders*. Chichester： Wiley, 3–25.
-

Bancaud, J. F. Brunet-Bourgin, P. Chavel, and E. Halgren. 1994. " Anatomical Origin of Déjà Vu and Vivid ' Memories ' in Human Temporal Lobe Epilepsy. " *Brain*, 127 : 71－90.

-

Barkow, J.H. L. Cosmides, and J. Tooby. 1992. *The Adapted Mind*. New York : Oxford University Press.

-

Barlow, H.B. 1987. " The Biological Role of Consciousness. " *Mindwaves*, 361－381. Oxford : Basil Blackwell.

-

Baron-Cohen, S. 1995. *Mindblindness*. Cambridge, MA : MIT Press.

-

Bartlett, F.C. 1932. *Remembering*. Cambridge : Cambridge University Press.

-

Basbaum, A.I. 1996. " Memories of Pain. " *Sci Am Med*, 22－31.

-

Bates, E. and J. Elman. 1996. " Learning Rediscovered. " *Science*, 274 （5294） : 1849－1850.

-

Bauer, R.M. 1984. " Autonomic Recognition of Names and Faces in Prosopagnosia. " In H.D. Ellis, M.A. Jeeves, F. Newcombe, and A.W. Young （eds.）, *Aspects of Face Processing*. Dordrecht : Nijhoff.

-

Bear, D.M. and P. Fedio. 1977. " Quantitative Analysis of Interictal Behavior in Temporal Lobe Epilepsy. " *Arch Neuro*, 34 : 454－467.

-

Benson, F. 1997. In T. Feinberg and M. Farah （eds.）, *Behavioral Neurology and Neuropsychology*. New York : McGraw-Hill.

-

Bever, T.G. and R.S. Chiarello. 1994. " Cerebral Dominance in Musicians and Nonmusicians. " *Science*, 185 : 537－539.

-

Birnbaum, M.H. and K. Thompson. 1996. " Visual Function in Multiple Personality Disorder. " *J Am Optom Assoc*, 67 : 327－334.

-

Bisiach, E. and C. Luzatti. 1978. " Unilateral Neglect of Representational Space. " *Cortex*, 14 : 129－133.

-

Bisiach, E. M.L. Rusconi, and G. Vallar. 1992. " Remission of Somatophrenic Delusion Through Vestibular Stimulation. " *Neuropsychologia*, 29 : 1029－1031.

-

Bivin, G.D. and M.P. Klinger. 1937. *Pseudocyesis*. Bloomington, IN : Principia Press.

-

Blakemore, C. 1977. *Mechanics of the Mind. Cambridge* : Cambridge University Press.

-

Block, N. 1995. " On a Confusion about a Function of Consciousness. " *Behav Brain Sci*, 18 : 227－247.

-

Block, N. 1997. The Nature of Consciousness : *Philosophical Debates. Cambridge*, MA : MIT Press.

-

Bogen, J.E. 1975. " The Other Side of the Brain. " *UCLA Educ*, 17 : 24－32.

-

Bogen, J.E. 1995. " On Neurophysiology of Consciousness. Part Ⅱ . Constraining the Semantic Problem. " *Consciousness Cognition*, 4 : 53－62.

-

Bonnet, C. 1760. *Essai Analyttique sur les facultés de l' me*. Geneve : Philbert.

-

Borsook, B., S. Fishman, L. Becerra, A. Edwards, M. Stojanovic, H. Breiter, V.S. Ramachandran, et al. 1997. " Acute Plasticity in Human Somatosensory Cortex Following Amputation. " *Soc Neurosei Abstr*, 1 (173.1) : 438.

-

Botvinik, M., and J. Cohen. 1988. " Rubber Hands Feel Touch That Eyes See. " *Nature*, 391 : 756.

-

Brain, W.R. 1941. " Visual Distortion with Special Reference to the Regions of the Right Hemisphere. " *Brain*, 64 : 244–272.

-

Brothers, L. 1997. *Friday's Footprint*. New York : Oxford University Press.

-

Brown, E. and P. Barglow. 1971. " Pseudocyesis. " *Arch Gen Psych*, 24 : 221–229.

-

Bruens, J.H. 1971. " Psychosis in Epilepsy. " *Psychiatr Neurol Neurochir*, 74 : 175–192.

-

Caccace, A.T., T.J. Lovely, D.R. Winetr, S.M. Parnes, and D.J. McFarland. 1994. " Auditory Perceptual and Visual-Spatial Characteristics of Gaze Evoked Tinnitus. " *Audiology*, 33 : 291–303.

-

Calford, M. 1991. " Curious Cortical Change. " *Nature*, 352 : 759–760.

-

Capgras, J., and J. Reboul-Lachaux. " L'illusion des ' sosies ' dans un délire systématise chronique. " *Bull Soc Clin Med Mentale*, 2 : 6–16.

-

Cappa, S. R. Sterzi, G. Vallar, and E. Bisiach. 1987. " Remission of Hemineglect and Anosognosia after Vestibular Stimulation. " *Neuropsychologia*, 25 : 755–782.

-

Chafe, W. 1987. " Humor as a Disabling Mechanism. " *Am Behav Sci*, 30 : 16–26.

-

Churchland, P.S. 1986. *Neurophilosophy*. Cambridge, MA : MIT Press.

-

Churchland, P.M. 1993. *Matter and Consciousness*. Cambridge, MA : MIT Press.

-

Churchland, P.M. 1996. *The Engine of Reason, the Seat of the Soul*. Cambridge, MA : MIT Press.

-

Churchland, P.S. V.S. Ramachandran, and T. Sejnowski. 1994. In C. Koch and J.L. Davis (eds.), *A Critique of Pure Vision in Large Scale Neuronal Theories of the Brain. Cambridge*, MA : MIT Press.

-

Clarke, S., L. Regli, R.C. Janzer, G. Assal, and N. de Tribolet. 1996. " Phantom Face : Conscious Correlate of Neural Reorganization after Removal of Primary Sensory Neurons. " *Neuroreport*, 7 : 2853–2857.

-

Cohen, L., S. Bandinelli, T. Findlay, M. Hallet. 1991. " Motor Reorganization after Upper Limb Amputation in Man. " *Brain*, 114 : 615–627.

-

Cohen, M.S., S.M. Kosslyn, and H.C. Breiter. 1996. " Changes in Cortical Activity during Mental Rotation : A Mapping Study Using Functional MRI. " *Brain*, 119 : 89–100.

-

Corballis, M. 1991. *The Lopsided Ape*. New York : Oxford University Press.

-

Corkin, S. 1968. " Acquisition of Motor Skill after Bilateral Medial Temporal Lobe Excision. " *Neuropsychologia*, 6 : 255–265.

-

Cowey, A., and P. Stoerig. 1991. "The Neurobiology of Blindsight." *Trends Neurosci*, 29： 65-80.

Cowey, A., and P. Stoerig. 1992. In D. Milner and M.D. Rugg（eds.）, Reflections on Blindsight： *The Neuropsychology of Consciousness*. London： Academic Press, 11-37.

Crick, F.H.C. 1993. *The Astonishing Hypothesis*. New York： Charles Scribner.

Crick, F. and C. Koch. 1995. "Are We Aware of Neural Activity in Primary Visual Cortex?" *Nature*, 375： 121-123.

Critchley, M. 1962. "Clinical Investigation of Disease of the Parietal Lobes of the Brain." *Med Clin North Am* 46： 837-857.

Critchley, M. 1966. *The Parietal Lobes*. New York： Hafner.

Cronholm, B. 1951. "Phantom Limbs in Amputees： A Study of Changes in the Integration of Centripetal Impulses with Special Reference to Referred Sensations." *Acta Psychiatr Neurol Scand*, Suppl 72： 1-310.

Cutting, J. 1978. "Study of Anosognosia." *J Neurol Neurosurg Psychiatry*, 41： 548-555.

Cytowic, R. 1989. *Synaesthesia*. Heidelberg： Springer Verlag.

Cytowic, R. 1995. *The Neurological Side of Neuropsychology*. Cambridge, MA： Bradford Books.

Daly, M., and M. Wilson. 1983. *Sex, Evolution, and Behavior*. Boston： Willard Grant.

Damasio, A. 1994. *Descartes Error*. New York： G.P. Putnam.

Damasio, A.R., H. Damasio, and G.W. Van Hoesen. 1982. "Prosopagnosia： Anatomic Basis and Behavioral Mechanisms." *Neurology*, 32： 331-341.

Damasio, A.R. 1985. "Prosopagnosia." Trends Neurosci, 8： 132-135.

Darwin, C. 1871. *The Descent of Man*. London： John Murray.

Dawkins, R. 1976. *The Selfish Gene*. New York： Oxford University Press.

Dehaene, S. 1997. *The Number Sense*. New York： Oxford University Press.

Dennett, D. 1991. *Consciousness Explained*. Boston： Little, Brown.

Dennett, D. 1995. *Darwin's Dangerous Idea*. New York： Simon & Schuster.

DeWeerd, P., R. Gattass, R. Desimone, and L.G. Ungerleider. 1995. "Responses of Cells in Monkey Visual Cortex During Perceptual Filling-in of an Artificial Scotoma." *Nature*, 377： 731-734.

Dewhurst, K., and A.W. Beard. 1970. "Sudden Religious Conversion in Temporal Lobe Epilepsy." *Br J Psychiatry*, 117： 497-507.

DeYoe, E.A., and D.C. Van Essen. 1985. "Segregation of Efferent Connections and Receptive Fields in Visual Area V2 of the Macaque." *Nature*, 317： 58-61.

-

Edelman, G.M. 1989. *The Remembered Present.* New York : Basic Books.

-

Eisley, L. 1958. *Darwin's Century.* New York : Doubleday.

-

Ekman, P. 1975. Unmasking the Face : *Guide to Recognizing Emotions from Facial Clues.* Englewood Cliffs, NJ : Prentice-Hall.

-

Ekman, P. 1992. "Are There Basic Emotions?" *Psychol Rev,* 99 : 550 – 553.

-

Erdelyi, M. 1985. *Psychoanalysis.* New York : W.H. Freeman.

-

Farah, M.J. 1989. "The Neural Basis of Visual Imagery." *Trends Neurosci,* 10 : 395 – 399.

-

Farah, M. 1991. *Visual Agnosia.* Cambridge, MA : MIT Press.

-

Feinberg, T., and M. Farah. 1997. *Behavioral Neurology and Neuropsychology.* New York : McGraw-Hill.

-

Flanagan, O. 1991. T*he Science of the Mind.* Cambridge, MA : Bradford Books.

-

Flor, H., T. Elbert, S. Knetch, C. Wienbruch, C. Pantev, N. Birbaumer, W. Larbig, and E. Taub. 1995. "Phantom Limb as a Perceptual Correlate of Cortical Reorganization Following Arm Amputation." *Nature,* 375 : 482 – 484.

-

Florence, S.L., and J.H. Kaas. 1995. "Large-Scale Reorganization at Multiple Levels of the Somatosensory Pathway Follows Therapeutic Amputation of the Hand in Monkeys." *J Neurosci,* 15 : 8083 – 8095.

-

Flor-Henry, P., L.T. Yeudall, Z.J. Kotes, and B.G. Howarth. 1979. "Neuropsy-chological and Power Spectral EEG Investigations of the Obsessive-Compulsive Syndrome." *Biol Psychiatry,* 14 : 99 – 130.

-

Fodor, J. 1983. *Modularity of Mind.* Cambridge, MA : MIT Press.

-

Frackowiak, R.S.J., K.J. Friston, and C. Frith. 1997. *Human Brain Function.* New York : Academic Press.

-

Freud, A. 1946. *The Ego and the Mechanisms of Defense.* New York : International Universities Press.

-

Freud, S. 1996. *The Standard Edition of the Complete Works of Sigmund Freud,* Vol. 1 – 23. London : Hogarth Press.

-

Fried, I., C. Wilson, K. MacDonald, and E. Behnke. 1998. "Electric Current Stimulates Laughter." *Nature,* 391 : 850.

-

Friedman, H., T. Klein, and A. Friedman. 1996. *Psychoneuroimmunology, Stress and Infection.* Boca Raton, FL : CRC Press.

-

Frith, C.D., and R.J. Dolan. 1997. "Abnormal Beliefs : Delusions and Memory." Paper presented at the May 1997, Harvard Conference on Memory and Belief.

-

Fuster, J.M. 1980. *The Prefrontal Cortex Anatomy, Physiology, and Neurophysiology of the Frontal Lobe.* New York : Raven Press.

-

Gabrieli, J.D.E., W. Milberg, M.M. Keane, and S. Corkin. 1990. "Intact Priming of Patterns Despite Impaired

Memory." *Neuropsychologia*, 28 : 417 – 428.

-

Gainotti, G. 1972. " Emotional Behavior and Hemispheric Side of Tension." *Cortex*, 8 : 41 – 55.

-

Galin, D. 1974. " Implications for Psychiatry of Left and Right Cerebral Specialization." *Arch Gen Psychiatry*, 31 : 572 – 583.

-

Galin, D. 1976. " Two Modes of Consciousness in the Two Halves of the Brain." In P.R. Lee, R.E. Ornstein, and D. Galin（eds.）, *Symposium on Consciousness*. *New York* : Viking Press.

-

Galin, D. 1992. " Theoretical Reflections of Awareness, Monitoring and Self in Relation to Anosognosia." *Consciousness Cognition*, 1 : 152 – 162.

-

Gallen, C.C., D.F. Sobel, T. Waltz, M. Aung, B. Copeland, B.J. Schwartz, E.C. Hirschkoff, and F.E. Bloom. 1993. " Noninvasive Neuromagnetic Mapping of Somatosensory Cortex." *Neurosurgery*, 33 : 260 – 268.

-

Gardner, H. 1993. In E. Perecman（ed.）, *Cognitive Processing in the Right Hemisphere*. New York : Academic Press.

-

Gastaut, H. 1956. " Etude électroclinique des épisodes psychotiques survenant en dehors de crises cliniques : chez les épileptiques." *Rev Neurol*, 94 : 587 – 594.

-

Gazzaniga, M. 1992. *Nature's Mind*. New York : Basic Books.

-

Gazzaniga, M., J.E. Bogen, and R.W. Sperry. 1962. " Some Functional Effects of Sectioning the Cerebral Commisures in Man." *Proc Natl Acad of Sci USA*, U8 : 1765 – 1769.

-

Gibbs, F.A. 1951. " Ictal and Non-Ictal Psychiatric Disorders in Temporal Lobe Epilepsy." *J Nerv Ment Dis*, 133 : 522 – 528.

-

Girgis, M. 1971. " The Orbital Surface of the Frontal Lobe of the Brain." *Acta Psychiatry Scand*, 222 : 1 – 58.

-

Gleick, J.L. 1987. *Chaos*. New York : Penguin.

-

Gloor, P. 1992. " Amygdala and Temporal Lobe Epilepsy." In J.P. Aggleton（ed.）, *The Amygdala Neurobiological Aspects of Emotion, Memory, Mental Dysfunction*. New York : Wiley-Liss.

-

Golberg, G. 1987. " From Intent to Action." In E. Perecman（ed.）, *The Frontal Lobes Revised*. Hillsdale, N J : Lawrence Erlbaum.

-

Goldberg, E., and R.M. Bilder, Jr. 1987." The Frontal Lobes and Hierarchical Organization of Cognitive Control. "In E. Perecman（ed.）, *The Frontal Lobes Revisited*. Hillsdale, NJ : Lawrence Erlbaum.

-

Goldman-Rakic, P.S. 1987. " Circuitry of Primate Prefrontal Cortex and Regulation of Behavior by Representational Memory." *Handbook of Physiology* : The Nervous System, vol. 5., Bethesda, MD : American Psychological Society, 373 – 417.

-

Goldman-Rakic, P.S. 1988. " Topography of Cognition : Parallel Distributed Networks in Primate Association Cortex." *Annu Rev Neurosci*, 11 : 137 – 156.

-

Gould, S.J. 1981. *The Mismeasure of Man*. New York ： W.W. Norton.

-

Gould, S.J. 1983. *Panda's Thumb*. New York ： Penguin.

-

Gould, S.J. 1989. *Wonderful Life*. New York ： W.W. Norton.

-

Gray, C.M., A.K. Engel, P. Konig, and W. Singer. 1992. " Synchronization of Oscillatory Neural Responses in Cat Striate Cortex ： Temporal Properties. " *Vis Neurosci*, 8 （4） ： 337–347.

-

Gray, C.M., and W. Singer. 1989. " Stimulus Specific Neural Oscillations. " *Proc Natl Acad Sci USA*, 86 ： 1689–1702.

-

Graziano, M.S.A., G.S. Yap, and C. Gross. 1994. " Coding of Visual Space by Premotor Neurons. " *Science*, 266 ： 1051–1054.

-

Gregory, R.L 1966. *Eye and Brain*. London ： Wiedenfeld and Nicolson.

-

Gregory, R.L. 1981. *Mind in Science*. Cambridge ： Cambridge University Press.

-

Gregory, R.L. 1997. *Mirrors in Mind*. New York ： Oxford University Press.

-

Gregory, R.L. 1991. *Odd Perceptions*. New York ： Routledge, Chapman Hall.

-

Gross, C.G. 1992. " Representatives of Visual Stimuli in the Inferior Temporal Cortex. " *Pro Roy Soc London* [Biol], 135 ： 3–10.

-

Halligan, P.W., and J.C. Marshall, eds. 1994. *Spatial Neglect*. Hillsdale, NJ ： Lawrence Erlbaum.

-

Halligan, P.W., J.C. Marshall, and V. S. Ramachandran. " Ghosts in the Machine ： A Case Description of Visual and Haptic Hallucinations after Right Hemisphere Stroke. " *Cog Neuropsychol*, 11 ： 459–477.

-

Halligan, P.W., J.C. Marshall, D.T. Wade, J. Davey, and D. Morrison. 1993. " Thumb in Cheek? Sensory Reorganization and Perceptual Plasticity after Limb Amputation. " *Neuroreport*, 4 ： 233–236.

-

Hameroff, S., and R. Penrose. 1995. " Orchestrated Reduction of Quantum Coherence in Brain Molecules ： A Model for Consciousness. " In J. King and K.H. Pribram （eds.）, *Conscious Experience ： Is the Brain Too Important to Be Left to Specialists to Study*? Hillsdale, NJ ： Lawrence Erlbaum, 241–274.

-

Hamilton, W.D., 1964. " The Genetical Evolution of Social Behavior. " *J Theor Biol*, 7 ： 1–52.

-

Hamilton, W.D. and M. Zuk. 1982. " Heritable True Fitness and Bright Birds ： A Role for Parasites? " *Science*, 218 ： 384–387.

-

Harrington, A. 1989. *Medicine, Mind, and the Double Brain*. Princeton, NJ ： Princeton University Press.

-

Head, H. 1918. " Sensation and the Cerebral Cortex. " *Brain*, 41 ： 57–253.

-

Heilman, J. 1991. In G. Prigatano and D. Schacter （eds.）, *Awareness of Deficits after Brain Injury*. New York ： Oxford University Press.

-

Hermelin, B., and N. O'Connor. 1990. "Factors and Primes : A Specific Numerical Ability." *Psychol Med*, 20 : 163–189.

-

Hill, A.L. 1978. In N.R. Eller (ed.), *Mentally Retarded Individuals with Special Skills*, Vol. 9. New York : Academic Press.

-

Hirstein, W., and V.S. Ramachandran. 1997. "Capgras' Syndrome : A Novel Probe for Understanding the Neural Representation of Identity and Familiarity of Persons." *Proc R Soc London* [Biol], 264 : 437–444.

-

Hobson, J.A. 1988. *The Dreaming Brain*. New York : Basic Books.

-

Hochberg, J.E. 1964. *Perception*. Englewood Cliffs, NJ : Prentice-Hall.

-

Hoffman, J. 1955. "Facial Phantom Phenomena." *J Nerv Ment Dis*, 122 : 143.

-

Horgan, J. 1994. "Can Science Explain Consciusness?" *Sci Am*, 271 : 88–94.

-

Hubel, D.H., and T.N. Wiesel. 1979. "Brain Mechanisms of Vision." *Sci Am*, 241 : 150–162.

-

Hubel, D.H. and M.S. Livingstone. 1985. "Complex Unoriented Cells in a Subregion of Primate Area 18." *Nature*, 315 : 325–327.

-

Humphrey, N. 1992. *A History of the Mind*. New York : Simon & Schuster.

-

Humphrey, N. 1993. *History of the Mind Evolution and the Birth of Consciousness*. New York : HarperCollins.

-

Ironside, R. 1955. "Disorder of Laughter Due to Brain Lesions." Presidential Address, Neurological Section, Royal Society of Medicine, London.

-

Jackendorf, R. 1987. *Conciousness and the Computational Mind*. Cambridge, MA : MIT Press.

-

Jacobs, B. 1994. "Serotonin, Motor Activity and Depression-Related Disorders." *American Scientist*, 82 : 456–463.

-

James, W. 1887. "The Consciousness of Lost Limbs." *Proc Am Soc Psychic Res*, 1 : 249–258.

-

James, W. 1890. *The Principles of Psychology*. New York : Henry Holt, 288–289.

-

Johanson, D., and B. Edward. 1996. *From Lucy to Language*. New York : Simon & Schuster.

-

Johnson, G. 1995. *Fire in the Mind*. New York : Random House.

-

Jones, E. 1982. "Thalamic Basis of Place- and Modality-Specific Columns in Monkey Somatosensory Cortex : A Correlative Anatomical and Physiological Study." *J Neurophysiol*, 48 : 546–568.

-

Joseph, R. 1990. *Neuropsychology, Neuropsychiatry, and Behavioral Neurology*. New York : Plenum Press.

-

Joseph, R. 1992. *The Right Brain in the Unconscious*. New York : Plenum Press.

-

Joseph, R. 1993. *The Naked Neuron*. New York : Plenum Press.

Juba, A. 1949. "Beitrag zur Strukdur der ein und doppelsietgen Korshemastorungen." *Monatsschr Psychiatr Neurol*, 118 : 11-29.

Kaas, J.H., R.J. Nelson, M. Sur, and M.M. Merzenich. 1981. *The Organization of the Cerebral Cortex*. Cambridge, MA : MIT Press, 237-261.

Kaas, J.H., and S.L. Florence. 1996. "Brain Reorganization and Experience." *Peabody J Educ*, 71 : 152-167.

Kallio, K.E. 1950. "Phantom Limb of Forearm Stump Cleft by Kineplastic Surgery." *Acta Chir Scand*, 99 : 121-132.

Kandel, E.R., J.H. Schwartz, and T.M. Jessell. 1991. *Principles of Neural Science*. New York : Elsevier.

Kaufmann, S. 1993. *The Origins of Order*. New York : Oxford University Press.

Kaufmann, S. 1995. *At Home in the Universe*. New York : Oxford University Press.

Kew, J.J.M., P.W. Halligan, J.C. Marshall, R.E. Passingham, J.C. Rothwell, M.C, Ridding, et al. 1997. "Abnormal Access of Axial Vibrotactile Input to Deafferented Somatosensory Cortex in Human Upper Limb Amputees." *J Neurophysiol*, 77 : 2753-2764.

Kinney, H. 1995. *James Thurber, His Life and Times*. New York : Henry Holt.

Kinsbourne, M. 1989. "A Model of Adaptive Behavior As It Relates to Cerebral Participation in Emotional Control." In G. Gainnotti and C. Caltagrione（eds.）, *Emotions and the Dual Brain*. Heidelberg : Springer Verlag.

Kinsbourne, M. 1995. "The Intralaminar Thalamic Nuclei." *Consciousness Cognition*, 4 : 167-171.

Kleffner, D.A., and V.S. Ramachandran, 1992. "On the Perception of Shape from Shading." *Perception Psychophysics*, 52 : 18-36.

Kosslyn, S. 1996. *Image and Brain*. Cambridge, MA : MIT Press.

Lackner, J.R. 1988. "Some Proprioceptive Influences on Perceptual Representation." *Brain*, III : 281-297.

LaCroix, R.,R. Melzack, D. Smith, and N. Mitchell. 1992. "Multiple Phantom Limbs in a Child." *Cortex*, 28 : 503-507.

Leakey, R. 1993. T*he Origin of Humankind*. New York : Basic Books.

LeDoux, J. 1996. *The Emotional Brain*. New York : Simon & Schuster.

Lettvin, J. 1976. "A Sidelong Glance at Seeing." *Sciences*, 16 : 1-20.

Levine, D.N. 1990. "Unawareness of Visual and Sensorimotor Defects : A Hypothesis." *Brain Cognition*, 13 : 233-281.

Livingstone, M.S., and D.H. Hubel. 1987. "Psychophysical Evidence for Separate Channels for the Perception of Form, Colour, Movement, and Depth." *J Neurosci*, 7 : 3416-3468.

Luria, A. 1968. *The Mind of a Mnemonist*. New York : Basic Books.

-

Luria, A. 1976. *Working Brain : An Introduction to Neuropsychology*. New York : Basic Books.

-

Maclean, P. 1973. *A Triune Concept of the Brain and Behavior*. Toronto, Can. : University of Toronto Press.

-

Marcel, A.J. 1983. " Conscious and Unconscious Perception : Experiments on Visual Masking and Word Recognition. " *Cognit Psychol*, 15 : 197–237.

-

Marcel, A.J. 1993. " Slippage in the Unity of Consciousness in Experimental and Theoretical Studies on Consciousness. " *CIBA Foundation Symposium*, No. 174. Chichester : Wiley.

-

Marcel, A.J., and E. Bisiach. 1988. *Consciousness in Contemporary Science*. Oxford : Clarendon Press,

-

Marr, D. 1981. *Vision*. San Francisco : W.H. Freeman.

-

Marshall, J., and P.W. Halligan. 1988. " Blindsight and Insight in the Visuospatial Neglect. " *Nature*, 336 : 766–767.

-

Martin, J.P. 1950. " Fits of Laughter in Organic Cerebral Disease. " *Brain*, 73 : 453-464.

-

Maynard-Smith, J. 1978. *The Evolution of Sex*. Cambridge : Cambridge University Press.

-

McGlynn, S.M., and D.L. Schacter. 1989. " Unawareness of Deficits in Neuropsy-chological Syndromes. " *J Clin Exp Neuropsycbol*, 11 : 143–295.

-

McNaughton, B., J. McClelland, and R. O'Reilly. （1995）. " Why There Are Complementary Learning Systems in the Hippocampus and Neocortex? Insights from the Successes and Failures of Connectionist Models of Learning and Memory. " *Psychol Rev*, 102（3）: 419–457.

-

Melzack, R. 1990. " Phantom Limbs and the Concept of a Neuromatrix. " *Trends Neurosci*, 13 : 88–92.

-

Melzack, R. 1992. " Phantom Limbs. " *Sci Am*, 266 : 90–96.

-

Melzack, R., R. Israel, R. Lacroix, and G. Schultz. 1997. " Phantom Limbs in People with Congenital Limb Deficiency or Amputation in Early Childhood, " part 9. *Brain*, 120 : 1603–1620.

-

Merzenich, M.M., and J.H. Kaas. 1980. " Reorganization of Mammalian Somatosensory Cortex Following Peripheral Nerve Injury. " *Trends Neurosci*, 5 : 434–436.

-

Merzenich, M.M., R.J. Nelson, M.S. Stryker, M.S. Cyander, A. Schoppmann, and J.M. Zook. 1984. " Somatosensory Cortical Map Changes Following Digit Amputation in Adult Monkeys. " *J Comp Neurol*, 224 : 591–605.

-

Miller, S.O. 1989. " Optical Differences in Cases of Multiple Personality Disorders. " *J Nerv Ment Disord*, 177 : 480–486.

-

Milner, B. 1966. " Amnesia Following Operation on Temporal Lobes. " In C.W.M. Whitty and O.L. Zangwill（eds.）, *Amnesia*. London : Butterworths.

-

Milner, B. S. Corkin, and H.L. Teuber. 1968. " Further Analysis of the Hippocampal Amnesic Syndrome : Fourteen

Year Follow-up Study of H. M.. " *Neuropsychologia*, 6 ： 215－234.

-

Milner, D., and M. Goodale. 1995. *The Visual Brain in Action*. New York ： Oxford University Press.

-

Mishkin, M. 1978. " Memory in Monkeys Severely Impaired by Combined but Not Separate Removal of the Amygdala and Hippocampus. " *Nature*, 273 ： 297－298.

-

Mitchell, S.W. 1871. " Phantom Limbs. " *Lippincott's Magazine for Popular Literature and Science*, 8 ： 563－569.

-

Morsier, G. 1967. " Le syndrome de Charles Bonnet, hallucinations visuale sans déficience mentale. " *Ann Medico-Psychol*, 2（5）： 677－702.

-

Moscovitch, M. 1992. " Memory and Working-with-Memory ： A Component Process Model Based on Modules and Central Systems. " *Journal of Cognitive Neuroscience*, vol. 4, No. 3 ： 257-267.

-

Mountcastle, V.B. 1957. " Modality and Topographic Properties of Single Neurons of Cat's Somatic Sensory. Cortex. " *J Neurophysiol*, 5 ： 377－390.

-

Mountcastle, V. 1995. " The Evolution of Ideas Concerning the Function of the Neocortex. " *Cerebral Cortex*, 5 ： 289－295; 1047－3211.

-

Mountcastlc, V. 1995. " The Parietal System and Some Higher Brain Functions. " *Cerebral Cortex*, 5 ： 377－390; 1047－3211.

-

Nadel, L., and M. Moscovitch. 1997. " Memory Consolidation ： Retrograde Amnesia and the Hippocampal Complex. " *Cur Opin Neurobiol*, 7 ： 217－227.

-

Nakamura, R.K., and M. Mishkin. 1980. " Blindness in Monkeys Following Non-Visual Cortical Lesions. " *Brain Res*, 188 ： 572－577.

-

Nathanson, M., P. Bergman, and G. Gordon. 1952. " Denial of Illness. " A.M.A. *Archives of Neurology and Psychiatry*, 68 ： 380－387.

-

Newsome, W.T., A. Mikami, and R.H. Wurtz. 1986. " Motion Selectivity in Macaque Visual Cortex. III ： Psychophysics and Physiology of Apparent Motion. " *J Neurophysiol*, 55 ： 1340－1351.

-

Nielsen, H., and O. Kristensen. 1981. " Personality Correlates of Sphenoidal EEG Foci in Temporal Lobe Epilepsy. " *Acta Neurol Scand*, 64 ： 289－300.

-

Nudo, R.J., B.M. Wise, F. SiFuentes, and G. Milliken. 1996. " Neural Substrates for the Effects of Rehabilitative Training on Motor Recovery after Ischemic Infarct. " *Science*, 272 ： 1791-1794.

-

Ornstein, R. 1997. *The Right Mind*. New York ： Harcourt Brace.

-

Papez, J.W. 1937. " A Proposed Mechanism of Emotion. " *Arch Neurol Psychiatry*, 38 ： 725－739.

-

Pascual-Leone, A., M. Peris, J.M. Tormos, A.P. Pascual, and M.D. Catala. 1995. " Reorganization of Human Cortical Motor Output Maps Following Traumatic Forearm Amputation. " *Neuroreport*, 7 ： 2068－2070.

-

Penfield, W., and T. Rasmussen. 1950. *The Cerebral Cortex of Man* ： A Clinical Study of Localization of Function.

New York : MacMillan.

-

Penrose, R. 1989. *The Emperor's New Mind*. Oxford : Oxford University Press.

-

Phelps, M.E., D.E. Kuhl, and J.C. Mazziota. 1981. " Metabolic Mapping of the Brain's Response to Visual Stimulation : Studies in Humans. " *Science*, 211 （4489） : 1445–1448.

-

Pinker, S. 1997. *How the Mind Works*. New York : W.W. Norton.

-

Plum, F. 1982. *The Diagnosis of Stupor and Coma*. Philadelphia : F.A. Davis.

-

Poeck, K. 1969. " Phantom Limbs After Amputation and in Congenital Missing Limbs. " *Deutsch Med Woch*, 94 : 2367–2374.

-

Pons, T.P., E. Preston, and A. K. Garraghty. 1991. " Massive Cortical Reorganization after Sensory Deafferention in Adult Macaques : " *Science*, 252 : 1857–1860.

-

Poppel, E., R. Held, and D. Frost. 1973. " Residual Vision Function after Brain Wounds Involving the Central Visual Pathways in Man. " *Nature*, 243 : 295–296.

-

Posner, M., and M. Raichle. 1997. *Images of Mind*. New York : W.H. Freeman.

-

Pribram, K. " The Role of Analogy in Transcending Limits in the Brain Sciences. " *Daedalus*, 109 （2） : 19–38.

-

Profet, M. 1997. Pregnancy Sickness. Reading, MA : Addison-Wesley.

-

Ramachandran, V.S. 1988a. " Perception of Depth from Shading. " *Sci Am*, 269 : 76-83.

-

Ramachandran, V.S. 1988b. " Perception of Shape from Shading. " *Nature*, 331 : 163–166.

-

Ramachandran, V.S. 1988c. " Interactions Between Motion, Depth, Color and Form : The Utilitarian Theory of Perception. " In C. Blakemore （ed.）, *Vision : Coding and Efficiency* （*Essays in Honour of H.B. Barlow*）. Cambridge : Cambridge University Press.

-

Ramachandran, V.S. 1989a. Vision : A Biological Perspective. Presidential Lecture Given at the Annual Meeting of the Society for Neuroscience, Phoenix, AZ.

-

Ramachandran, V.S. 1989b. " The Neurobiology of Perception. " Presidential Lecture at the Annual Meeting of the Society for Neuroscience, Phoenix, AZ.

-

Ramachandran, V.S. 1990. " Visual Perception in People and Machines. " In A. Blake and T. Troscianko （eds.）, *AI and the Eye*. Sussex, Eng. : John Wiley and Sons, 21–77.

-

Ramachandran, V.S. 1991. " Form, Motion, and Binocular Rivalry. " *Science*, 251 : 950–951.

-

Ramachandran, V.S. 1992. " Blind Spots. " *Sci Am*, 266 : 85–91.

-

Ramachandran, V.S. 1993a. " Behavioral and MEG Correlates of Neural Plasticity in the Adult Human Brain. " *Proc Natl Acad Sci USA*, 90 : 10413–10420.

-

Ramachandran, V.S. 1993b. "Filling in Gaps in Perception: Part II. Scotomas and Phantom Limbs." *Curr Directions Psychol Sci*, 2: 56–65.
-

Ramachandran, V.S. 1994. "Phantom Limbs, Neglect Syndromes, Repressed Memories and Freudian Psychology." *Int Rev Neurobiol*, 37: 291–333.

Ramachandran, V.S. 1995a. "Anosognosia in Parietal Lobe Syndrome." *Consciousness Cognition*, 4: 22–51.
-

Ramachandran, V.S. 1995b. "2-D or Not 2-D: That Is the Question." In R.L. Gregory, J. Harris, P. Heard, and D. Rose (eds.), *The Artful Eye*. Oxford: Oxford University Press, 249–267.
-

Ramachandran, V.S. 1995c. Editor-in-Chief, *Encyclopedia of Human Behavior*, Vol. 1 to 4. New York: Academic Press.
-

Ramachandran, V.S. 1995d. "Plasticity in the Adult Human Brain: Is There Reason for Optimism?" In B. Julesz and I. Kovacs (eds.), *Santa Fe Institute for Studies in the Sciences on Complexity*, Vol.. Reading, MA: Addison-Wesley, 179–197.
-

Ramachandran, V.S. 1996. "What Neurological Syndromes Can Tell Us about Human Nature: Some Lessons from Phantom Limbs, Capgras' Syndrome, and Anosognosia." *Cold Spring Harbor Symposia*, LXI: 115–134.
-

Ramachandran, V.S. 1997. "Why Do Gentleman Prefer Blondes?" *Med Hypotheses*, 48: 19–20.
-

Ramachandran, V.S. 1998. "Evolution and Neurology of Laughter and Humor." *Med Hypotheses*. In press.
-

Ramachandran, V.S., E.L. Altschuler, and S. Hillyer. 1997. "Mirror Agnosia." *Proc R Soc London*, 264: 645–647.
-

Ramachandran, V.S., S. Cobb, and L. Levi. 1994a. "Monocular Double Vision in Strabismus." *Neuroreport*, 5: 1418.
-

Ramachandran, V.S., S. Cobb, and L. Levi. 1994b. "The Neural Locus of Binocular Rivalry and Monocular Diplopia in Intermittent Exotropes." *Neuroreport*, 5: 1141–1144.
-

Ramachandran, V.S. and R.L. Gregory. 1991. "Perceptual Filling In of Artificially Induced Scotomas in Human Vision." *Nature*, 350: 699–702.
-

Ramachandran, V.S., R.L. Gregory, and W. Aikcn. 1993. "Perceptual Fading of Visual Texture Borders." *Vision Res*, 33: 717–721.
-

Ramachandran, V.S., and W. Hirstein. 1997. "Three Laws of Qualia." *J Consciousness Studies*, 4 (5–6): 429–457.
-

Ramachandran, V.S., W. Hirstein, K.C. Armel, E. Tecoma, and V. Iragui. 1998. "The Neural Basis of Religious Experience." *Soc Neurosci Abst*, 23: 519.1.
-

Ramachandran, V.S., W. Hirstein, and D. Rogers-Ramachandran. 1998. "Phantom Limbs, Body Image, and Neural Plasticity." *IBRO News*, 26 (1): 10–11.
-

Ramachandran, V.S., L. Levi, L. Stone, D. Rogers-Ramachandran, R. McKinney, M. Stalcup, G. Arcilla, R. Zweifler, A. Schatz, and A. Flippin. 1996. "Illusions of Body Image: What They Reveal about Human Naturc." In R. Llinas and P.S. Churchland (eds.), *The Mind-Brain Continuum*. Cambridge, MA: MIT Press, 29–60.

Ramachandran, V.S., and D. Rogers-Ramachandran. 1996a. "Denial of Disabilities in Anosognosia." *Nature*, 382: 501.

Ramachandran, V.S., and D. Rogcrs-Ramachandran. 1996b. "Synaesthesia in Phantom Limbs Induced with Mirrors." *Proc R Soc London*, 263: 377–386.

Ramachandran, V.S., D. Rogers-Ramachandran, and S. Cobb. 1995. "Touching the Phantom Limb." *Nature*, 377: 489–490.

Ramachandran, V.S., D. Rogers-Ramachandran, and M. Stewart. 1992. "Perceptual Correlates of Massive Cortical Reorganization." *Science*, 258: 1159–1160.

Ramachandran, V.S., M. Stewart, and D. Rogers-Ramachandran. 1992. "Perceptual Correlates of Massive Cortical Reorganization." *Neuroreport*, 3: 583–586.

Riddoch, G. 1941. "Phantom Limbs and Body Shape." *Brain*, 64: 197.

Ridley, M. 1997. *The Origins of Virtue*. New York: Viking Penguin.

Robinson, R.G., K.L. Kubos, I.B. Starr, K. Rao, and T.R. Price. 1983. "Mood Changes in Stroke Patients." *Comp Psychiatry*, 24: 555–566.

Robinson, R.G. K.L. Kubos, and L.B. Starr. 1984. "Mood Disorders in Stroke Patients." *Brain*, 107: 81-93.

Rock, I. 1985. *The Logic of Perception*. Cambridge, MA: MIT Press.

Rodin, E. and S. Schmaltz. 1984. "The Bear-Fedio Personality Inventory." *Neurology*, 34: 591–596.

Rolls, E.T. 1995. "A Theory of Emotion and Consciousness, and Its Application to Understanding the Neural Basis of Emotion." In M.S. Gazzinga (ed.), *The Cognitive Neurosciences*. Cambridge, MA: MIT Press.

Rossetti, Y. 1996. "Implicit Perception in Action: Short-Lived Motor Representations of Space Evidenced by Brain-Damaged and Healthy Subjects." In P.G. Grossenbacher (ed.), *Consciousness and Brain Circuitry: Neurocognitive Systems Which Mediate Subjective Experience*. Advances in Consciousness Research. Philadelphia: J. Benjamins Publ.

Saadeh, E.S., and R. Melzack. 1994. "Phantom Limb Experiences in Congenital Limb-Deficient Adults." *Cortex*, 30: 479–485.

Sacks, O. 1984. *A Leg to Stand On. Ncw York*: Harper and Row.

Sacks, O. 1985. *The Man Who Mistook His Wife for a Hat*. New York: Harper-Collins.

Sacks, O 1990. *Awakenings*. New York: Harper Perennial Library.

Sacks, O. 1990. *Seeing Voices*. New York: Harper Collins.

Sacks, O. 1995. *An Anthropologist on Mars*. New York: Alfred A. Knopf.

Schacter, D.L. 1992. "Consciousness and Awareness in Memory and Amnesia: Critical Issues." In A.D. Milner

and M.D. Rugg （eds.）, *Neuropsychology of Consciousness*. London： Academic Press, 179–200.
-
Schacter, D.L. 1996. *Searching for Memory*. New York： Basic Books.
-
Schopenhauer, A. 1819. *Die welt als wille und virstellung* Leipzig.
-
Searle, J. 1992. "Minds, Brains, and Programs." *Behav Brain Sci*, 3： 417–458.
-
Searle, J. 1994. *The Rediscovery of the Mind*. Cambridge, MA： MIT Press.
-
Sereno, M.I., A.M. Dale, J.B. Reppas, K.K. Kwong, J.W. Belliveau, T.J. Brady, B.R. Rosen, R.B. Tootell, et al. 1995. "Borders of Multiple Visual Areas in Humans Revealed by Functional Magnetic Resonance Imaging." *Science*, 268： 889–893.
-
Sergent, J. 1988. "An Investigation into Perceptual Completion in Blind Areas of the Visual Field." *Brain*, 111： 347-373.
-
Shallice, T. 1988. *From Neuropsychology to Mental Structure*. Cambridge： Cambridge University Press.
-
Simmel, M. 1962. "The Reality of Phantom Sensations." *Soc Res*, 29： 337–356.
-
Sinclair-Gieben, A.H.C., and D. Chalmers. 1959. "Evaluation of Treatment of Warts by Hypnosis." *Lancet*, 2： 480–482.
-
Singer, W. 1993. "Synchronization of Cortical Activity and Its Putative Role in Information Processing and Learning." *Ann Rev Physiol*, 55： 349–374.
-
Slater, E., and A.W. Beard. 1963. "The Schizophrenia-like Psychoses of Epilepsy V. Discussion and Conclusions." *Br J Psychiatry*, 109： 95–150.
-
Snyder, A., and M. Thomas. 1997. "Autistic Savants Give Clues to Cognition." *Perception*, 26： 93–96.
-
Spanos, N.P., R.S. Stenstrom, and M.A. Johnston. 1988. "Hypnosis, Placebo, and Suggestion in the Treatment of Warts." *Psychosom Med*, 50： 245–260.
-
Springer, S., and G. Deutsch. 1998. *Left Brain, Right Brain*. San Francisco： W.H. Freeman.
-
Squire, L. 1987. *Memory and the Brain*. New York： Oxford Press.
-
Squire, L.R. and S. Zola-Morgan. 1983. "The Neurology of Memory： The Case for Correspondence Between the Findings for Human and Nonhuman Primates." In J.A. Deutsch （ed.） *The Physiological Basis of Memory*, 2nd ed. New York： Academic Press.
-
Starkman, M., J. Marshall, J. La Ferla, and R.P. Kelch. 1985. "Pseudocyesis." *Psychosom Med*, 47： 46–57.
-
Starr, A. and L. Phillips. 1970. "Verbal and Motor Memory in the Amnesic Syndrome." *Neuropsychologia*, 8： 75–88.
-
Stoerig, P., and A. Cowey. 1989. "Wavelength Sensitivity in Blindsight." *Nature*, 342： 916-918.
-

Sunderland, S. 1972. *Nerves and Nerve Injuries*. Edinburgh： Churchill Livingstone.

-

Sur. M., P.E. Garraghty, and C.J. Bruce. 1985. "Somatosensory Cortex in Macaque Monkeys： Laminar Differences in Receptive Field Size." *Brain Res*, 342： 391-395.

-

Surman. O.S., K. Sheldon, and T.P. Hackett. 1973. "Hypnosis in the Treatment of Warts." *Arch Gen Psychiatry*, 28： 438-441.

-

Symons, D. 1979. *The Evolution of Human Sexuality*. New York： Oxford University Press.

-

Symons, D. 1995. In P. Abramson and S.D. Pinkerton（eds.）, Sexual Nature and Sexual Culture. Chicago and London： University of Chicago Press.

-

Taub, E., N.E. Miller, T.A. Novack, E.W. Cook, W.C. Fleming, C.S. Neomuceno, J.S. Connell, and J.E. Crago. 1993. "Technique to Improve Chronic Motor Deficit After Stroke." *Arch Phys Med Rehabil*, 74： 347-354.

-

Toga, A.W., and J.C. Mazziotta. 1996. *Brain Mapping： The Methods*. New York： Academic Press.

-

Tovee, M.J., E. Rolls, and V.S. Ramachandran. 1996. "Rapid Visual Learning in Neurons in the Primate Visual Cortex." *Neuroreport*, 7： 2757-2760.

-

Tranel, D., and A.R. Damsio. 1985. "Knowledge Without Awareness： An Automatic Index of Facial Recognition by Prosopagnosics." *Science*, 228： 235-249.

-

Treisman, A. 1986. "Features and Objects in Visual Processing." *Sci Am*, 225： 114-126.

-

Trevarthen, C.B. 1968. "Two Mechanisms of Vision in Primates." *Psychol Forsch*, 31： 299-337.

-

Trimble, M.R. 1992. "The Gastaut-Geschwind Syndrome." In M.R. Trimble and T.G. Bolwig（eds.）, *The Temporal Lobes and the Limbic System*. Petersfield, Eng.： Wrightson Biomedical.

-

Trivers, R. 1985. *Social Evolution*. Menlo Park, CA： Benjamin-Cummings.

-

Tucker, D.M. 1981. "Lateral Brain, Function, Mood, and Conceptualization." *Psychological Bulletin*, 89： 19-46.

-

Turnbull, O.H. 1997. "Mirror, Mirror on the Wall—Is the Left Side There at All?" *Current Biology*, 7R： 709-711.

-

Turnbull, O.H., D. Carey, and R. McCarthy. 1997. "The Neuropsychology of Object Constancy." *Journal of the International Neuropsychological Society*, 3： 288-298.

Van der Berghe, L., and P. Frost. 1986. "Skin Color Preference, Sexual Dimorphism and Sexual Selection： A Case of Gene Co-evolution." *Ethnic Racial Studies*, 9： 87-113.

-

Van Essen, D.C. 1979. "Visual Cortical Areas." In W.M. Cowan（ed.）, *Annual Reviews in Neuroscience*, Vol. 2. Palo Alto, CA： Palo Alto Annual Reviews, 227-263.

Wall, P.D. 1977. "The Presence of Inaffective Synapses and the Circumstances Which Unmask Them." *Philos Trans R Soc Lond*［Biol］, 278： 361-372.

-

Wall, P.D. 1984. "The Painful Consequences of Peripheral Injury." *J Hand Surg Br*, 9： 37-39.

Walker, R.,and J.B. Mattingley. 1997. "Ghosts in the Machine? Pathological Visual Completion Phenomena in the Damaged Brain." *Neurocase*, 3: 313-335.

Warrington, E.K., and L. Weiskrantz. 1970. "Amnesic Syndrome: Consolidation or Retrieval?" *Nature*, 228: 628-630.

Warrington, E.K., and L. Weiskrantz. 1971. "Organizational Aspects of Memory in Amnesic Patients." *Neuropsycbologia*, 9: 67-73.

Warrington, E.K., and L.W. Duchen. 1992. "A Reappraisal of a Case of Persistent Global Amnesia Following Right Temporal Lobectomy—A Clinicopathological Study." *Neuropsychologia*, 30: 437-450.

Waxman, S.G. and N. Geschwind. 1975. "The Interictal Behavior Syndrome of Temporal Lobe Epilepsy." *Arch Gen Psychiatry*, 32: 1580-1586.

Weinberger, N.M., J.L. McGaugh, and G. Lynch. 1985. *Memory Systems of the Brain*. New York: Guilford Press.

Weinstein, E.A., and R.L. Kahn. 1950. "The Syndrome of Anosognosia." *Arch Neurol Psychiatry*, 64: 772-791.

Weir Mitchell, S. 1872. *Injuries of Nerves and Their Consequences*. Philadelphia: Lippincott.

Weir Mitchell, S. 1871. "Phantom Limbs." *Lippincott's Magazine*, 8: 563-569.

Weiskrantz, L. 1985. "Issues and Theories in the Study of the Amnesic Syndrome." In N.M. Weinberger, J.L. McGaugh, and G. Lynch (eds.), *Memory Systems of the Brain: Animal and Human Cognitive Processes*. New York: Guilford Press, 380-415.

Weiskrantz, L. 1986. *Blindsight*. Oxford: Oxford University Press.

Weiskrantz, L. 1987. "Neuroanatomy of Memory and Amnesia: A Case for Multiple Memory Systems." *Hum Neurobiol*, 6: 93-105.

Weiskrantz, L. 1997. *Consciousness Lost and Regained*. New York: Oxford University Press.

Wieser, H.G. 1983. "Depth Recorded Limbic Seizures and Psychopathy." *Neurosci Behav Rev*, 7: 427-440.

Williams, G. 1966. *Adaptation and Natural Selection*. Princeton, NJ: Princeton University Press.

Wills, C. 1993. *The Runaway Brain*. New York: Basic Books.

Wilson, E.O. 1978. *On Human Nature*. Cambridge, MA: Harvard University Press.

Winson, J. 1986. *Brain and Psyche*. New York: Vintage Books, Random House.

Wright, R. 1994. *The Moral Animal*. New York: Random House.

Yang, T., C. Gallen, B. Schwartz, F. Bloom, V.S. Ramachandran, and S. Cobb. 1994. "Sensory Maps in the Human Brain." *Nature*, 368: 592-593.

Yang, T., C. Gallen, V.S. Ramachandran, B.J. Schwartz, and F.E. Bloom. 1994b. "Noninvasive Detection of Cerebral

Plasticity in Adult Human Somatosensory Cortex." *Neuroreport*, 5： 701–704.

-

Young, A.W., and E.H.F. De Haan. 1992." Face Recognition and Awareness after Brain Injury. "In A.D. Milner and M.D. Rugg （eds.）, *The Neuropsychology of Consciousness. London*： Academic Press, 69–90.

-

Young, A.W., H.D. Ellis, A.H. Quayle, and K.W. De Pauw. 1993. " Face Processing Impairments and the Capgras Delusion." *Br J Pschiatry*, 162： 695–698.

-

Zaidel, E. 1985. " Academic Implications of Dual Brain Theory." In D. Benson and E. Zaidel （eds.）, *The Dual Brain. New York*： Guilford Press.

-

Zeki, S. 1980. " The Reprcsentation of Colours in the Cerebral Cortex." *Nature*, 284： 412–418.

-

Zeki, S.M. 1978. " Functional Spccialisation in thc Visual Cortcx of the Rhcsus Monkey." *Nature* 274： 423–428.

-

Zeki, S.M. 1993. *A Vision of the Brain.* Oxford： Oxford University Prcss.

-

Zihl, J., D. von Cramon, and N. Mai. 1983. " Selective Disturbance of Movement Vision after Bilateral Brain Damage." *Brain*, 106： 313–340.

-

Zuk, M., K. Johnson, R. Thornhill, and D.J. Ligon. 1990. " Mechanisms of Female Choice in Red Jungle Fowl." *Evolution*, 44： 477–485.

名词索引

B

C

D

E

H

■

J

M

N

P

S

T

W

Y

Z

图书在版编目（CIP）数据

脑中魅影 /（美）V. S. 拉马钱德兰（美）S. 布莱克斯利著；顾凡及译. — 长沙：湖南科学技术出版社，
2018.1（2024.4 重印）
（第一推动丛书. 生命系列）
ISBN 978-7-5357-8829-0
Ⅰ.①脑… Ⅱ.① V… ② S… ③顾… Ⅲ.①脑科学—普及读物 Ⅳ.① R338.2-49
中国版本图书馆 CIP 数据核字（2017）第 181986 号

Phantoms in the Brain
Copyright ©1998 by V. S. Ramachandran and Sandra Blakeslee
Foreword Copyright ©1998 by Oliver Sacks
All Rights Reserved

湖南科学技术出版社通过 Brockman，Inc. 独家获得本书中文简体版中国大陆出版发行权
著作权合同登记号 18-2013-419

NAOZHONG MEIYING
脑中魅影

著者	**印刷**
[美] V. S. 拉马钱德兰	湖南凌宇纸品有限公司
[美] S. 布莱克斯利	**厂址**
译者	长沙市长沙县黄花镇黄花工业园
顾凡及	**邮编**
责任编辑	410137
戴涛 吴炜 李蓓	**版次**
装帧设计	2018 年 1 月第 1 版
邵年 李叶 李星霖 赵宛青	**印次**
出版发行	2024 年 4 月第 7 次印刷
湖南科学技术出版社	**开本**
社址	880mm×1230mm 1/32
长沙市湘雅路 276 号	**印张**
http://www.hnstp.com	17
湖南科学技术出版社	**字数**
天猫旗舰店网址	239000
http://hnkjcbs.tmall.com	**书号**
邮购联系	ISBN 978-7-5357-8829-0
本社直销科 0731-84375808	**定价**
	69.00 元